안면신경

The Facial Nerve

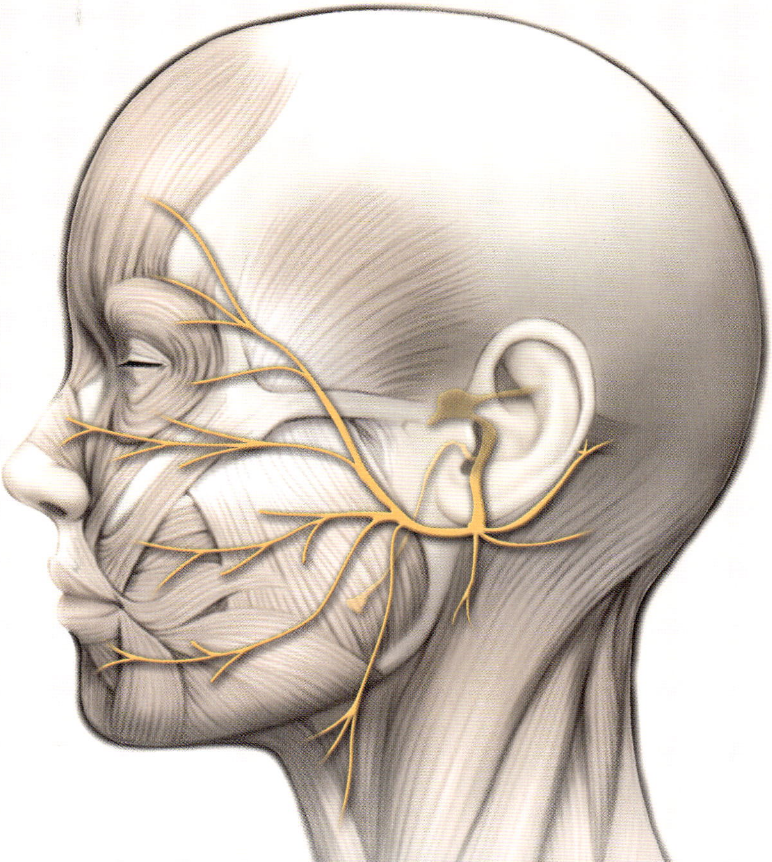

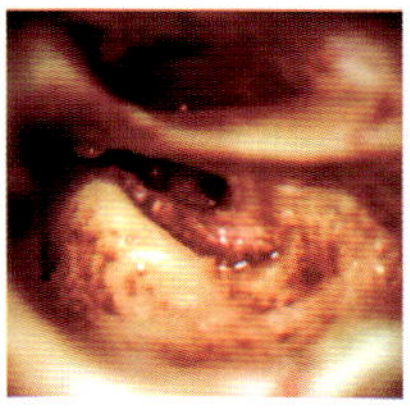

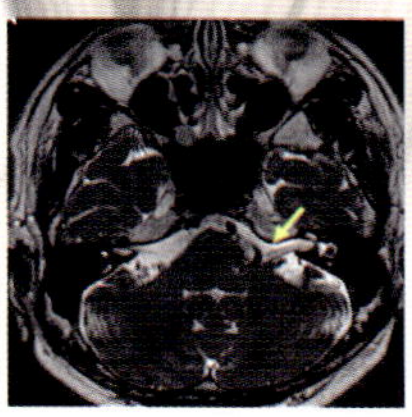

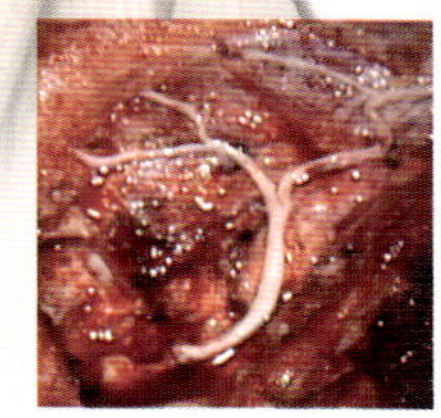

대한이과학회
Korean Otological Society
1990KOS

발간사

대한이과학회에서 드디어 "안면신경" 교과서를 출간합니다.

안면신경은 얼굴표정을 지음으로써 개인의 감정을 표현하고 의사소통의 기능을 수행하므로, 안면신경에 문제가 생기면 미용적인 문제뿐만 아니라 사회적, 정신적인 문제까지 초래하게 됩니다. 이러한 안면신경 질환에 대한 지식을 공유하고 관련 연구를 협력해서 수행하기 위해 대한이과학회에서는 2016년에 학회 산하에 안면신경연구회를 구성하였습니다. 안면신경연구회를 통하여 안면신경 질환에 관한 다양한 연구 및 진단, 치료에 대한 최신의 지식을 공유하고 있으며 또한 2021년에 서울에서 열리는 세계안면신경학회(International Facial Nerve Symposium)를 함께 준비하고 있습니다.

안면신경에 대한 간행물로는 대한이과연구회 시절인 1995년도에 "안면신경 심포지움"이라는 책자가 발간되었으나 그 이후 후속 책자가 발간되지 않아 최신 지견을 정리하기 위해 주로 외국 서적에 의존하고 있었고, 따라서 한국에서 발간된 안면신경의 기능 및 질환을 소개하는 책자의 필요성이 대두되고 있었습니다. 이에 안면신경연구회 회원을 주축으로 하고 안면신경의 진단과 치료에 관련이 있는 영상의학과, 성형외과, 신경외과와 함께 협력하여 안면신경 교과서를 발간하게 되었습니다.

이번에 발간된 "안면신경 The Facial Nerve"는 3부 23장에 걸쳐서 32명의 집필진들이 안면신경과 관련된 해부 및 생리, 안면신경의 기능 검사법, 다양한 안면신경 질환의 진단과 치료에 대한 지식을 다루었고, 안면마비가 발생한 이후 이를 극복할 수 있는 최신 치료 방법을 소개하였습니다.

이 책의 발간을 위해 옥고를 써주신 집필진과 수고를 아끼지 않으신 조형호 편집위원장 겸 대한이과학회 간행이사와 편집위원님들에게 깊은 감사의 말씀을 드립니다. 이 책을 통해 독자들이 안면신경 질환의 진단 및 치료에 대한 다양한 지식을 접하고 최상의 진료를 하시는 데 닿은 참고가 되기를 기대합니다.

대한이과학회 회장
조양선

축사

안녕하십니까?

대한이과학회에서 "안면신경" 책자를 발간하게 됨을 4500여 이비인후과 회원 여러분과 함께 대단히 기쁘게 생각합니다.

"안면신경" 책자는 대한이과학회의 안면신경연구회를 주축으로 이비인후과, 신경외과, 영상의학과, 성형외과 교수님께서 집필에 참여하고 계십니다. 안면신경의 해부생리, 영상 등의 기초부터 다양한 질환의 진단, 치료, 연구방향 등 최신지견과 미래 연구를 총 망라한 책자입니다. 국내에 아직까지 안면신경 질환에 대하여 심도 있게 다루는 책자가 없는 현실에서 이 책자가 발간된 것은 국내 안면신경 질환의 진단 및 치료에 커다란 역할을 할 것이고, 이비인후과 회원들의 진료에 많은 도움이 될 것으로 기대됩니다. 또한 향후에는 안면신경과 연관한 국내의 연구 활성 및 후학양성에 도움이 되기를 바라겠습니다.

그간 이과학회에서는 7개의 임상연구회와 5개 분야의 Otology research interest group을 운영해왔습니다. 이 연구회를 통해서 다방면으로 국민들의 귀 건강을 위한 활동과 귀 질환 연구에 매진을 이끌어 나감으로써 이비인후과학의 발전을 선도적으로 이끌어 나가고 있었습니다. 이번에 대한이과학회에서 이비인후과 전문가뿐 아니라 다른 학회의 전문가들과 다학제 협력을 통한 책자를 발간한 것은 점차 학과 간의 경계가 없어지고, 다학제 협력을 통한 학문 발전이 이루어지고 있는 요즘에 매우 고무적이고 미래지향적인 발전을 위해서 뜻 있는 일이라고 생각됩니다. 이 자리를 빌어 대한이과학회의 창의적이고 진취적인 활동에 경의를 표하며 책자 발간에 헌신적인 노력을 해주신 학회 집행부와 편집위원들의 헌신적인 노력과 노고에 대한이비인후과학회를 대표해서 깊은 감사와 격려의 말씀을 드립니다.

대한이과학회 회원 여러분들의 더욱 커다란 발전을 응원하겠습니다. 감사합니다.

2018년 6월
대한이비인후과학회 이사장
이재서

추천사

대한이과학회에서 “안면신경” 교과서를 발간하게 됨을 축하드립니다.

안면신경은 해부학적으로는 주행경로가 복잡하고 기능적으로는 사회적 동물인 인간의 얼굴표정을 담당하기 때문에 안면신경과 관련된 질환을 이해하는 것은 두경부 영역을 진료하는 이비인후과는 물론이며 신경외과, 성형외과, 안과, 피부과 등 여러 분야의 의사 모두에게 중요합니다. 안면신경은 이과 영역 질환의 수술뿐 아니라 성형, 재건을 포함한 전 분야의 안면부 수술에서 가장 중요한 해부학적 구조물로서 수술 중 발생할 수 있는 안면신경 손상이나 안면신경에 발생한 질환으로 인한 증상은 환자의 삶의 질에 막대한 영향을 끼칩니다. 저희 안면성형재건학회에서는 2014년에 “얼굴성형재건”이라는 제목의 교과서를 편찬하면서 눈성형, 코성형 등의 미용적인 측면뿐 아니라 안면거상술, 두경부 재건, 얼굴부 외상까지 안면부 수술의 전반적인 내용을 다루었지만 안면신경과 관련된 질환을 자세히 다루지 못하여 이에 대한 안타까움이 있었습니다. 안면신경에 대하여 자세히 기술된 국문 교과서가 있었으면 하는 바람이 늘 있었는데 이번에 대한이과학회에서 여러 과와 함께 안면신경의 해부 및 기능평가 방법, 안면신경과 관련된 여러 질환에 대하여 상세히 기술된 교과서를 만들게 된 것에 대하여 너무나도 기쁘게 생각하며 축하와 함께 깊은 감사를 드립니다.

현재의 의학적 지식은 너무나 빠르게 발전하고 있고 따라서 이에 대한 정확한 정보의 습득 또한 중요합니다. 이번에 출간된 “안면신경” 교과서가 안면신경 관련 질환 분야에 든든한 초석이 될 것을 믿어 의심치 않으며, 이비인후과 전문의 및 두경부 영역의 진료를 담당하는 모든 의료인의 진료와 교육에 큰 도움이 될 것을 기대합니다.

2018년 6월
대한안면성형재건학회 회장
동헌종

추천사

이번에 대한이과학회에서 "안면신경"이라는 책자를 발간한다는 소식을 듣고 이런 책이 아직 국내에 없었던가 하는 의문이 들었습니다. 안면신경은 우리가 생활하는 데 꼭 필요한 여러 기능을 가지고 있어서 이비인후과 의사뿐 아니라 일반인도 어느 정도 알고 있으면 많은 도움이 될 것입니다.

어느 날 갑자기 가족 중에 자고 났더니 얼굴이 삐뚤어지고 눈이 안 감기는 안면신경마비가 오면 그 당황스러움이란 이루 말할 수 없을 것입니다. 이럴 때 어느 정도 사전 지식이 있으면 이비인후과 전문의를 찾아가서 적절한 치료를 받고 잘 회복되어 행복한 웃음을 지을 수 있게 됩니다.

두경부암 전문의로서 침샘 중에 이하선(귀밑샘) 종양을 많이 수술하다 보니 항상 안면신경에 대한 신경을 쓰지 않을 수가 없고 수술 후에도 다른 무엇보다 먼저 환자의 얼굴표정과 눈이 감기는지, 입은 삐뚤어지지 않은지를 살펴보게 됩니다.

이 책이 우리나라의 이비인후과 학문 발전과 안면신경 질환의 치료에 중요한 길라잡이가 될 것이란 기대와 함께 이 책을 출간하는 데 많은 노력을 기울인 대한이과학회 조양선 회장님과 조형호 간행이사님께 감사와 축하를 드립니다.

2018년 6월
대한갑상선두경부외과학회 회장
정필상

추천사

대한이과학회에서 “안면신경”을 발간하게 됨을 축하드립니다. 안면신경 질환은 국내 0.12%의 유병률을 갖는 질환으로 나이가 증가함에 따라 유병률도 높아지는 바, 고령화 사회가 되면서 유병률이 증가할 것으로 보입니다. 이에 안면신경 질환의 체계적인 이해와 진단을 바탕으로 종합적인 치료 계획을 세우는 데 있어 이비인후과, 성형외과, 신경과, 신경외과, 재활의학과, 영상의학 등의 여러 분야와 교류가 필요할 것으로 보입니다. 이 중에서도 특히 안면신경의 해부학적 구조를 가장 잘 알고 있고 수술적 치료까지 전문적으로 할 수 있는 이비인후과 의사들의 역할이 중요하다고 생각하며 그 연구의 중심에 있어야 한다고 생각됩니다. 하지만 아직 국내에는 안면신경과 안면신경 질환과 관련된 한글로 된 교과서가 없고, 기초부터 진단과 치료에 이르기까지 심도 있게 다루는 책자가 없는 현실이어서 많은 집필진들의 도움으로 우리말로 된 교과서를 출간하게 되었습니다.

대한이과학회 안면신경연구회는 2014년부터 약 2년간의 노력 끝에 2016년 춘계 이과학회의 임상연구 세미나를 시작으로 탄생되었습니다. 안면신경연구회는 안면신경에 관심이 있는 대한이과학회 회원을 대상으로 결성된 연구 모임으로, 안면마비의 원인, 병태생리, 예후인자, 치료에 대한 지속적인 연구와 모임을 통해 안면마비의 기초 및 임상연구 분야에서 선도적인 역할을 수행하고 있는 연구 분과입니다. 이번에 발간된 “안면신경” 책자는 안면신경연구회 회원들을 주축으로 한 이비인후과 교수님과 신경외과, 영상의학과, 성형외과 교수님을 포함한 저자분들의 노력으로 완성되었습니다. 여러 저자분들의 노력과 헌신에 다시 한번 감사의 인사를 전하고자 합니다.

마지막으로 이 책을 통해 많은 의료인들이 안면신경에 대한 유용한 의학지식을 얻게 될 것으로 기대합니다. 또한 이 책을 통해 안면신경에 관심이 있는 각 분야의 기초과학자, 전공의, 그리고 전문의들이 안면신경에 대한 기초연구와 임상에서 안면신경 질환에 대한 진단과 치료법을 발전시켜나갈 수 있는 초석이 되기를 바랍니다.

2018년 6월
대한이과학회 안면신경연구회 회장
여승근

편집위원회, 집필진

편집위원회

위원장 조형호 전남의대

위원
공수근 부산의대
박용호 충남의대
박헌이 아주의대
서재현 가톨릭의대
이성수 전남의대
이은정 전북의대
정재호 한양의대

(가나다순)

집필진

김상훈 경희의대
김연수 건양의대
김 진 인제의대
김진아 연세의대
김철호 아주의대
김홍찬 전남의대
남성일 계명의대
문인석 연세의대
백무진 인제의대
변재용 경희의대
송재준 고려의대
송태욱 전남의대
여승근 경희의대
이상연 서울의대
이승환 한양의대
이원재 연세의대
이종대 순천향의대
이준호 서울의대
이호윤 을지의대
장기홍 가톨릭의대
장우열 전남의대
장철호 전남의대
전범조 가톨릭의대
정 신 전남의대
정연훈 아주의대
정종우 울산의대
조양선 성균관의대
조용범 전남의대
조창현 가천의대
채성원 고려의대
추옥성 아주의대
허경욱 인제의대

(가나다순)

차례

CHAPTER 11
Trauma of the facial nerve 85

CHAPTER 12
Primary tumor of the facial nerve 91

CHAPTER 13
Extratemporal causes of facial nerve paralysis 99

CHAPTER 14
Hemifacial spasm 105

PART 3 Treatment of facial nerve paralysis

CHAPTER 15
Monitoring for surgical treatment 113

CHAPTER 16
Surgical indication for facial paralysis 121

1 Anatomy of facial nerve

*고려의대, **을지의대 *채성원 · **이호윤

I. 서론

안면신경은 안면 표정과 관련된 운동신경뿐만 아니라 중간 신경 *nervus intermedius* 과 신경다발을 형성하는데, 이는 미각을 느끼는 감각신경섬유에서부터, 비강, 구개, 눈물샘에 분포하는 원심성 분비신경섬유 *efferent secretory fiber* 인 부교감 신경 그리고 이개, 외이도 후벽, 안면부 연조직의 지각을 담당하는 일반 감각신경 등을 포함한다. 따라서, 안면신경은 혼합성 신경에 해당한다.

II. 본론

안면신경의 주행에 따라 두개 내부, 측두골 내부, 측두골 외부의 크게 세 부위로 나눌 수 있다.

두개 내 안면신경

수의적 자극은 대뇌 피질의 중심전회 *precentral gyrus* 에 위치하는 운동 피질을 흥분시키고, 이 자극은 피질뇌간로 *corticobulbar tract* 를 통해 뇌교 피개 *pontine tegmentum* 에 위치한 안면신경핵 *facial motor nucleus* 으로 전달된다. 이 중 일부는 내포 후각 *posterior limb of internal capsule* 을 따라 시상 *thalamus* 을 통해 반대편 안면신경핵과 교차하게 된다. 특히 안면 상부의 전두근 *frontalis muscle* 과 안륜근 *orbicularis oculi muscle* 으로 가는 운동 신경섬유는 양측에서 기원한 안면신경 모두의 지배를 받지만, 안면신경 하부를 지배하는 대뇌 피질은 교차 없이 반대편 안면신경핵으로만 연결된다. 따라서, 종양이나 뇌졸중과 같은 중추성 안면마비가 있을 때, 안면 상부는 정상처럼 보이지만, 반대편 안면 하부는 마비될 수 있다(그림 1-1).

안면신경핵에서 나오는 신경 섬유는 이후, 등쪽으로 주행하여, 제4뇌실 근처에서 안면 하구 *facial colliculus* 를 형성한다.

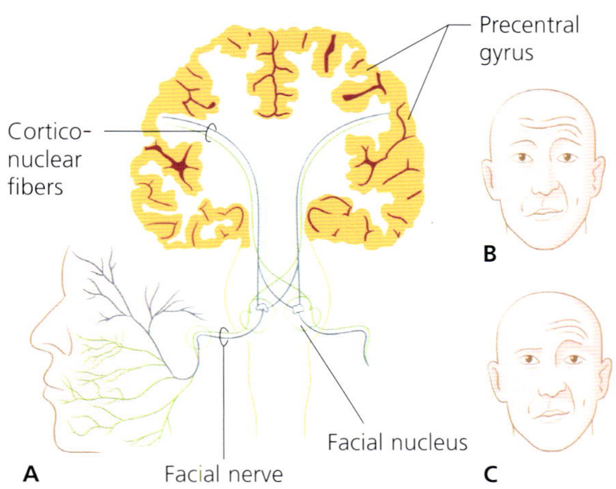

그림 1-1 두개 내 안면신경의 교차

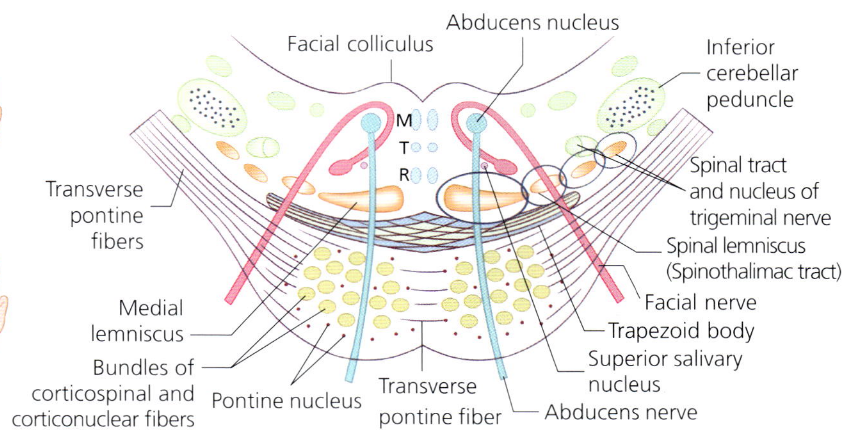

그림 1-2 뇌교에서의 안면신경의 주행

뇌간에서 빠져나올 때, 후내측에 위치한 외전 신경핵 *abducens nucleus* 을 내측 하방에서 외측 상방으로 감고 돌아 나온다(그림 1-2). 올리브와 하소내각 *inferior cerebellar peduncle* 사이 오목을 통해 뇌교의 하부를 나오게 되며, 이때 중간 신경 *nervus intermedius, nerve of Wrisberg* 과 함께 공동 간선 *common trunk* 을 형성한다. 안면신경의 운동 섬유는 내측에, 청신경은 외측에, 중간 신경은 가운데에 위치한다.

이후 안면신경과 중간 신경 *nevus intermedius* 은 소뇌교각 *cerebellopontine angle* 내를 주행하여 8번 신경을 만나고, 이들은 내이공 *porus acousticus* 을 통해 내이도로 들어간다. 중간 신경은 nerve of Wrisberg라고도 하는데, 악하 신경절 *submandibular ganglion* 과 익구개 신경절 *pterygopalatine ganglion* 에 대한 전신경절 부교감 신경 지배 *preganglionic parasympathetic innervation* 를 통해 미각 감지 및 악하선, 설하선, 눈물샘 *lacrimal gland* 등의 분비 운동 기능을 조절하는 역할을 한다. 뇌간에서 내이도 입구까지의 평균 길이는 15.8 mm이다. 소뇌교각에서의 안면신경은 신경외막 *epineurium* 이 없으며 연막 *pia mater* 로만 싸여 뇌척수액에 잠겨 있다. 또한 척추동맥 *vertebral artery*, 기저동맥 *basilar artery*, 후하소뇌동맥 *posterior inferior cerebellar artery*, 전하소뇌동맥 *anterior inferior cerebellar artery*, 와우동맥 *cochlear artery* 등의 다양한 혈관이 지나가므로, 이들은 주행 중 안면신경을 누를 수 있다(그림 1-3).

측두골 내의 안면신경

측두골 내 안면신경의 총 길이는 22~33 mm이다. 안면신경은 측두골 내에서 길고, 좁고, 구불구불한 구조를 가지는 골성 안면신경관 *bony fallopian canal* 내를 주행하게 된다. 내이공 *porus acousticus* 을 통해 내이도로 들어올 때부터 경유돌공 *stylomastoid foramen* 을 통해 측두골을 나갈 때까지 위치에 따라 내이도 분절, 미로 분절(3~5 mm), 고실 분절(10~12 mm), 유돌 분절(9~16 mm) 등으로 구분할 수 있다(그림 1-4).

1) 내이도 분절 meatal segment

총 길이는 내이도의 길이에 해당하는 15 mm 정도로, 안면신경은 청신경을 따라 중간 신경과 함께 전상방에서 내이공 *porus acousticus* 으로 들어간다. 내이도로 들어가자마자 중간 신경은 안면신경과 합쳐지게 된다. Bill's bar에 의하여 후방의 상전정 신경 *superior vestibular nerve* 과 구분되고, 가로 능선

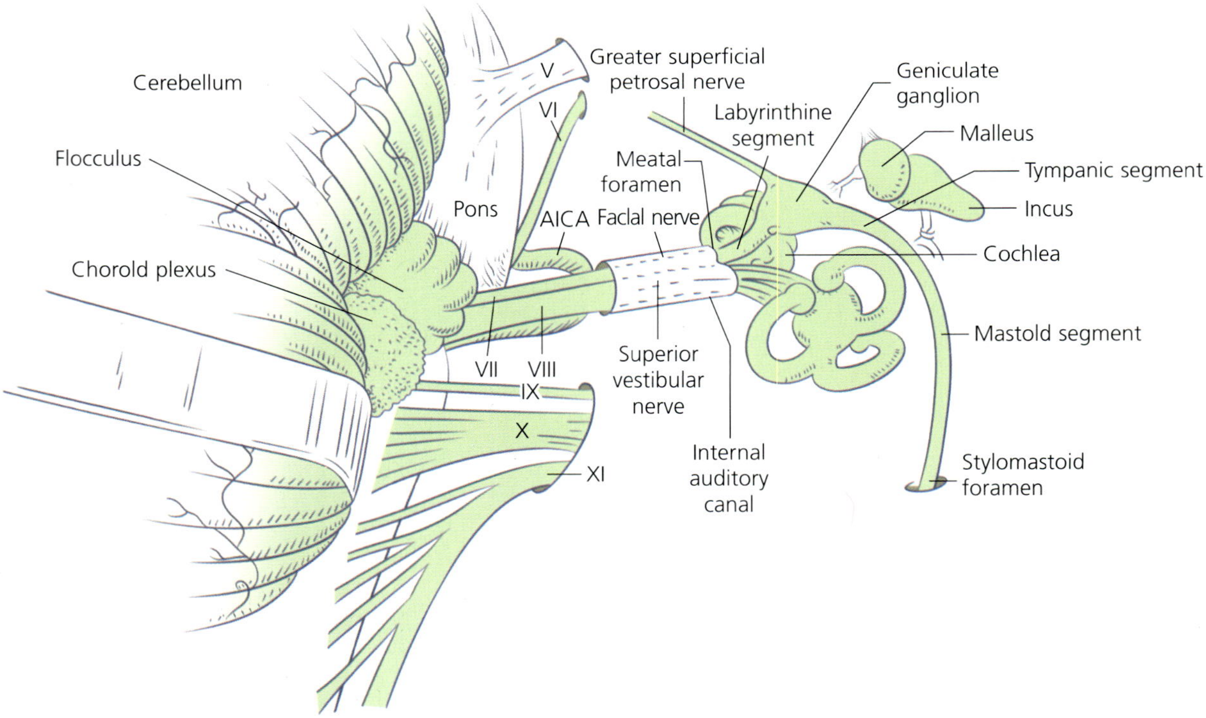

그림 1-3 뇌교-연수 연접부로부터 경유돌공까지 우측 안면신경의 주행

*transverse crest*에 의해 하방의 와우 신경과 구분되며, 이곳에서는 안면-전정 신경 섬유 및 전정-와우 신경 섬유의 연결이 형성된다(그림 1-5).

2) 미로 분절 labyrinthine segment

내이도에서 나오면서, 전방으로 돌아 이낭*otic capsule* 내에서 와우와 상반고리관 사이를 3~6 mm 주행한다.

내이도의 바닥*fundus*을 나오는 곳이 안면신경 주행 중 가장 좁고 짧다. 특히 미로 분절의 입구부*meatal foramen*의 지름은 평균 0.68 mm이다. 이 부위에서 안면신경관 대비 안면신경의 면적은 83%를 차지하는데, 고실 분절이 73%, 유돌 분절이 64%를 차지하는 점을 고려한다면, 다른 부위보다 급성 염증으로 인한 신경내 부종*endoneural swelling* 시 쉽게 압박을 받을 수 있다는 것을 예상할 수 있다.

미로 분절의 외측 말단은 안면신경이 융기되는 곳으로 슬신경절*geniculate ganglion*이다. 이곳은 안면신경의 첫 번째 관절*genu*에 해당하며, 신경 다발을 형성하지 않아 신경 외막이나 내막이 없는 것이 특징이다.

슬신경절의 전방에서 나오는 신경을 외측에서 내측 방향으로 보면 눈물샘*lacrimal gland*에 분비신경섬유*preganglionic parasympathetic secretory nerve fiber*를 전달하는 대추체신경*greater petrosal nerve*, 중뇌막동맥*middle meningeal artery*에 교감신경섬유*sympathetic nerve fiber*를 전달하는 외추체신경*external petrosal nerve*, 그리고 설인신경*glossopharyngeal nerve*과 함께 고실신경얼기*tympanic plexus*를 형성하며 이하선*parotid gland*에 분비신경섬유를 전달하는 소추체신경*lesser petrosal nerve* 등이 있다(그림 1-6).

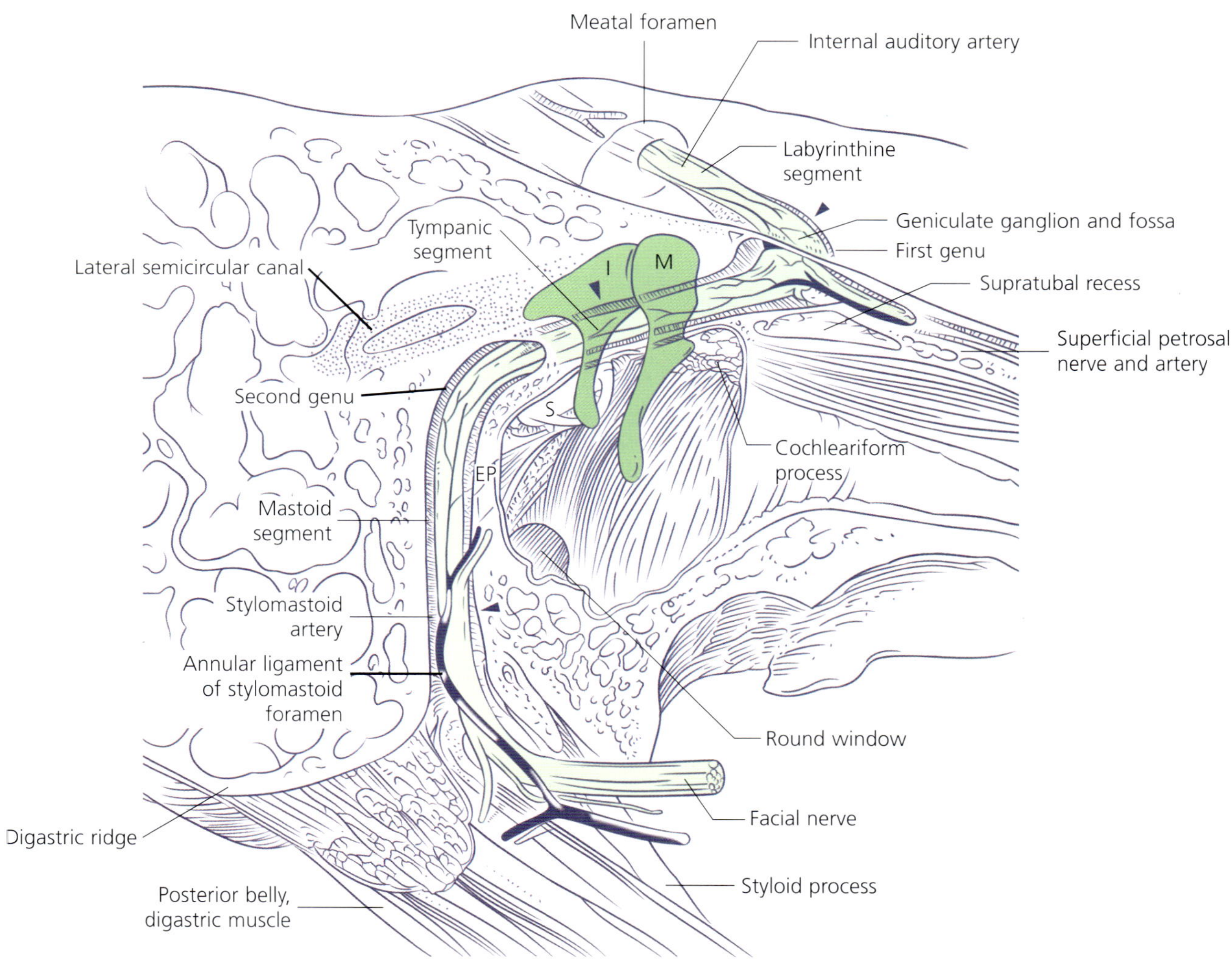

그림 1-4 안면신경의 하측두 주행 및 주변 중이 구조물

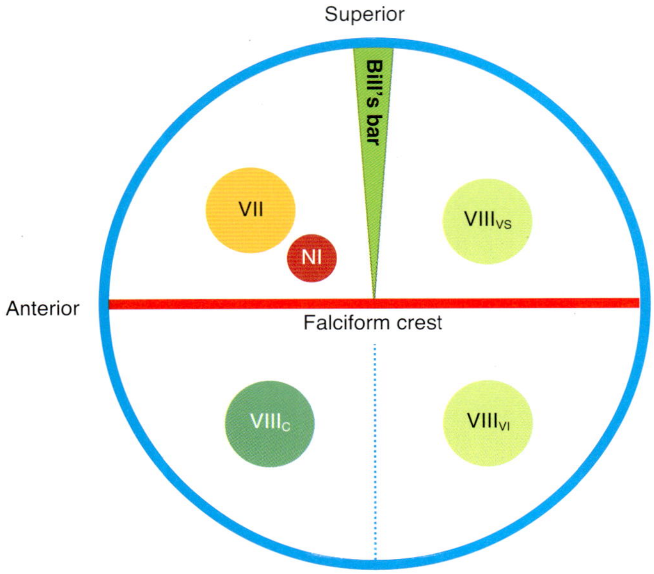

그림 1-5 내이도 분절의 모식도

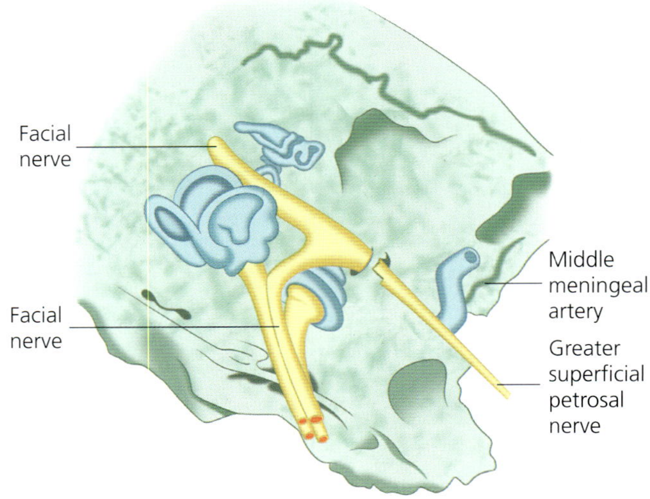

그림 1-6 미로 분절과 고실 분절의 주행

3) 고실 분절 tympanic segment

슬신경절 *geniculate ganglion* 에서 180도 돌아, 후방으로 진행하여, 시상돌기 *cochleariform process* 를 지나 추체 융기 *pyramidal eminence* 까지 10~12 mm 길이의 고실 분절을 이룬다. 다른 분지를 내지 않는 것이 특징이다.

섬유속다발 *fascicle* 은 슬신경절 직하방부터 관찰되기 시작하며, 원위부로 진행할수록, 이러한 섬유속은 증가한다. 특히 고실 분절부터, 신경주막 *perineurium* 이 관찰되기 시작하며, 신경 다발을 형성하기 시작한다. 골성 안면신경관 결손의 80%는 주로 난원창 부분에서 발견되며, 12%는 시상돌기 *cochleariform process* 에서 관찰된다.

근위부에서는 수평반고리관의 하연이 접해 있다가 중이 방향으로 진행하며, 원위부에서는 외이도 후벽과 수병반고리관 사이인 침골의 단돌기 *short process of incus* 아래에서 나오며, 추체 융기의 원위부인 이곳은 안면신경관이 급격히 하방으로 95~125도 커브를 그리며 주행을 바꾸는 곳으로, 안면신경의 두 번째 관절 *second genu* 에 해당한다.

4) 유돌 분절 mastoid segment

유돌 분절은 신경외막 *epineurium* 이 두껍고 섬유 조직이 발달한 것이 특징이다.

상고실을 가로질러, 수평 반고리관의 하면 근처에서, 하방으로 돌아 유돌 분절을 내며, 경유돌공 *stylomastoid foramen* 을 향해 주행한다. 총 길이는 9~18 mm로, 제2관절 *second genu* 과 95~125도를 이루며, 수직면은 바깥을 향해 나와 경유돌공 *stylomastoid foramen* 근처에서는 제2관절 *second genu* 보다 얕게 위치한다. 경유돌공 *stylomastoid foramen* 을 향해 전방으로 둔각을 보이는 경우가 간혹 있으며, 이를 제3관절 *third genu* 이라고도 한다(그림 1-7).

유돌 분절에서는 3번 분지를 하게 되는데, 등골 신경, 고실 끈신경 *chorda tympani nerve*, 그리고 미주 신경의 이개 분지와 만나 외이도 피부에 감각 신경 섬유를 공급한다(그림 1-8).

먼저 등골근에 운동신경 가지를 내어, 등골의 상부 구조가 후방으로 당겨질 수 있게 한다. 고실 끈신경은 경유돌공 상방 6 mm에서 나와, 상방으로 주행하여, iter chordae posterius를 통해, 중고실로 들어온다. 추골 상방과 침골 하방 사이를 지나 iter chordae anterius를 통해 중고실을 나가서 Huguier 관 *petrotympanic fissure* 을 통해 나가서 설신경 *lingual nerve* 과 합쳐져 혀의 전방 2/3의 미각을 감지하며, 동시에 악하선 *submandibular gland*, 설하선 *sublingual gland*, 소타액선 *minor salivary gland* 에 신경절 전 부교감 신경 지배 *preganglionic parasympathetic innervation* 를 하여, 분비운동 섬유를 낸다. 고실 끈신경의 세포체 *cell body* 는 슬신경절에 위치하며, 고독핵 *nucleus of the tractus solitarius* 으로 가지돌기 *dentritic process* 를 내어 연접한다.

흥미로운 것은, 안면 하부 및 입을 지배하는 부분은 주로 안면신경의 앞쪽인 중이측에 위치하고, 안면 상부를 지배하는

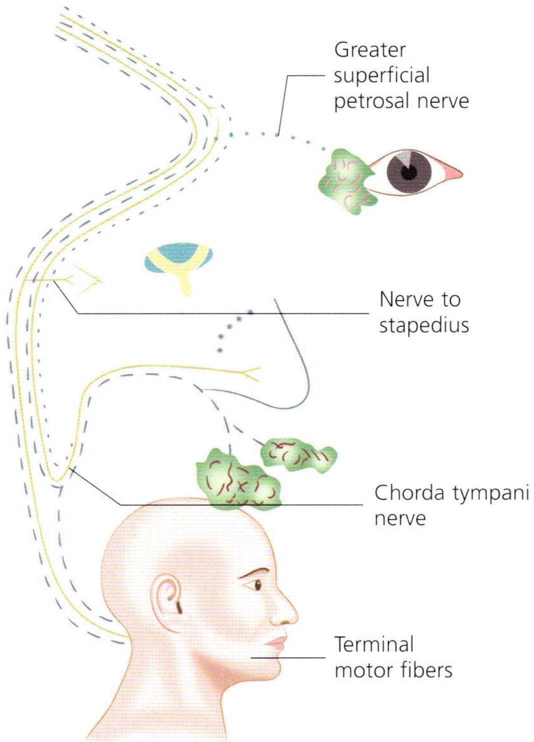

그림 1-8 안면신경의 분지

신경은 뒤쪽인 유돌골 측에 위치한다고 알려져 있다.

측두골 외의 안면신경

안면신경은 이복 능선*digastric ridge*의 전방 경계에 위치하는 경유돌공*stylomastoid foramen*을 통해 두개골에서 나온 뒤, 경유돌공 하방 1~2 mm에서 후이개신경*posterior auricular nerve*을 분지한다. 이는 이복근 주변을 감고 유양골 후상방으로 주행하여, 이개 분지*auricular branch*와 후두 분지*occipital branch*로 나뉘어, 외이도 후벽과 이갑개*concha*에 대한 일반 감각신경 지배*general sensory innervation*뿐 아니라 이개와 후두근*occipitalis*에 대한 운동신경 지배를 담당한다. 또한 이복근*digastric muscle*의 후복과 경상설골근*stylohyoid muscle*에도 동시에 가지를 낸다.

이후 안면신경은 전외측으로 주행하여, 후악 하와*retromandibular fossa*에 있는 경상 돌기*styloid process* 외측에서 이하선 내측으로 들어가는데, 측두골 외에서 안면신경의 주간*main trunk*을 찾는 지표들은 다음과 같다. 대표적인 지표는 이주 지시부*tragal pointer*로서, 이주 연골 내측 1 cm 하방에서 찾을 수 있다. 또한 고실유돌열*tympanomastoid suture*의 바로 내측으로 안면신경이 주행하며, 이외에 이복근의 후복*posterior belly of digastrics muscle*을 뒤로 따라 유양돌기*mastoid process*의 내측에 있는 이복근구*digastric groove*를 찾으면 경유돌공에서 나온 안면신경의 주간*main trunk*을 찾을 수 있다.

안면신경은 이하선 내측으로 들어와서 하악 가지*ramus of mandible*의 후방 경계에서 상방의 측두 안면 가지*temporofacial branch*와 하방의 경부 안면 가지*cervicofacial branch*로 둘로 나뉘어 안면 표정근에 대한 운동신경 지배*somatic efferent*를 한다. 측두 안면 가지는 더 크고 수평 방향을 향하고, 경부 안면 가지는 작고, 길고, 수직 방향으로 주행한다. 일반적으로 안면신경의 말단 분지는 측두*temporal*, 협골*zygomatic*, 협부*buccal*, 하악골*marginal mandibular*, 경부*cervical* 분지의 5가지로 나누지

A

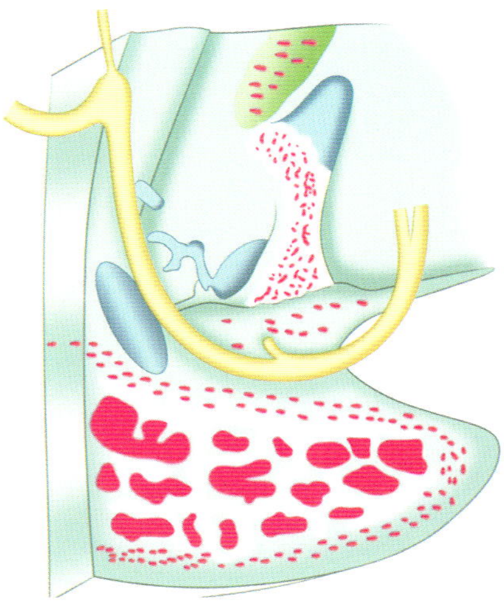

B

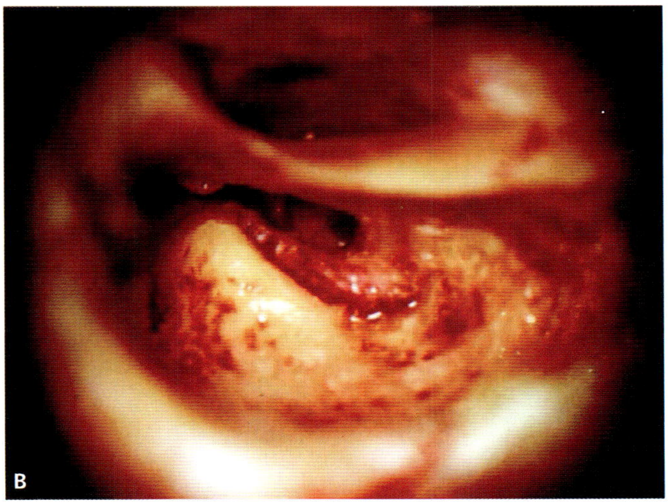

그림 1-7 A. 경유돌공 진입 시 안면신경의 전방 기울임. B. 제3관절의 수술 현미경 소견

만, 실제로는 매우 다양하다.

Katz and Catalano (1987)는 이를 5가지 형태로 나누었는데,

1. Type I (25%): 협골 분지 및 하악 분지의 분리의 연결
2. Type II (14%): 협부 분지가 말단부에서 협골 분지와 융합
3. Type III (44%): 협부 분지와 다른 분지의 주된 교통
4. Type IV (14%): 주 분지들 간의 복잡한 문합
5. Type V (3%): 여러 개의 안면신경 주간*facial nerve trunk*

측두 분지는 협골궁*zygomatic arch*의 골막*periosteum* 외측을 건너가며, 전이개, 상이개 근육*anterior & superior auricular muscle* 및 후두전두근*occipitofrontal muscle*의 전두복*frontal belly*에 분지한다. 협골분지는 협골궁의 골막 외측을 건너 안륜근*orbicularis oculi muscle*의 상, 하 부분으로 나누어져 분지한다. 협부 분지*buccal branch*는 협골궁과 평행하게 수평으로 주행하여 협근*buccinator muscle* 및 입술*lip*의 윗부분 근육어 분지한다. 하악 분지*mandibular branch*는 이하선의 아랫부분에서 나와 하악골의 아랫부분을 향해 주행하여 활경근*platysma muscle*으로 들어간다. 그 후 다시 위 방향으로 방향을 바꾸어 구륜근*orbicularis oris*과 입술, 뺨에 신경 지배를 하며, 경부 븐지는 활경근*platysma*에 신경 지배를 한다.

안면신경은 SMAS*superficial musculoaponeurotic system* 심부로 주행하며, 안면 표정근에 신경 지배를 한다. 안면부 연부조직의 구조는 피부, 피하 지방, 천측 근막*superficial fascia*, 모방근*mimetic muscles*, 심부 근막*deep fascia; SMAS*, 안면신경층, 이하선관, 협부 지방층으로 나뉜다.

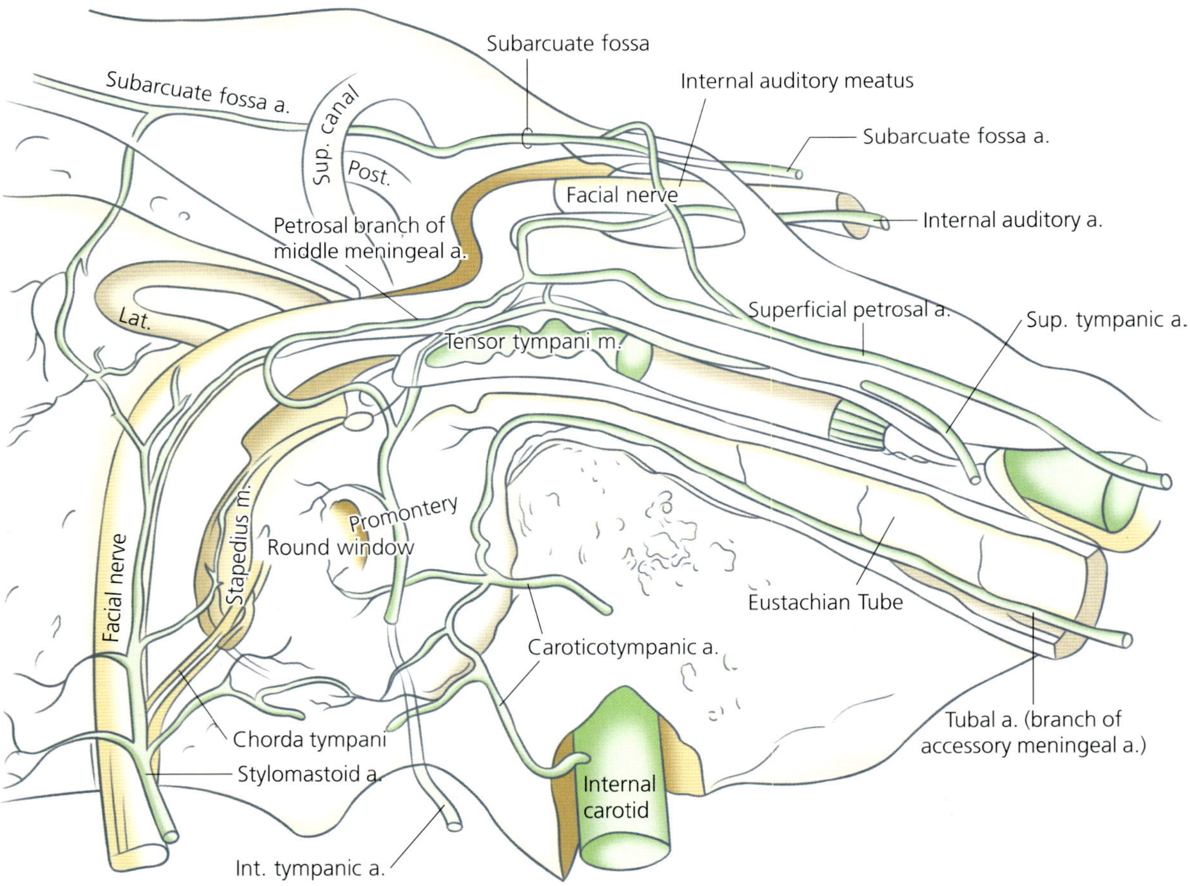

그림 1-9 안면신경의 혈액 공급

안면신경의 혈액 공급

대뇌 피질의 안면부와 관련 있는 곳은 중뇌 동맥 *middle cerebral artery* 의 분지인 Rolandic artery에 의해 혈액 공급을 받으며, 뇌교의 안면핵과 소뇌교각 *cerebellopontine angle* 은 전하소뇌동맥 *anterior inferior cerebellar artery, AICA* 의 가지로부터 혈액 공급을 받는다. 그리고 안면신경의 두 주요 혈액 공급원은 추체계 *vertebral system* 와 외경 동맥계 *external carotid system* 이다.

내이도에서는 전하소뇌동맥의 가지인 미로동맥 *labyrinthine artery* 이 안면신경과 청신경에 혈액 공급을 담당하며, 이는 내이도동맥 *internal auditory artery* 이라고도 한다. 안면신경관 *fallopian canal* 에서는 중간 뇌막 동맥 *middle meningeal artery* 의 추체 분지 *petrosal branch* 와 경유돌동맥 *stylomastoid artery* 이 문합하여 혈액을 공급한다. 중간 뇌막 동맥은 외경 동맥에서 기원한 상악동맥 *maxillary artery* 의 분지로서, 중간 뇌막 동맥의 추체 분지는 대추체 신경과 같이 주행하며 안면신경관으로 들어온다. 한편 경유돌동맥도 외경동맥에서 기원한 후이개동맥 *posterior auricular artery* 의 분지로서, 경유돌공을 통하여 안면신경관으로 들어온다.

슬신경절의 근위부인 미로 분절이 가장 허혈에 취약한 부위인데, 이곳에서 추체계와 외경 동맥계 간 해부학적 연결망이 이 부위에서 가장 미약하기 때문이다. 반대로, 슬신경절, 그리고 대추체신경의 근위부는 안면신경 중 가장 혈관 공급이 많은 곳으로 손상 시 출혈이 많다.

외부 혈액망 *extrinsic vascular network* 은 동맥과 함께 안면신경관의 골막과 신경외막초 *epineurial sheath* 사이를 주행하는 정맥으로 구성되며, 내부 혈액망 *intrinsic vascular network* 은 신경외막초 내에 소동맥, 모세혈관, 소정맥으로 구성된다(그림 1-9).

III. 결론

안면신경에 대한 해부학적 이해는 안면신경 질환의 진단과 치료에 있어서 기본적 토대에 해당한다. 임상의들은 이를 통해, 병변을 국소화하여 감별 진단에 이용하거나 또는 수술 시보다 안전하게 안면신경에 접근할 수 있을 것이다.

Reference

1. William H. Slattery, Babak Azizzadeh. The facial nerve. Thieme. 2014.
2. D.S. Grewal. Atlas of Surgery of the Facial Nerve: An Otolaryngologist's Perspective. JAYPEE BROTHERS PUBLISHERS. 2014.

CHAPTER

2 Physiology of facial nerve

경희의대 변재용 · 김상훈

안면신경은 얼굴의 근육 운동과 지각 및 부교감 신경섬유를 동시에 가지는 혼합신경이다. 12개의 뇌신경 중 7번째 뇌신경으로 가장 주된 기능은 두피, 얼굴의 근육을 움직이는 것이며 일부는 운동기능이 아닌 혀의 앞 2/3 부분의 미각기능, 외이도의 감각기능 및 턱밑샘 *submandibular gland*, 혀밑샘 *sublingual*, 눈물샘 *lacrimal gland* 의 기능의 일부를 담당한다. 이 때문에 말초성 안면신경마비 질환을 앓는 환자들은 눈이 감기지 않거나, 눈물이 나지 않아 건조함을 느끼는 등의 증상을 호소하게 된다. 또한 안면신경은 불수의적인 운동반사를 조절하기도 하는데 각막반사 *corneal reflex*, 눈깜박임반사 *blink reflex*, 소리반사 *stapedial reflex* 등이 있다.[1]

I. 구조적 단위

안면 표정 근육의 정상적인 운동기능은 견고하게 작동하는 안면신경에 의해 조절된다. 안면신경의 신경핵은 뇌교에 위치하며 약 7000개의 뉴론 세포체가 뇌교에서 안면근육까지 축삭 *axon* 을 보낸다. 하나의 뉴론은 25개의 근육섬유에 신경이 분포할 수 있다. 각각의 신경세포는 축삭과 슈반세포에 의해 생산된 말이집 *myelin* 으로 둘러싸여 있다. 이 말이집은 축삭을 보호하는 기능은 물론 전기적 차단제로서 말초신경의 신경전도 및 기능 유지에 중요한 역할을 한다. 뉴론을 통한 전달과정은 도약 전도 과정으로 나타나는데 탈분극은 말이집 사이의 간격인 랑비에결절 *Ranvier node* 에서 다음 랑비에결절까지 일어나며 정상적인 상태에서 도약 전도는 신경의 전달 속도를 점차 증가시킨다.[2]

하나의 신경은 수많은 축삭들이 모여 이루어지며 각각의 신경섬유는 신경내막 *endoneurium* 이라는 결체조직에 의해 둘러싸여 있다. 신경내막은 슈반세포에 가깝게 인접해 있는데 정상적으로 슈반세포는 신경 손상 후 재생하는 신경섬유의 도관 역할을 한다. 한 무리의 신경섬유들은 신경다발막 *perineurium* 에 의해 둘러싸여 섬유속 *fascicle*을 이루며 장력과 섬유내 압력을 유지시키는 역할을 하며 이들을 가장 바깥 층인 신경외막 *epineurium* 이 둘러싸 하나의 신경으로 형태를 갖추게 된다(그림 2-1). 신경은 신경섬유 다발의 바깥뿐만 아니라 그 속에까지 들어가 있는 가느다란 *vasa nervorum* 이라는 혈관을 통해 혈액 공급을 받고, 신경과 신경섬유를 통한 축삭원형질 수송 *axoplasmic transport* 의 과정을 거쳐, 단백질, 효소 등이 신경세포의 몸체로부터 신경세포 말단으로 공급된다.[3,4]

II. 안면신경의 손상

신경 손상 후 축삭의 변성과 재생, 세포체와 안면근육의 변화 및 기능에 대해 Seddon은 신경 손상을 전기생리 및 해부학적 특성에 따라 신경무전도증 *neuropraxia*, 축삭절단 *axonotmesis*, 신경절단증 *neurotmesis* 의 3단계로 분류하였고, Sunderland는 신경절단증을 다시 3개로 세분하여 신경 손상을 5단계로 분류하였다(그림 2-2).[5]

1단계 손상인 신경무전도증 *neuropraxia* 이란 신경 손상 부위에서 신경전도가 국소적으로 차단되는 것이다. 신경세포체와 신경말단 사이의 축삭 연결은 유지되어 있어 축삭을 통한 신경전달이 일부 가능한 상태로, 병변부의 상부와 하부 모두 전기자극에 반응하나 병변 부위를 통한 전기 전도는 발생하지 않는다. 전도장애는 신경 내 압력의 증가로 인하여 발생하는

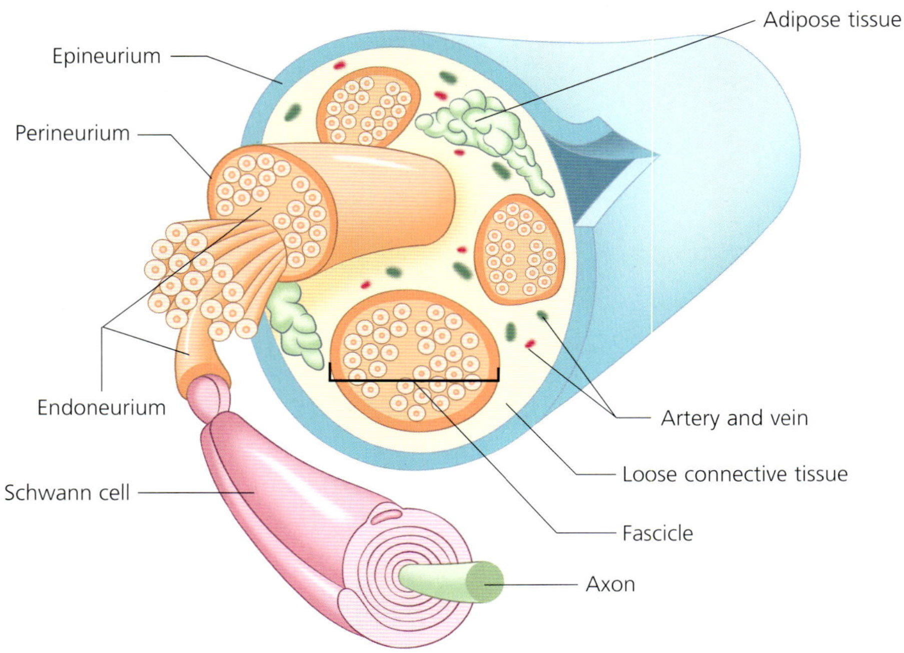

그림 2-1 말초신경의 구조

것으로 생각되며, 임상적으로 수의적 운동 기능의 감소 및 소실이 일어난다. 병변 하부에서 월러변성 *Wallerian degeneration* 은 발생하지 않으며 대개 3주 이내에 회복되고 영구적인 기능 장애는 없다.

2단계 손상인 축삭절단증 *axonotmesis* 은 축삭이 절단되어 상하로 양분되는 것이 특징이며 신경내관 *endoneurial tube* 과 슈반세포는 손상이 없어 신경섬유가 재생하는 데 도움을 주며 신경내막의 연결성은 유지되어 있다. 주로 압박이나 좌상 때문에 발생하며, 병변 하부에는 월러변성이 일어나고 병변 상부에는 손상된 지 2~3주 후에 단백생성물질 *proteosynthetic substance* 의 통로가 형성되어 축삭의 재생이 가능하다. 말이집층 *myelin layer* 은 조금 얇아져 있으나 신경내세관의 연결성과

Seddon	Sunderland	Injury	Degeneration	Regeneration
Neuropraxia	First degree	Myelin sheath (M)	Conduction block	Complete recovery
Axonotmesis	Second degree	M+Axon	Wallerian degeneration	
Neurotmesis	Third degree	M+A+ Endoneurium (E)		Incomplete recovery
	Fourth degree	M+A+E+ Perineurium (P)		
	Fifth degree	M+A+E+P+ Epineurium		

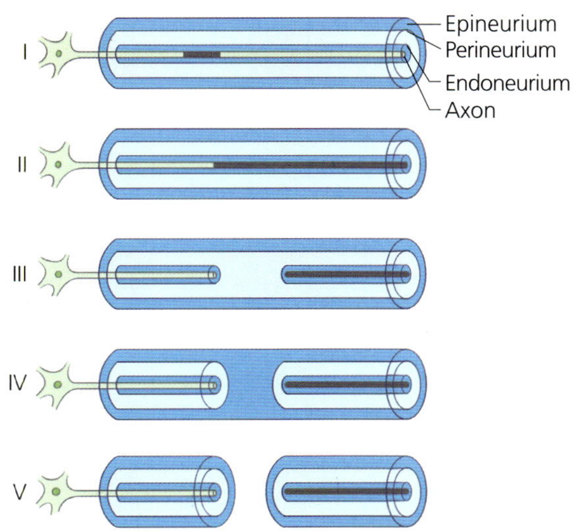

그림 2-2 신경 손상의 분류(classification of nerve injury)

신경다발막과 섬유속*fascicle* 배열이 정상적으로 유지되어 이전의 신경내세관을 통하여 축삭이 재생되어 신경재지배가 일어난다. 병변의 회복은 1단계 손상에 비해 늦은 3~8주 사이에 시작되며 연합운동*synkinesis* 없이 대부분 완전 회복된다.

3단계 손상인 신경내막절단증*endoneurotmesis*은 축삭, 말이집과 신경내막이 모두 절단되는 것이 특징으로 신경다발막은 유지된다. 압박, 견인, 좌상 등 다양한 손상기전으로 발생하고, 신경 섬유속의 혈관망 손상으로 인해 섬유속의 출혈, 부종, 허혈 등이 유발된다. 회복은 2~4개월에 시작되나 재생하는 축삭은 부분적으로 반흔조직으로 대치되고 막혀서 축삭의 신경재지배가 불완전하고 부적절해져 전체 안면근의 연합운동*synkinesis*이 발생하여 안면의 한 근육이 움직일 때 주변의 다른 근육이 불수의적으로 함께 움직이게 된다.

4단계 손상은 각각의 신경 섬유속을 둘러싸는 신경다발막까지 절단되어 신경외막으로만 유지되는 상태로 신경주위막절단증*perineurotmesis*라 하며 좌상 손상 시 흔히 나타난다. 신경다발막의 파괴로 재생되는 축삭은 다른 신경 섬유속으로 재생될 수 있으며, 손상된 근위부에서 신경종*neuroma*이 흔하게 형성되며, 회복은 4~18개월에 걸쳐 서서히 매우 불완전하게 일어난다.

5단계 손상인 신경절단증*neurotmesis*은 신경체간이 완전히 절단된 상태로 자연회복은 기대할 수 없으며 신경종이 형성되고 신경소실 등이 가장 많이 발생하므로 신경을 적절히 문합해야 한다. 안면신경 손상 후 재생 시 이하선을 지배하는 신경섬유가 눈물샘을 잘못 지배하여 식사 도중 눈물이 나는 병변이 발생하기도 하는데 이러한 병변을 미각눈물증후군*crocodile tear syndrome*이라 한다.[6]

Ⅲ. 신경 손상 후 변성과 재생

신경 변성

안면신경 손상 후의 변성과 재생은 분자학적인 변화에 의해 이루어지나 아직까지는 세포수준에서 이해되고 있다. 환자의 면역기능이나 영양상태, 신경 손상의 정도 등 다양한 요소가 신경회복에 영향을 미친다. 신경 손상 후 신경섬유의 변화는 손상 정도에 따라 다르며, 신경의 1단계 손상과 같이 경미한 손상인 경우에는 국소적인 탈말이집*demyelination*과 재말이집*remyelination* 과정을 거치게 되나, 손상이 심한 경우에는 축삭의 변성*degeneration*과 재생*regeneration*이 일어난다.

축삭 절단이 있는 경우 신경은 세포체에 연결된 상부의 근위부와 하부의 원위부로 나누어진다. 이 두 부위는 절단부에서부터 서로 반대 방향으로 수축하게 되며 축삭을 따라 운반된 물질이 축적되어 두 절단면에서 종창이 발생한다.[7] 신경 손상 후 세포체내의 변화를 세포체의 퇴행성 반응이라 하며 대개 24시간 이내에 시작되며 10~21일에 완성된다. 세포체내의 대사 증가로 세포체의 크기가 커지고 핵도 종창을 일으키며 주변으로 이동하고, 소포체도 역시 핵과 함께 이동한다.[5]

축삭의 절단 후 절단부의 근위부의 축삭은 절단 직후에는 위축되지만 수일 후에는 축삭의 두 절단면의 종창은 근위부에서 더욱 현저한데 이는 세포체에서 계속적으로 합성되는 세포골격*cytoskeleton* 성분이 신경의 말단부로 이동하기 때문이다. 신경 손상 후 3일 이내에 근위부 절단부가 커지기 시작하며 말단부위에는 성장 원추*growth cone*가 형성되어 사방으로 성장해 나아간다.[8] 일단 어느 하나의 성장 원추가 적절한 위치에 도달하게 되면 다른 성장 원추는 제거되고 도달에 성공한 축삭만 계속 목표 조직으로 향하게 된다. 축삭의 성장속도는 재생 환경이 좋을 경우 하루에 약 1 mm 정도이다. 그러므로 안면신경은 소뇌다리뇌각*cerebellopontine angle*에서 말초까지 6개월 내에 자랄 수 있으며 이러한 활동은 대개 3.5~4개월 내에 완성된다.[9] 근위부 절단면의 역행성 변성*retrograde degeneration*은 손상 정도에 따라 다르나 대개 손상부위 상부 첫 랑비에결절까지 혹은 수 mm에 국한된다. 또한 축삭의 직경도 감소하게 되는데, 안면신경이 손상된 지 2주 후에는 축삭의 직경은 40% 정도로 줄어든다.

말초신경의 손상은 신경 기능의 손실을 일으키고 신경 기능의 회복은 잘려진 축삭의 재생과 표적 조직*target tissue*의 신경 재분포를 통해 이루어진다. 성공적으로 신경 기능이 회복되기 위해서는 세포 및 분자생물학적 사건이 신경이 제거된 표적 조직으로 조화롭게 이루어져야 하는데 말초신경이 손상되면 손상부위 원위부의 신경은 월러변성에 의해 축삭과 말이집의 파괴가 진행되는 과정을 거쳐 재생을 하게 된다(그림 2-3). 원위부에서는 24시간 이내에 월러변성인 축삭과 말이집막*myelin sheath*의 변성이 일어나고 슈반세포가 증식한다. 이후 슈반세포의 팽창으로 말이집이 파괴되고 축삭과 말이집의 조

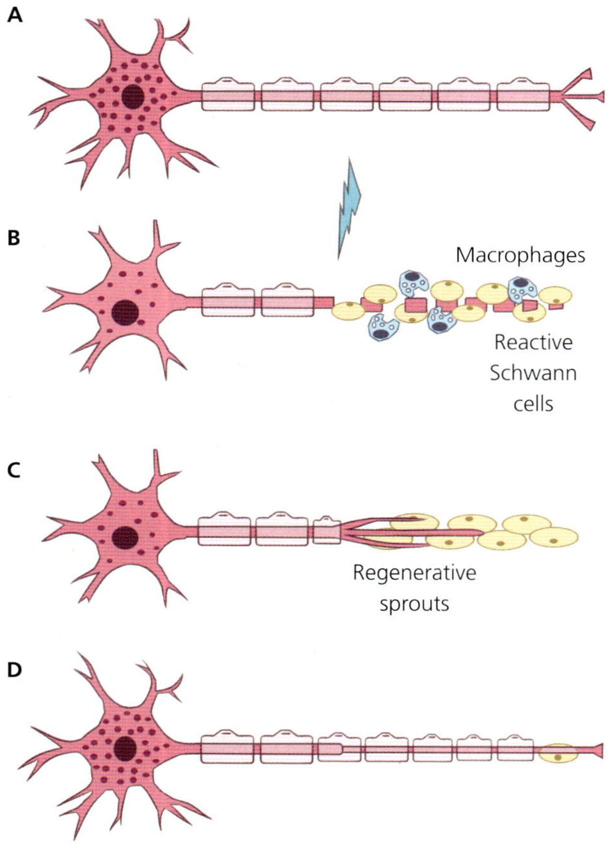

그림 2-3 말초신경계의 월러변성과 신경재생(Wallerian degeneration and regeneration in peripheral nervous system)

직 파편들은 대식세포에 의해 신경 손상 후 12~14일 내에 제거되나 일부는 약 3개월까지 잔존한다. 신경 말단에서의 전기적 신호는 신경 손상 후 약 2~3일간 지속된다.[10,11]

신경재생

신경 손상은 축삭의 변성과 재생을 유발한다. 절단된 신경섬유로부터 신경내막의 섬유모세포 *endoneural fibroblast* 와 슈반세포가 증식하고 이동하여 손상부위를 연결하는 골격이 형성된다. 월러변성이 끝나고 말초신경재생이 시작되면 탈분화된 슈반세포는 신경내막 내에서 세포증식을 한 후 재생되는 말초신경축삭이 손상 이전에 신경이 분포되어 있던 근육이나 피부로 되돌아갈 수 있도록 재생 축삭의 유도를 위한 재생통로 *regeneration track, Bands of Bungner* 를 형성하게 된다. 증식된 슈반세포는 신경재생 과정 중 세포사멸 *apoptosis* 과정을 통해 선택된 슈반세포만이 재생된 축삭주위에서 말이집을 재형성하여 재생된 말초신경의 빠른 신경신호전달을 가능하게 한다.[12]

슈반세포의 기둥인 Bungner band가 원위부의 endoneurial sheath를 채워 내려가면서 축삭이 자라기 위한 통로를 형성한다. 또한 세포체의 대사변화로 인하여 RNA, 효소 및 단백질 형성이 증가하여 축삭의 재생 능력이 생기게 된다. 축삭의 절단면에는 손상 후 수 시간 내에 축삭형질 *axoplasm* 과 신경세사 *neurofilament* 들에 의하여 종창이 일어나고 상부 말단 종창부의 끝에서 많은 축삭발아들이 원래의 축삭 방향으로 자라나온다. 이때 손상부위의 상태가 신생 축삭들의 재생 방향을 결정하게 된다.

신경의 2단계 손상인 축삭절단증에서는 축삭발아가 원래의 신경내관을 따라 자라므로 기능이 완전히 회복된다. 손상의 정도가 증가할수록 기질화된 섬유조직이 많아져 축삭발아를 통한 신경재생이 억제되며, 말이집을 형성하는 재생섬유는 반흔신경종 *scar neuroma* 을 형성한다.[13] 신경재생 시 동일한 상부 축삭으로부터 1개 혹은 2개의 축삭발아가 이전의 신경내관으로 들어갈 수는 있으나 1개의 섬유만이 말이집화된다. 축삭발아는 원래의 세관이 아닌 다른 세관으로 들어갈 수 있으며 세관과 연결되지 못한 축삭발아는 위축이 일어난다. 신경재생 시 신경내관으로 잘못 들어간 축삭들은 연합운동 *synkinesis* 을 유발하게 된다.[14]

근육의 탈신경, 재신경 지배 및 재생

탈신경 *denervation* 이후 근육의 가장 큰 변화는 근육 위축이며 초기에는 조직학적 소견상 변화가 없어서 가역적 변화가 나타나지만 나중에는 지방조직, 섬유조직으로 변화되는 비가역적인 변화가 일어난다.[15]

탈신경된 근육의 상태를 확인할 수 있는 방법은 근전도 검사와 근육생검이다. 근전도 검사에서 세동전위 *fibrillation potential* 가 나타나는 것은 신경지배가 차단되어 있으나 근섬유는 생존해 있다는 의미이며 이는 근육생검으로 확인이 가능하다.[16] 안면신경마비 이후 처음 2주 동안 근육의 조직학적 변화는 뚜렷하지 않아 임상적인 유용성은 없으나 오랜 기간 지속된 안면신경마비의 경우 근육생검은 치료방법을 결정할 수 있는 검사이다. 근육위축이 심하지 않으면 신경재지배 *reinnervation* 를 위한 방법을 고려해야 하며 근육의 변성이 명확하면 근육 혹은 근막의 전이술이 더 적절한 치료 방법이다.[17]

신경재지배에 필요한 요건은 다음과 같다. 일정한 수의 정상 세포체를 가진 안면신경핵, 신경핵과 연결된 신경 상단이 있으며 축삭 재생이 가능한 신경, 신경내세관이 있는 신경, 원위부 신경으로 재생하는 축삭을 받아 근육으로 전달할 수 있는 신경, 그리고 변성과 괴사가 없는 안면근육 등은 신경재지배에 필요한 요건들이다. 탈신경 이후 약 18개월이 지나면 신경재지배율은 현저히 감소하므로 근육의 변성 시기를 함께 고려할 때 신경 재지배를 위한 처치는 신경 손상 후 1년 이내에 가능한 한 빨리 시행하는 것 좋다. 3년이 지나도 복구되지 않으면 그 다음에는 신경이 재생되어도 기능 회복을 기대할 수 없다. 근육 변성 시 원래의 근핵 *myonuclei* 은 변성되고 위축되어 근육재생에 관여하지 못하나 활성화된 위성세포 *satellite cell* 들은 기저판 *basal lamina* 아래에서 증식하고 서로 융합하여 근관 *myotubue* 을 형성한다. 근관 내에서는 수축단백질 *contractile protein* 이 합성되며 액틴과 근섬유소를 가지는 새로운 근원섬유가 형성된 후 더욱 성숙되어 근섬유가 되나, 신경재지배가 안될 경우 재생되는 근섬유는 성숙되지 않고 위축되거나 변성이 일어난다.[18]

Ⅳ. 생리학적 손상 및 회복의 측정

임상에서 안면신경의 전기생리적검사는 근육의 반응을 평가하여 측정한다. 근육의 반응은 근육의 수의적인 수축이나 전기적 신호자극을 통해 얻을 수 있다. 전기생리학적 검사는 안면신경 손상 후 신경의 변성이나 회복에 대한 정성적, 정량적 자료를 제공할 수 있다. 전기생리학적 검사는 신경 손상의 정도나 회복의 가능성, 수술 여부 등을 결정하는 데 사용될 수 있다. 흔히 사용하는 전기생리학적 검사에는 신경흥분성검사 *nerve excitability test*, 최대자극 검사 *maximum stimulation test*, 신경전도 검사 *electroneuronography*, 근전도 검사 *electromyography* 등이 있으며 자세한 검사방법 등에 대해서는 5장에서 자세히 다루도록 하겠다.

Ⅴ. 신경재생의 생리학

다양한 신경 손상의 발생에도 전기생리학적 검사와 임상적 검사를 통해 전반적인 신경 손상의 정도를 파악할 수 있으며 임상의들은 손상에 대한 세포수준의 반응을 연관시켜 회복을 예측할 수 있다. 1, 2, 3단계 신경 손상에서는 신경 재건이나 이식술은 하지 않으며 치료의 목표는 신경이 받은 압박을 줄이는 것이다. 스테로이드와 신경감압술이 흔히 사용되며 신경감압술은 3단계 신경 손상에서 보통 시행된다.

최근 들어 여러 연구에서 신경 성장인자가 신경의 생성 및 유지, 재생에 중요한 역할을 함이 밝혀졌고, 이러한 효과 때문에 여러 연구에서 신경 성장인자인 GDNF *glial cell line-derived neurotrophic factor*, BDNF *brain derived neurotrophic factor*, CNTF *ciliary neurotrophic factor*, NT-3 *neurotrophin-3* 등이 신경 손상에서 신경의 고사를 막고 신경의 생존을 촉진시켜, 신경의 발생과 재생을 촉진시키는 것이 보고되었다.[19] 이 중 BDNF는 운동신경에 작용하는 강력한 성장인자로 손상에 의한 신경의 고사를 막고, 축삭의 생성을 촉진시키는 효과가 있고, CNTF와 NT-3는 줄기세포를 이용한 신경 손상 치료 시 잘 발현되는 신경 성장인자이다. 또한 안면신경 손상 동물 모델에서 혈소판 풍부 혈장 *platelet rich plasma* 의 사용은 신경재생을 촉진시키는 효과가 있었고 이는 성장인자가 풍부하다고 알려져 있는 혈소판 풍부 혈장이 다양한 종류의 신경 성장인자를 공급함으로 나타난다.[20~22] 칼슘채널차단제인 nimodipine은 동물모델에서 안면신경회복을 촉진하는 것으로 확인되었다.[23]

4, 5단계 신경 손상은 부분적이거나 완전한 신경 절단을 의미하며 치료는 말초의 특수부분을 향해서 뻗어가는 재생성 신경섬유의 경향인 신경굴성 *neurotropism* 을 촉진시키는 것이 목표이다. 신경의 직접문합 혹은 자가 신경을 이용한 외과적 수술이 치료방법이다. 신경성장촉진인자 *neurotrophic factors* 를 포함한 신경도관을 사용해 신경내막이 보존되고 안면 운동기능의 회복이 우수한 신경 손상 패턴에서 보였던 것과 유사한 환경을 만드는 목표로 계속 연구가 진행되고 있다.

Ⅵ. 연합운동 synkinesis

신경 손상 후에 연합운동은 움직이고자 하는 특정 안면근육을 움직일 때 의도하지 않은 안면근육의 움직임이 같이 나타나는 증상을 말하며 이는 안면근육의 운동을 담당하는 안면신경의 섬유들이 안면마비로 인해 손상되었다가 다시 회복하는 과정에서 잘못된 연결을 생성하여 발행한다. 이상축삭재생 *aberrant axonal regeneration*, 핵 과잉 과민성 *nuclear hyperexcitability*, 혼선가설 *ephaptic transmission* 이 연합운동의 메커니즘으로 생각되고 있다.[24] 안면신경은 안면신경핵에서 근육으로의 국소분포 *topographic distribution* 를 유지하지 않는다. 따라서 각각의 신경

섬유의 손상이 잘못된 근육을 자극하는 신경재생을 일으킬 수 있다. 최근 연구에서 이러한 과정이 병변부위 이외에서 발생할 수 있는 것을 보여주었는데 핵 과잉 과민성인 경우 회복과정 중에 시냅스 후부의 세포가 다른 근육 축삭에서 신경전달물질 *neurotransmitters* 을 더 잘 받아들이거나 말이집 형성이 완전히 이루어지지 않아 혼선가설에서 보이는 것과 같은 비정상적인 신경 간 반응이 일어날 수 있다.[25]

Reference

1. Hughes GB. Practical management of Bell's palsy. Otolaryngol Head Neck Surg 1990;102:658-663.
2. Fry, C. Cell physiology I. Surgery (Oxford).2007; 25: 425-429.
3. Kellman RM. Facial nerve manual. Chapter 3. Physiology and pathophysiology. AM J Otol 1989;10(1):62-67.
4. Bear et al. Neuroscience: Exploring the Brain, 3/e. 2006; p. 41.
5. Sunderland S. Nerve and Nerve Injuries, 2nd ed. London. Churchill Livingstone; 1978:31-60.
6. McCoy, FJ; Goodman, RC. The crocodile tear syndrome. Plastic and Reconstructive Surgery. 1979;63: 58-62.
7. Adkins WY, Osguthrope JD. Management of trauma of the facial nerve. Otolaryngol Clin North Am 1991;24:587-611.
8. Yoo S, van Niekerk EA, Merianda TT, Twiss JL. Dynamics of axonal mRNA transport and implications for peripheral nerve regeneration. Experimental Neurology. 1. 2010;22:19-27.
9. Kreutzberg GW. Degeneration and regeneration. In: Miehlk A, ed. Surgery of the facial nerve. Philadelphia: W.B. Saunders; 1973:22-35.
10. Schaumburg HH, Berger AR, Thomas PK. Disorders of peripheral nerves. Philadelphia: FA Davis; 1992.
11. Coleman, Michael P.; Freeman, Marc R. Wallerian Degeneration, Wld, and Nmnat. Annual Review of Neuroscience. 2010;33: 245-267.
12. Tuszynski MH. Neurotrophic factors. In: Tuszynski MH, Kordower J, eds. CNS regeneration, San Diego: Academic Press; 1999:109-158.
13. Recknor, J.B. and S.K. Mallapragada, Nerve Regeneration: Tissue Engineering Strategies, in The Biomedical Engineering Handbook: Tissue Engineering and Artificial Organs, J.D. Bronzino, Editor. 2006, Taylor & Francis: New York.
14. Beurskens CH, Heymans PG. Mime therapy improves facial symmetry in people with long-term facial nerve paresis: a randomised controlled trial. Aust J Physiother. 2006;52: 177-183.
15. Carraro, Ugo, Boncompagni, Simona, et al. Persistent muscle fiber regeneration in long term denervation. Past, present, future". European Journal of Translational Myology. 2015.
16. Fu SY, Gordon T. The cellular and molecular basis of peripheral nerve regenereation. Mol Neurobiol 1997;14(1-2):67-116.
17. Atlas MD, Lowinger DS. A new technique for hypoglossal-facial nerve repair. Laryngoscope 1997;107:984-91.
18. Sandri M. Signaling in Muscle Atrophy and Hypertrophy. Physiology 2008;23: 160-170.
19. Diamond J, Cooper E, Turner C, Macintyre L. Trophic regulation of nerve sprouting. Science 1976;193(4251):371-377.
20. Lohof AM, Ip NY, Poo MM. Potentiation of developing neuromuscularsynapses by the neurotrophins NT-3 and BDNF. Nature 1993;363 (6427):350-3.
21. Jubran M, Widenfalk J. Repair of peripheral nerve transections with fibrin sealant containing neurotrophic factors. Exp Neurol 2003;181(2):204-12.
22. Farrag TY, Lehar M, Verhaegen P, Carson KA, Byrne PJ. Effect of platelet rich plasma and fibrin sealant on facial nerve regeneration in a rat model. Laryngoscope 2007;117(1):157-65.
23. Lindsay RW, Heaton JT, Edwards C, Smitson C, Hadlock TA. Nimodipine and acceleration of functional recovery of the facial nerve after crush injury. Arch Facial Plast Surg 2010;12(1):49-52.
24. Moran CJ, Neely JG. Patterns of facial nerve sunkinesis. Laryngoscope 1996;106(12 pt 1):1491-1496.
25. Choi D, Raisman G. After facial nerve damage, regenerating axons become aberrant throughout the length of the nerve and not only at the site of the lesion: an experimental study. Br J Neurosurg 2004;18(1)45-48.

CHAPTER

3 Anatomy of facial muscles

인제의대 허경욱

I. 서론

안면신경의 지배를 받는 근육들은 얼굴표정을 결정짓게 된다. 얼굴표정은 한 사람의 특징을 나타내게 되고 감정표현과 의사소통에 중요한 역할을 하며, 대인관계에서 발생되는 많은 상호작용의 경로가 되기도 한다. 이러한 역할을 담당하는 안면근육들에 대한 지식은 안면신경 기능을 이해하는 데에 필수적이라고 할 수 있다.

II. 본론

발생

안면근육은 둘째 인두궁의 중배엽에서 발달한다. 배아가 발생하는 동안 안면신경을 포함한 피부밑근육판 *subcutaneous muscular sheet* 이 형성되고 목과 얼굴로 퍼져 둘째 인두궁에서 형성된 모든 근육의 신경지배를 담당한다. 근육판은 눈, 코, 입을 둘러싸는 근육으로 분화하여 얼굴표정을 만드는 조임과 확장 작용을 담당하게 된다. 넓은목근 *platysma* 과 안면근육은 발생학적으로 기원이 같기 때문에 흔히 붙어있고 이들의 근육섬유는 서로 얽혀 있다.

얼굴널힘줄계통

superficial musculoaponeurotic system, SMAS

얼굴널힘줄계통(그림 3-1)의 구성과 연결에 있어서 다양한 의견이 있으나 일반적으로 얕은 근막 *superficial fascia* 의 일부로서 안면부 및 경부에 걸쳐 분포한다는 주장이 널리 받아들여지고 있다.[1] SMAS는 아래쪽으로 넓은목근과 연결되어 있고 이하선 부위에서는 두꺼워지면서 이하선근막 *parotid fascia* 과는 분리되어 이하선 외측의 지방조직보다 더 외측에 위치한다. 위쪽으로 SMAS는 광대활 *zygomatic arch* 의 1 cm 아래에서 끝나게 되며, 발생학적으로 유사한 조직인 측두두정근막 *temporoparietal fascia* 과는 분리된다. 이 지역에서 SMAS는 표층의 표정 근육들을 감싸고 있고, 광대활 *zygomatic arch* 상부에서는 측두두정근막이 이마근 *frontalis* 을 감싸고 있다. 앞쪽으로 SMAS의 근육섬유들은 눈둘레근 *orbicularis oculi* 의 눈 주위 부분과 섞이게 된다.[2]

모든 안면근육들은 SMAS에 포함되며 SMAS를 통해 유일하게 피부의 진피층에 부착된다. 이러한 해부학적인 특징들로 인해 SMAS는 안면근육 운동을 증가 및 분배하는 역할을 담당한다.[1] 안면신경은 항상 넓은목근과 SMAS보다 심부에 위치하게 되며 이는 안면부 수술에 있어 중요한 기준 구조물이 된다. 악하선에 대한 수술 시 안면신경의 턱모서리가지 *marginal mandibular branch* 가 노출될 수 있으며 안면의 전방부에서는 깨물근 *masseter* 의 가장 위쪽 및 SMAS 바로 아래에 안면신경의 가지들이 노출될 수 있다. 그리고 광대활의 위와 아래에서 측두두정근막과 SMAS는 분리되어 있음을 명심해야 한다.

안면 유지 인대 retaining ligaments

안면피부, 근육의 심부 조직, 그리고 뼈를 서로 연결해 고정하는 매우 튼튼한 섬유다발들이 있는데, 이를 안면 유지 인대라 한다(그림 3-2). SMAS와 함께 안면 당김술 *face lift* 에서 중요한 구조물이다.

먼저 광대인대 *zygomatic ligament* 는 McGregor's patch로도 불리며 하나의 큰 인대 뭉치와 작은광대근 *zygomaticus minor* 부착부위의 뒤쪽 광대활 아래에서 기원한 몇 개의 작은 인대 뭉치로 구성된다. 길이는 약 6~8 mm 정도며 일반

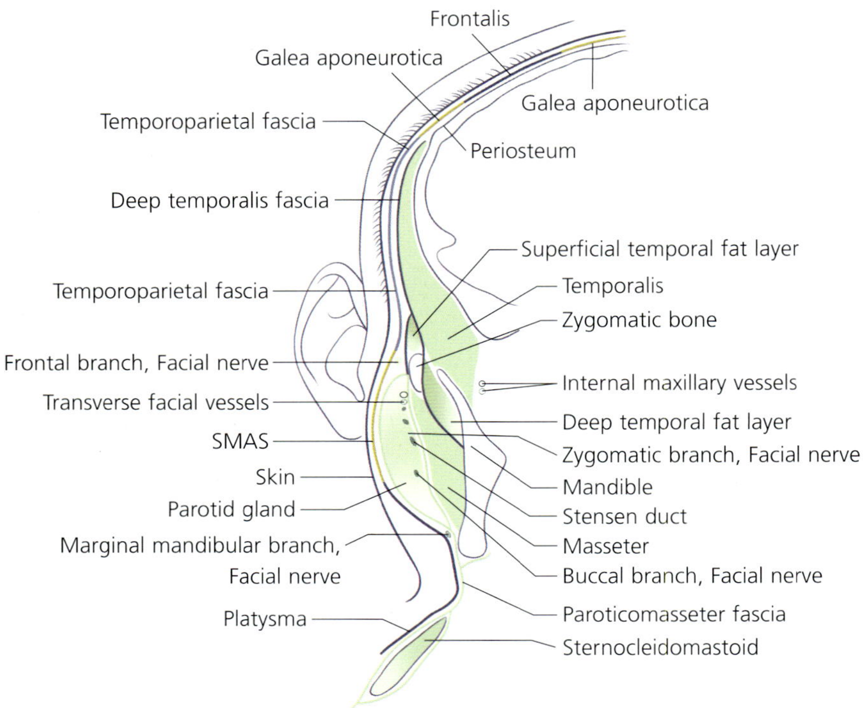

그림 3-1 얼굴힘줄계통 *Superficial Musculoaponeurotic System, SMAS*

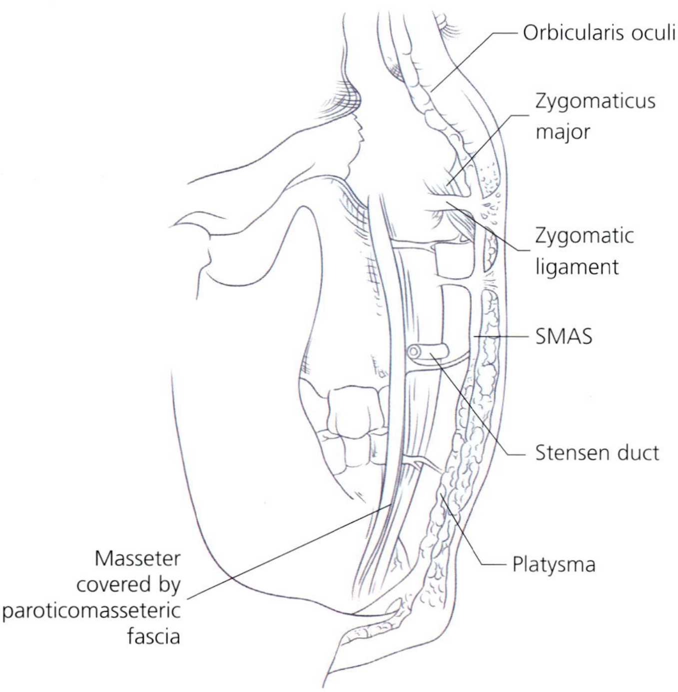

그림 3-2 안면 유지 인대 *Retaining ligaments*

인구의 90%에서 존재하는 것으로 알려져 있고, 동맥과 감각신경이 인대 내부를 통과하므로 수술적 처치 시 주의가 필요하다.[3]

턱뼈인대 *mandibular ligament* 의 중요 뭉치는 하악골의 아래면 1 cm 위에서 기원하며, 광대인대와 같이 동맥과 감각신경이 동반된다. 이 중요 뭉치의 위쪽 2~3 mm에 평행하게 작은 뭉치들이 주행한다. 턱뼈인대는 하악골 전방의 피부가 늘어지지 않도록 지지하고 있으며 이 인대 후방부위에 있는 피부는 안면 노화 시 잘 늘어지는 것으로 알려져 있다.

넓은목근-이개인대 *platysma-auricular ligament* 는 넓은목근의 뒤쪽 경계에서 시작하여 두꺼운 근막으로 압축되어 이하선의 외측면을 따라 상측으로 이행되어 이개의 아래쪽에 부착되며 큰귓바퀴신경 *great auricular nerve* 의 분지들과 인접된 경우가 많다.

앞넓은목근피부인대 *anterior platysma cutaneous ligament* 는 두껍게 압축된 결체조직의 밴드형태로서 넓은목근의 앞쪽과 뺨 사이에서 건막 *aponeurosis* 의 형태로 연결되어 있다. 수술 중 박리 시에 넓은목근을 따라 진행하는 경우 이 인대를 확인하고 그보다 심부로 박리를 진행해서 피부피판이 얇아지거나 혈관손상이 일어나지 않도록 해야 한다.

안면근육계

안면의 표정을 만드는 근육들은 미용적인 기능을 주로 담당하며, 노화의 진행으로 생기는 안면의 주름을 이루게 된다(그림 3-3, 3-4). 이 근육들은 몇 가지 공통점이 있는데, 모두 피부 표면에 매우 가깝게 위치하고 안면골이나 근막에서 기원하여 피부나 점막에 닿게 된다. 그리고 제2새궁에서 발생하며 안면신경의 지배를 받는다.

안면의 근육은 위치의 깊이에 따라 4층으로 나눌 수 있는데, 가장 바깥쪽 층에는 입꼬리내림근 *depressor anguli oris*, 작은광대근 *zygomaticus minor*, 그리고 눈둘레근 *orbicularis oculi* 이 있다. 두 번째 층에는 아래입술내림근 *depressor labii inferioris*, 입꼬리당김근 *risorius*, 넓은목근, 큰광대근 *zygomaticus major*, 그리고 위입술올림근 *levator labii superioris* 이 있다. 세 번째 층에는 입둘레근 *orbicularis oris* 과 위입술올림근이 존재한다. 가장 깊은 네 번째 층에는 턱끝근 *mentalis*, 입꼬리올림근 *levator anguli oris*, 그리고 볼근 *buccinator* 이 존재한다.[4] 바깥쪽 세층의 근육들은 심부로부터 나온 신경의 지배를 받고, 네 번째 층의 근육들은 측면이나 좀 더 표면으로부터 지배받게 된다. 안면신경의 분지도 깊이에 따라 다르게 주행하는데, 측두가지 *temporal branch* 는 가장 바깥쪽 층에 놓이게 된다. 나머지 가지들은 두개골에서 아래쪽 순서로 갈수록 더 깊은 층에서 주행하게 된다.[5]

안면의 표정을 만드는 근육들은 위치에 따라 머리덮개 *scalp*, 귀의 바깥, 눈꺼풀, 코, 입, 그리고 경부의 여섯 그룹으로 나뉠 수 있으며 각 그룹 내에서 각각의 근육들은 그 역할에 따라 올림근과 내림근으로 분류할 수 있다. 해부학적으로 눈꺼풀올림근 *levator palpebrae superioris* 은 외안근으로 분류되고 동안신경의 지배를 받으므로 안면근육으로 분류되지 않으나, 눈둘레근 *orbicularis oculi* 의 길항근이며 눈꺼풀에 대한 성형수술 시 중요도가 높아 본 내용에 포함하기로 한다.

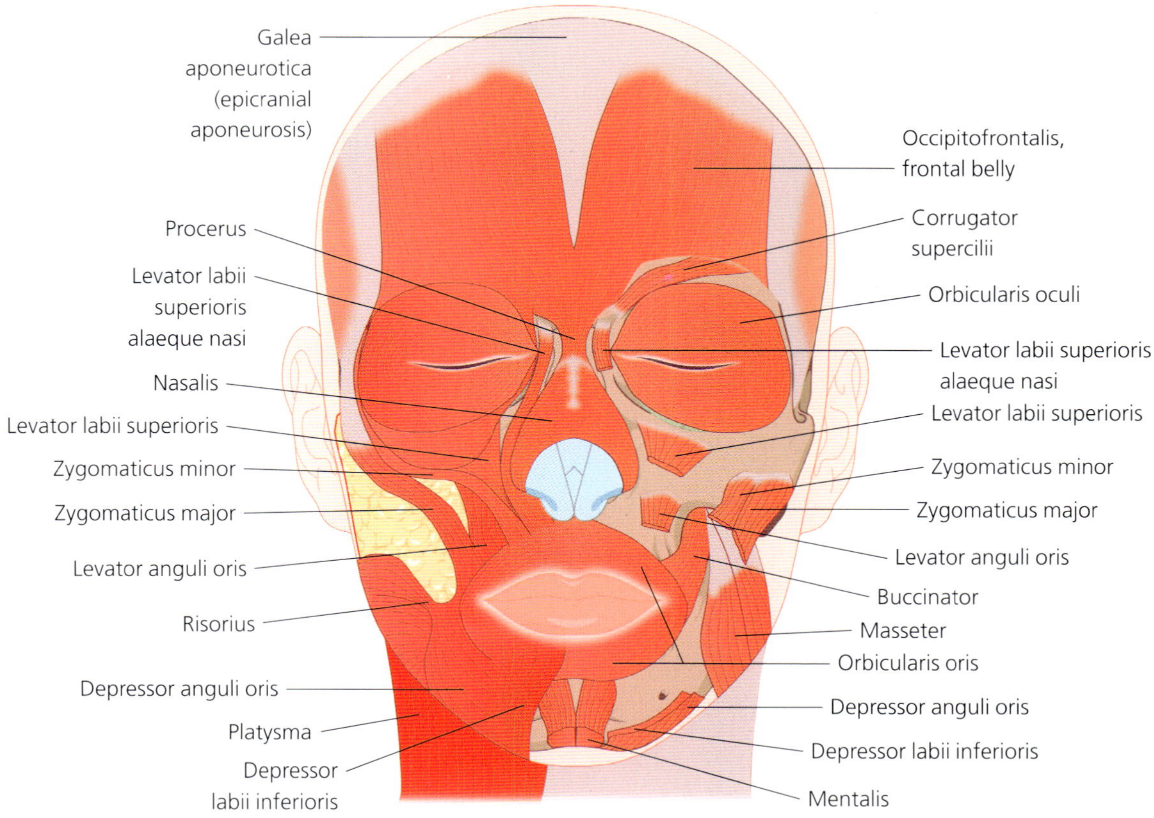

그림 3-3 안면의 표정 근육들, 정면

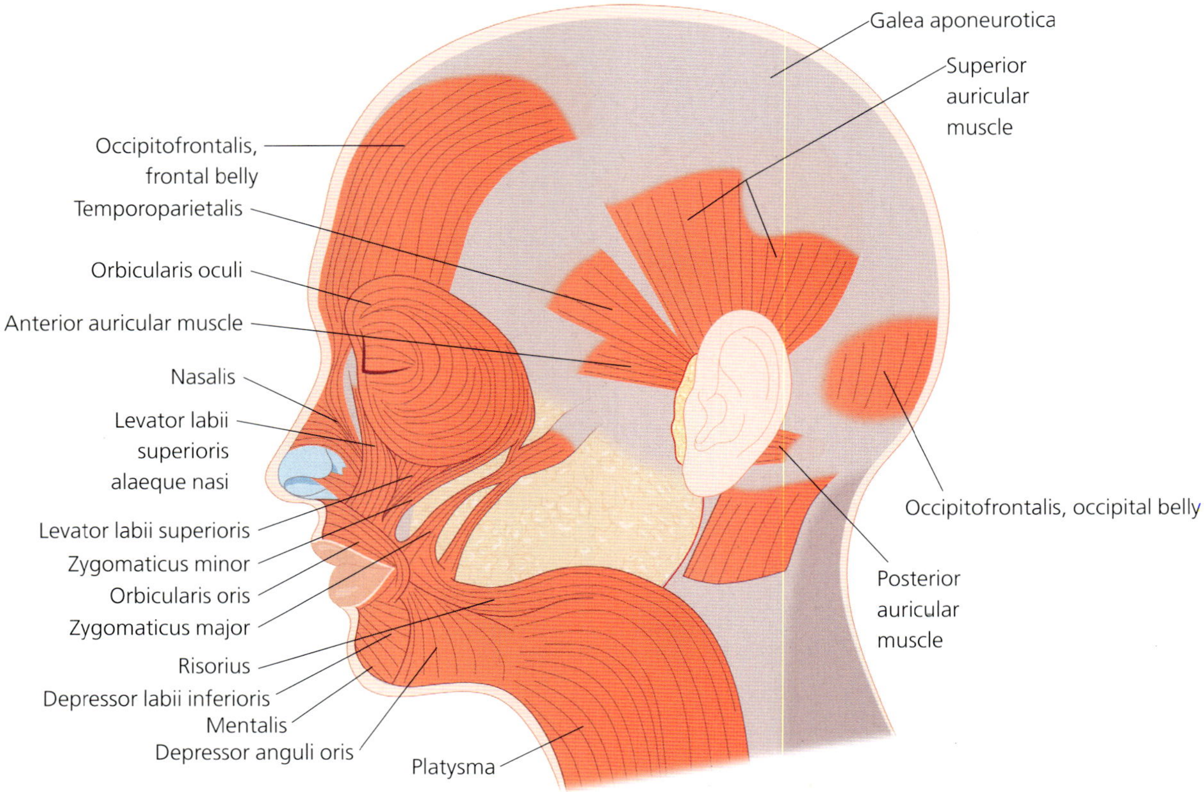

그림 3-4 안면의 표정 근육들, 좌측면

1) 안면 상부 1/3의 근육계

안면 상부 1/3에 속하는 근육들은 머리덮개와 눈꺼풀의 근육들로 구성되며 이마, 눈썹, 안구에 대한 기능에 따라 구별된다. 여기에는 이마근*frontalis*, 눈살근*procerus*, 눈썹주름근*corrugator supercilii*, 눈둘레근, 그리고 눈꺼풀올림근*levator palpebrae superioris*이 속한다.

(1) 이마근frontalis (눈썹의 올림근)

이 근육은 뒤통수이마근*occipitofrontalis*의 일부로서, 뒤통수이마근*occipitofrontalis*은 전방으로 두 개의 이마힘살*frontal belly*, 후방으로 두 개의 뒤통수힘살*occipital belly*, 그리고 그 사이에 존재하는 머리덮개널힘줄*galea aponeurotica*로 구성되며 머리덮개와 연속되어 있다. 이마근은 이마의 넓은 부분에 걸쳐 있으며 근육의 기원은 머리덮개널힘줄이며 눈살근, 눈썹주름근, 눈둘레근, 코의 근부*root*, 그리고 눈썹활*superciliary ridge*에 부착되어 뼈와는 기원하거나 부착되지 않는다. 눈썹의 대부분을 형성하는 근육이며, 기능으로는 눈썹을 올리고 이마의 주름을 만들게 된다. 임상적으로 머리덮개널힘줄과 두개골막*pericranium* 사이의 느슨한 결체 조직을 수술면으로 삼아 눈썹을 올리는 수술이 시행될 수 있다. 눈썹 내림근육들의 주된 길항근이며 안면신경의 측두가지*temporal branch*가 지배한다. 안면신경의 측두가지는 이하선 내부에서 안면신경으로부터 분지되어 측두두정근막 내부에서 상외측으로 주행하여 눈썹의 좌측 끝에서 외측으로 0.5 cm 거리에서 이마근의 아래면으로 들어가게 되고 눈썹에서 2 cm 이내의 거리에서 주행한다.

(2) 눈살근procerus (눈썹의 내림근)

눈살근은 pyramidalis nasi로 알려져 있으며 비골의 표면 방향에 위치한다. 비골의 아래부위에 있는 근막과 양측 가쪽코연골*lateral nasal cartilage*의 윗부분에서 기원하여 눈썹과 비근부*nasal root* 사이의 피부에 부착된다. 안쪽눈구석*medial canthus*을 아래로 당겨서 콧등의 좌우 주름을 만드는 역할을 주로 담당하게 된다. 안면신경의 볼가지*buccal branch*의 지배를 받는다. 눈살근은 보톡스 주사를 맞는 가장 흔한 부위중의 하나로 내측 눈썹의 화학적 거상을 일으키고 노화에 따른 미간*glabella* 선을 없애줄 수 있다.

(3) 눈썹주름근corrugator supercilii (눈썹의 내림근 및 외향근)

눈썹주름근은 이마근과 눈둘레근 아래의 뼈에 깊이 위치하고 있는 작고 좁은 세모근육*pyramidal muscle*이다. 전두골 눈썹활*superciliary arch*의 내측 끝에 코이마봉합*nasofrontal suture*과 가까운 부위에서 기원하여 이마근과 입둘레근*orbicularis oris* 섬유 사이를 지나 눈썹 내측 피부에 부착된다. 눈썹의 내림근 및 외향근으로 작용하여 세로 방향의 미간 주름*glabellar wrinkles*을 만들게 된다. 이러한 근육작용은 분노, 좌절, 고통, 부정적인 감정 등을 나타내게 된다. 또한 눈확위혈관*supraorbital vessels*과 신경은 눈썹주름근의 내측에서 위로 눈확둘레*orbital rim*를 가로질러 이마로 주행하게 된다.

(4) 눈둘레근orbicularis oculi (눈썹과 눈꺼풀의 내림근)

눈둘레근은 안구를 둘러싸는 주요한 근육으로, 넓고 납작한 모양이다. 이 근육은 눈꺼풀을 구성하고 눈확위 가장자리*supraorbital margin*를 덮으며 측두와*temporal fossa*와 뺨부위까지 덮게 된다. 눈꺼풀의 괄약근으로 작용하며 눈꺼풀부분*palpebral part*, 눈확부분*orbital part*, 눈물주머니부분*lacrimal part*의 세 부분으로 나뉜다. 안면신경의 측두가지와 광대가지에 의해 지배된다.

눈확부분은 가장 큰 부위로서 근육섬유들은 안구주위에서 고리 모양을 이루며 펼쳐져 있다. 섬유들은 안쪽눈꺼풀인대*medial palpebral ligament*의 내측 부위와 인접한 안구에서 기원하고 부착되며 전두골의 코부분*nasal portion*이나 상악골의 전두돌기*frontal process*에 부착하기도 하고, 외측으로 피부에서 기원할 수도 있다. 일부 상내측 안구부위 근육섬유들은 내측 눈썹의 내림근으로 작용하기도 하여 이를 눈썹내림근*depressor supercili*이라고 부르기도 한다. 상외측 눈둘레근*orbicularis oculi*의 경우 외측 눈썹의 내림근으로 작용하기도 한다. 수의적인 운동만을 수행하며 안구부위가 강하게 수축하면 가쪽눈구석*lateral canthus*과 연결된 주름을 만들게 되는데, 유년기에는 웃거나 밝은 빛에 눈을 가늘게 뜰 때처럼 근육의 수축 시에만 주름이 나타나지만 성인에서는 정지 상태에서도 주름이 있는 경우가 종종 있다. 나이가 들수록, 햇볕에 노출이 많이 될수록, 얼굴표정을 많이 지을수록 안구 주위의 주름들이 증가하는 경향을 보인다.

눈꺼풀부분은 안쪽눈꺼풀인대*medial palpebral ligament*의 분기점에서 기원하여 안구를 감싸며 안와격막*orbital septum*의 앞쪽으로 연결된다. 근섬유들은 안검판*tarsal plate*의 앞쪽을 지나 가쪽눈꺼풀인대*lateral palpebral ligament*에 부착된다. 안검판*tarsal plate*의 외측부위에서는 상부와 하부가 동시에 수축하여 괄약근처럼 움직여서 윙크하는 동작을 만들 수 있고 상부와 하부가 따로 수축하게 되면 눈깜박임*blinking*을 할 수 있게 된다. 눈꺼풀부분은 불수의적으로 눈물의 흐름을 만들어서 각막이 마르지 않도록 유지하도록 한다.

눈물주머니부분*lacrimal part*은 안쪽눈꺼풀인대와 누낭의 내측에 위치하는 작은 부위다. 뒤눈물능선*posterior lacrimal crest*과 인접한 누골에서 기원하고 눈물주머니의 뒤를 주행하여 위와 아래로 나뉜 다음, 눈물점*puncta lacrimalia*의 내측에 있는 위 및 아래눈꺼풀판*superior and inferior tarsi*에 부착된다. 안검판*tarsal plate*을 팽팽하게 하고 누관*lacrimal duct*으로 눈물이 흐를 수 있도록 누낭을 압박하는 역할을 한다.

눈둘레근의 세 부분이 동시에 수축하면 최대한의 눈감김을 할 수 있으며 이때 눈 주위의 피부와 눈썹은 내측으로 이동하고 눈물주머니는 확장되어 누선에서 분비된 눈물이 외측에서 내측으로, 위에서 아래로 이동하여 누낭으로 향하게 한다.

(5) 눈꺼풀올림근levator palpebrae superioris (위눈꺼풀의 올림근)

전술한 바와 같이 이 근육은 안면 표정근육에 속하지 않으며 눈꺼풀의 올림근 역할을 담당한다. 접형골 작은 날개*small wing*의 아래면에서 기원하여 위눈꺼풀에 부착된다. 이 근육은 기원부위에서는 좁고 힘줄 같은 모양을 띠지만 안구의 적도*equator*를 지난 후에는 넓고 굵어진다. 그리고 세 개의 판으로 나뉘게 되는데, 그중 표면 판은 안와격막*orbital septum*의 상부와 섞여서 눈둘레근의 눈썹부위까지 연장되고 윗눈썹 피부의 깊은 부위로 연결된다. 중간 판은 대부분 민무늬*nonstriated* 근섬유로 구성되고 위눈꺼풀판*superior tarsus*의 상부경계에 부착된다. 내부 판은 연장된 위곧은근*superior rectus* 근막과 합쳐져서 결막*conjunctiva*의 위원개*superior fornix*에 부착된다.

2) 안면 중부 1/3의 근육계

이 근육계에 속하는 근육들은 귀, 코, 목의 움직임에 올림근 또는 내림근으로 작용하며 귀의 바깥근육들, 코의 근육들, 그리고 입의 근육들로 구성된다.

(1) 귀의 바깥근육

위귓바퀴근*superior auricular muscle*은 얇고 부채 모양을 하고 있으며 귀의 바깥근육들 중 가장 크다. 측두근막*temporalis fas-*

*cia*에서 기원하여 얇고 편평한 힘줄로 모여서 이개의 머리뼈면*cranial surface*에 부착된다. 이개를 위로 움직이는 역할을 담당한다. 안면신경 중 측두가지의 지배를 받는다.

뒤귓바퀴근*posterior auricular muscle*은 2~3개의 섬유다발로 되어 있고 측두골의 유양돌기에서 기원하여 흉쇄유돌근*sternocleidomastoid*의 기원부위와 이개의 머리뼈면에 부착된다. 이개를 뒤로 당기는 역할을 한다. 안면신경 중 뒤귓바퀴가지*posterior auricular branch*의 지배를 받는다.

앞귓바퀴근*anterior auricular muscle*은 얇고 뚜렷하지 않으며 세 근육 중 가장 작다. 측두근막의 앞부분에서 기원하고 부채 모양이며 귀둘레*helix*의 앞에 있는 귀둘레돌기*spine of helix*에 부착된다. 이개를 위쪽과 앞쪽으로 움직이는 역할을 한다. 안면신경 중 뒤귓바퀴가지의 지배를 받는다.

귀의 바깥근육들은 발생학적으로 많은 변이가 있는 것으로 알려져 있고 위 및 앞귓바퀴근이 이개의 올림근으로 작용하며, 일부의 사람만이 수의적으로 이개를 움직일 수 있다.

(2) 코근nasalis

코 주위의 근육 중 가장 발달된 근육으로 가로 부분과 콧방울 부분으로 구성되며 안면신경의 볼가지*buccal branch*의 지배를 받는다. 가로 부분(코압박근*compressor naris*)은 상악골 앞니오목*incisive fossa*의 위쪽 외측에서 기원한다. 이 근육섬유는 위안쪽으로 퍼지게 되어 코연결부위에서 반대쪽 동일 근육과 연결되고 눈살근의 널힘줄과 연결된다. 가로 부분은 코연골부위를 아래로 내려서 콧방울을 코중격으로 당기는 역할을 한다. 콧방울부분(코확장근*dilator naris*)은 가로 부분의 안쪽에 있는 가쪽앞니*lateral incisor* 위쪽의 상악골에서 시작하여 비익*nasal ala*의 아래쪽 연골로 구성된 부분에 닿으며 콧구멍을 크게 하는 역할을 한다. 정상 호흡 시 콧구멍이 대기압에 의해 닫히는 것을 막고 화가 나거나 숨쉬기가 어려울 때 강하게 수축한다. 코근의 위쪽 부위는 수축하여 코뿌리*radix of nose*에 방사상의 주름을 만들게 되고 이를 bunny line이라고 한다.

(3) 코중격내림근depressor septi

상악골의 앞니오목*incisive fossa*에서 시작하여 위로 올라가 코중격의 움직부분*mobile septum*에 닿는다. 이것은 비강 점막과 입술 근육의 사이에 있다. 콧방울을 아래로 내려서 콧구멍을 좁히는 역할을 담당한다. 안면신경 볼가지의 지배를 받는다.

(4) 위입술콧방울올림근levator labii superioris alaeque nasi (입술의 올림근 또는 콧구멍의 확장근)

좁고 긴 모양의 근육으로 상악골의 전두돌기 윗부분에서 기원하여 아래 가쪽으로 비스듬히 주행하여 두 갈래로 나뉜다. 두 갈래는 각각 콧방울의 대익 연골 및 피부에 하나, 위입술 가쪽 부분의 피부에 하나가 닿아 이곳에서 위입술올림근*levator labii superioris* 및 입둘레근*orbicularis oris*과 섞이게 된다. 이 근육이 수축하면 위입술을 들어 올리고 콧구멍을 넓히는 역할을 담당하고 있다. 웃을 때 잇몸*gingiva*을 많이 노출시키기도 한다.

(5) 위입술올림근levator labii superioris (입술의 올림근)

납작한 사각형 모양을 띠고 있으며 안구 하연의 넓은 지역에서 기원하여 일부는 상악골에 부착되고 나머지는 광대뼈*zygomatic bone*에 부착된다. 근섬유들은 입둘레근과 함께 위입술콧방울올림근과 위입술올림근 사이에 해당하는 위입술 외측 절반 부분에 닿는다. 윗입술을 뒤집거나 올리는 역할을 한다.

(6) 입꼬리올림근levator anguli oris (입꼬리angle of mouth의 올림근)

납작한 사각형의 근육으로 다른 올림근육들이나 광대근들*zygomaticus*보다 심부에 위치하게 된다. 눈확아래구멍*infraorbital foramen* 바로 아래 방향의 상악골 송곳니오목*canine fossa*에서 기원하여 아래로 주행하여 입꼬리에 닿아 큰광대근*zygomaticus major*, 입꼬리내림근*depressor anguli oris*, 그리고 입둘레근들과 섞이게 된다. 안면동맥이 이 근육의 아래쪽을 가로질러 지나가고 눈확아래신경*infraorbital nerve* 및 혈관의 공급을 받게 된다. 이 근육의 수축 시 코입술주름*nasolabial fold*를 형성하는데 각 개인마다 주름*fold*의 차이가 커서 안면 노화의 큰 부분을 차지하게 된다.

(7) 큰광대근zygomaticus major (입의 올림근)

표면에 가깝게 위치하고 리본 모양을 하고 있는 근육으로, 광대관자봉합*zygomaticotemporal suture* 앞쪽의 광대뼈에서 기원한다. 내측 아래쪽으로 비스듬히 내려와 입꼬리에 이르러 일부는 피부에 닿고 나머지는 입둘레근, 입꼬리올림근*levator anguli oris*, 입꼬리내림근*depressor anguli oris*과 섞이게 된다. 수축 시 웃을 때처럼 입을 위쪽 외측으로 당기게 된다. 입꼬리올림근과 함께 입꼬리*angle of mouth*를 올려서 코입술주름*nasolabial fold*을 형성하게 된다.

(8) 작은광대근 zygomaticus minor (입의 올림근)

광대위턱봉합 *zygomaticomaxillary suture* 바로 뒤의 광대뼈 측면 아래 부위, 큰광대근의 앞쪽에서 기원하여 큰광대근과 나란히 아래로 내려가 입꼬리 바로 안쪽의 윗입술에서 위입술올림근 *levator labii superioris* 과 큰광대근 사이에 있는 피부와 점막에 부착된다. 큰광대근과 작은광대근은 입꼬리내림근의 직접적인 길항근으로 작용한다.

(9) 입 주위 근육의 축 modiolous

입 주위 근육의 축은 입 주위에 있는 5개의 근육들의 섬유가 결체조직에 의해 볼근 *buccinator* 에 합쳐지거나 나뉘는 부위로서, 5개의 근육은 입꼬리올림근, 큰광대근, 입꼬리당김근 *risorius*, 입꼬리내림근, 그리고 넓은목근이다. 뺨의 뼈와 입 주위 근육의 축은 연조직의 움직임을 통일성 있게 만들어 코입술주름의 형성에 크게 기여하는 것으로 알려져 있다. 예를 들어 입 주위 근육의 축이 약할 경우 코입술주름은 길고 볼록해지고, 강해지면 코입술주름은 짧고 오목해지는 경향이 있다.

3) 안면 하부 1/3의 근육계

이 근육계에 속하는 근육들은 입술과 안면 하부의 움직임을 담당한다(그림 3-5, 3-6). 입의 아래쪽 근육들과 경부의 넓은목근으로 구성된다.

(1) 입꼬리당김근 risorius
(입꼬리 angle of mouth 의 외측 견인근 retractor)

뼈에서 기원하는 대부분의 안면근육과 달리 입꼬리당김근은 깨물근 *masseter* 의 외측에 존재하는 이하선 근막에서 기원하며 이보다 더 위나 뒤쪽에서 기원하는 경우도 있다. 얇고 작은 근육으로서 앞쪽 아래쪽으로 주행해서 넓은목근의 표면에서 입꼬리의 피부에 부착된다. 안면 동맥 및 정맥의 표면을 교차하

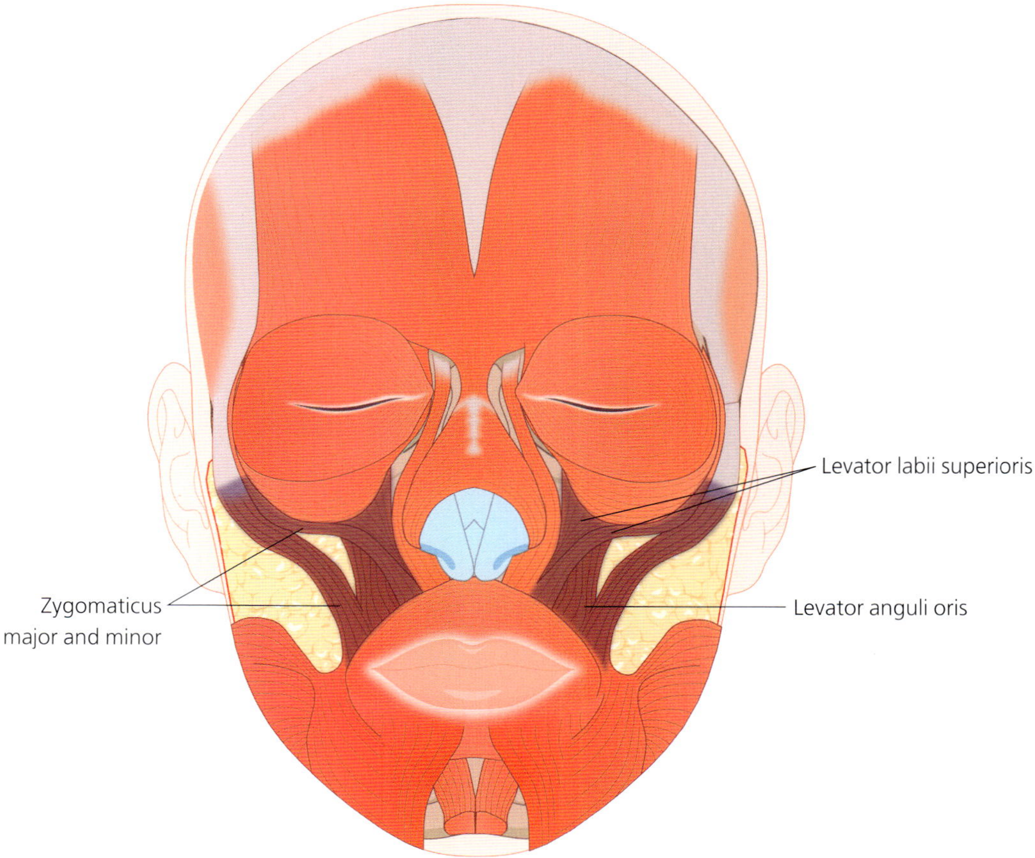

그림 3-5 입술의 올림근육들: 큰광대근 *zygomaticus major*, 작은광대근 *zygomaticus minor*, 입꼬리올림근 *levator anguli oris*, 위입술올림근 *levator labii superioris*. 후면에서 본 모습

게 되며 안면신경 볼가지의 지배를 받는다. 다른 근육들과 함께 코입술주름을 형성한다.

(2) 볼근buccinator (뺨 cheek의 주요 근육)

얇은 사각형 모양으로 구강의 외측 벽을 형성한다. 다른 안면근육들보다는 깊게 위치하며 치아의 외측에 존재한다. 상악골 큰어금니 부위의 이틀돌기, 하악골 큰어금니 부위의 이틀돌기, 그리고 뒤쪽의 익돌하악봉선*pterygomandibular raphe*에서 기원한다. 익돌하악봉선은 앞으로는 볼근, 뒤로는 위인두수축근*superior pharyngeal constrictor*이 기원하는 곳이 된다. 입꼬리 쪽으로 가면서 윗부분 및 아랫부분의 섬유는 각각 윗, 아랫입술로 이어져 입둘레근과 연결되고 중앙부분의 섬유는 입꼬리에서 교차하여 입둘레근의 괄약근 기능을 강화해준다. 볼근의 얕은 면은 볼인두근막*buccopharyngeal fascia*과 볼지방체*buccal fat pad*로 덮여 있고 그 깊은 면은 볼샘*buccal gland* 및 입안의 점막에 인접해 있다. 이하선관*Stensen duct*은 볼근을 뚫고 구강내로 들어와 상악골 제2대구치의 측면 구강점막에 열리게 된다. 가로얼굴동맥*transverse facial artery*은 이하선관과 평행하게 주행하는 경우가 많다.

볼근은 뺨을 압축함으로써 음식물이 치아의 교합면*occlusal surface* 사이에 놓이게 하여 씹기를 도와주는 보조근육이다. 볼근이라는 용어는 라틴어로 나팔 불 때 쓰는 근육*trumpet player*이라는 의미이다. 이에 따라 휘파람을 불 때나 웃을 때 수축하며 공기를 강하게 내뿜을 때에도 쓰인다.

(3) 아래입술내림근depressor labii inferioris

아랫입술을 아래로 당기는 작은 사각형의 근육으로 턱뼈구멍*mental foramen*과 턱뼈결합*mental symphysis* 사이의 하악골 전면의 빗선*oblique line*에서 기원한다. 위쪽 안쪽으로 진행하여 아랫입술의 피부에 닿아 입둘레근과 반대쪽의 아래입술내림근

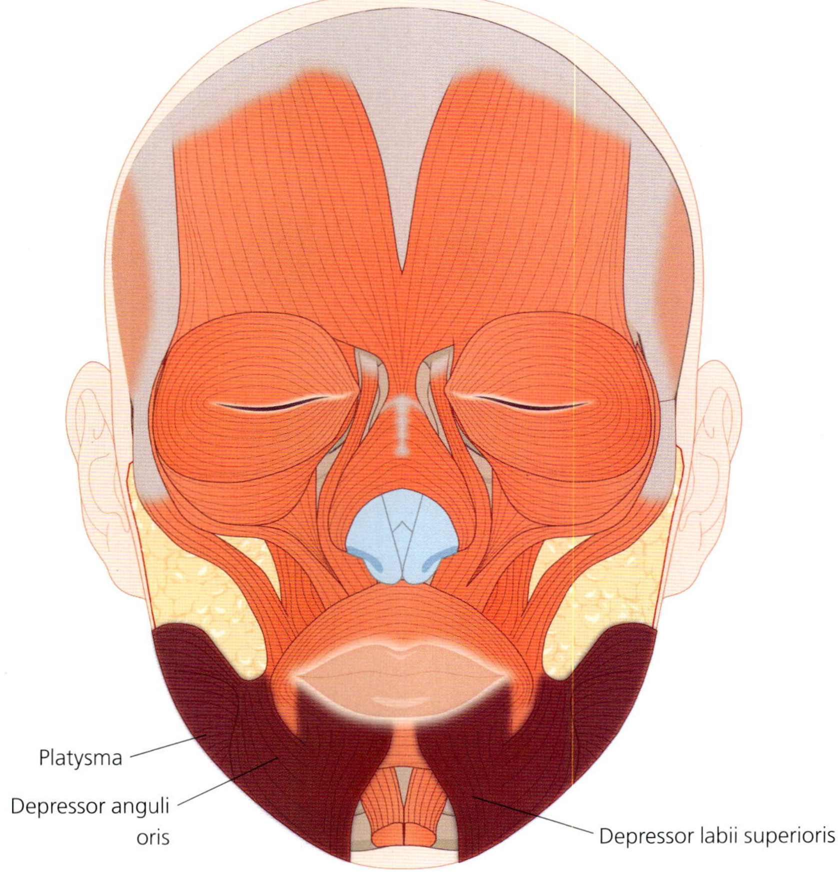

그림 3-6 입술의 내림근육들: 입꼬리내림근*depressor anguli oris*, 아래입술내림근*depressor labii inferioris*, 턱끝근*mentalis*. 후면에서 본 모습

*depressor labii inferioris*과 연결된다. 이 근육의 수축 시 아랫입술을 아래로 당겨서 역설*irony*적 또는 풍자적 표정을 만들 수 있다.

(4) 입꼬리내림근 depressor anguli oris

삼각형 모양의 발달이 잘 되어 있는 근육이다. 하악골 빗선 *oblique line* 중 아래입술내림근의 아래쪽 외측에서 기원하며 기원부위에서는 넓은목근과 이어진다. 근육섬유는 휘어진 방향으로 올라가 입꼬리를 덮게 되고 입술의 피부와 점막에 부착되고 입둘레근, 입꼬리당김근, 그리고 입꼬리올림근과 이어진다. 입꼬리올림근과 함께 작용하여 입꼬리를 내측으로 당기게 되며 안면신경의 턱모서리가지*marginal mandibular branch* 또는 볼가지 아랫부분의 지배를 받는다. 일부의 사람에서는 입꼬리의 외측에 세로로 주름이 계속 있는 경우가 있으며 이를 아래턱뼈입술주름*mandibulolabial folds* 또는 drool lines라 한다. 이 경우 슬픔이나 반대하는 듯한 인상을 줄 수 있는 것으로 알려져 있다.[6]

(5) 입둘레근 orbicularis oris (입의 조임근)

입둘레근은 눈둘레근과 비교할 때 더 복잡한 기능을 가지며 주된 기원은 입 주위의 근육들이나 앞니오목*incisive fossa*이고, 부착부위는 입 주위의 피부와 점막들이다. 입 주위를 반지 모양으로 둘러싸고 있으며 입 주위의 많은 근육섬유가 모여 형성되는 조임근으로, 이 근육 자체와 입 주위의 다른 근육들이 입둘레근의 깊은 층을 형성하게 된다. 본 근육의 섬유들은 4개의 층으로 구성되며 각 층은 각기 다른 방향으로 주행하고 있다. 가장 깊은 층의 근육섬유는 위입술앞니근*incisivus labii superioris*과 아래입술앞니근*incisivus labii inferioris*을 포함하게 되고 각각 상악골과 하악골에 부착된다. 다음 층은 볼근의 가운데 부분에 의해 형성되는데 입꼬리에서 교차하게 된다. 상악골에서 기원한 근육섬유의 경우 아랫입술로 내려가고 볼근에서 나온 위쪽 근육섬유와 아래쪽 근육섬유는 각각 입술의 위와 아래를 둘러서 반대쪽까지 이어지게 된다. 볼근보다 얕은 층은 입꼬리올림근과 입꼬리내림근으로부터 시작되어 입꼬리에서 서로 교차하게 된다. 입꼬리올림근은 아랫입술로, 입꼬리내림근은 윗입술로 진행되어 정중앙의 피부에 부착된다. 입둘레근의 가장 얕은 부분 섬유로는 큰광대근, 위입술올림근, 아래입술내림근이 있고 대개 비스듬히 입술을 지나 피부에서 점막에 도달한다. 최종적으로 근육섬유는 위로는 상악골과 비중격, 아래로는 하악골에 부착된다.

입둘레근이 수축하면 입을 다물게 하거나 휘파람을 불 때와 같이 입을 뾰족하게 한다. 이 근육의 깊은 섬유와 빗섬유 *oblique fiber*는 입술을 치아와 이틀활*alveolar arch*에 가깝게 닿게 한다. 얕은 부분은 주로 교차하는 섬유로 구성되어 윗·아랫입술을 모으고 앞으로 내미는 작용을 한다. 입둘레근은 입 모양을 변형시키는 작용을 하므로 발음에 매우 중요하며, 음식물을 섭취하거나 물을 마실 때에도 보조적 역할을 하게 되며 안면신경 볼가지의 지배를 받는다. 강한 햇볕에 의한 피부의 노화나 흡연 시 입술에 세로 방향의 주름이 생길 수 있으며 특히 립스틱을 바른 경우 이 주름이 잘 관찰되는 경향이 있다.

(6) 턱끝근 mentalis (아랫입술과 턱 피부의 올림근)

이 근육은 입 아래쪽 근육 중 깊은 위치에, 아랫입술의 아랫부분과 입술주름띠의 양쪽 외측에 위치하는 작은 원뿔형의 근육이다. 하악골의 앞니오목*incisive fossa*에서 두 개의 힘살*belly*이 기원하여 아래로 진행하고, 턱 피부에 부착된다. 일반적으로 작은 세로 지방 조직이 중앙에서 두 개의 힘살을 나누고 있다. 턱끝근은 다른 입 주위 근육들과 달리 입둘레근에 부착되지 않는 유일한 근육이며 수축 시 다른 근육과 반대 방향으로 움직이게 된다. 수축하게 되면 아랫입술을 위로 올리거나 앞으로 돌출시키면서 얼굴에 주름을 만들게 되며 Peau d'orange라 불리는 턱의 작은 많은 패임을 만들 수 있다. 역시 안면신경 볼가지의 지배를 받는다.

(7) 넓은목근 platysma

넓은목근은 경부에 위치하지만 수축 시 대부분 안면과 하악부위의 움직임을 만드는 크고 얇은 근육이다. 쇄골*clavicle* 아래에 있는 큰가슴근*pectoralis major* 및 어깨모세근*deltoid*의 위를 덮고 있는 표층 근막*superficial fascia*에서 기원하여 위쪽으로 뻗어 하악골에 이른다. 이 지점에서 내측 근육 섬유들은 반대쪽 근육섬유들과 섞여서 하악골에 부착되고 외측 근육섬유들은 입 주위 근육들과 합쳐진다. 넓은목근의 내측으로 이하선의 아랫부분, 악하선, 외경정맥*external jugular vein*과 안면신경, 안면동정맥이 지나게 된다. 수축 시에 중앙부위에서는 목의 피부를 팽팽하게 하고 아랫입술과 입꼬리를 외측 아래로 움직여서 입을 벌리는 데에 일부 역할을 하여 특히 놀란 표정이나 두려운 표정을 할 때 역할을 하게 된다. 최대한 수축하게 되면 쇄골부위의 피부가 주름이 생기고 하악골 방향으로 이동하여 경부의 직경을 증가시키는데, 단거리 육상선수의 강한 호흡 시에 이러한 움직임이 잘 관찰된다. 안면신경의 가지 중 가장 낮게 위치하고 중요도가 낮은 경부가지*cervical branch*의 지배를 받는다.

넓은목근은 개인마다 해부적인 차이가 커서 쇄골*clavicle*에 닿지 못하거나 위로 광대뼈*zygoma*까지 뻗어있는 경우도 있어서 노화로 인한 경부주름에 대한 수술이나 경부 곽청술 시 동일한 술식에도 다양한 결과가 나올 수 있다.

안면신경 손상을 예방하기 위한 접근법

안면 당김술*face lift* 시 안면신경의 손상은 드물게 약 0.4~2.6% 정도에서 발생하는 심각한 합병증으로, 영구적인 경우는 약 0.1% 미만으로 알려져 있으나 실제 발생 빈도는 더 높을 것으로 예상된다.[4,10] 안면신경 가지들의 해부학적 위치는 다양하나 가지들과 연조직면들*soft-tissue planes*과의 관계는 비교적 일정하므로 안면부위 전반에 걸쳐 근막면들*fascial planes*과 안면신경 가지들의 관계를 숙지하는 것이 적절한 박리의 깊이를 결정하여 안면신경 가지의 손상을 예방하는 데에 큰 도움이 된다. 안면신경 가지들이 얼굴의 표면에 가깝거나 안면 유지 인대에 인접할 경우 손상의 위험이 큰 것으로 알려져 있는데, 안면 유지 인대*retaining ligament*의 경우 연조직 박리의 깊이를 좀 더 깊게 만드는 경향이 있기 때문이다.[7,8]

1) 전두가지 frontal branch

전두가지(그림 3-7)는 안면신경의 다른 가지들에서 거리가 멀다는 점, 다른 가지들보다 세부 분지의 숫자가 적은 점, 다른 가지들과 상호연결*interconnection*이 드물다는 점, 비교적 표면에 위치하고 있다는 점 등에서 다른 가지들보다 손상에 취약하다. 전두가지는 광대활 중앙 1/3 부위에서 2~5개의 세부 분지를 가지게 되는데, 수술 직후 전두가지에 마비가 발생하더라도 세부 분지들 간에는 상호연결이 많아서 6개월 정도가 경과하면 회복되기도 한다. 전두가지의 전방 세부 분지와 중간 세부 분지는 가쪽눈구석 높이에서 외측눈확둘레*lateral orbital rim*의 2~3 cm 거리에 위치한다. 전두가지는 상측으로

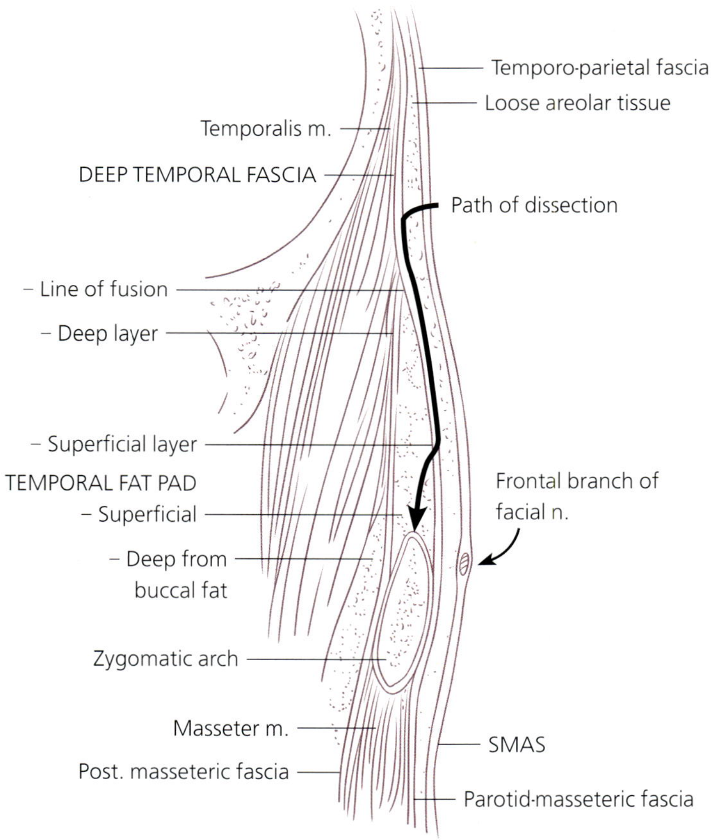

그림 3-7 측두지역의 근막층과 광대활 방향 박리위면치

진행할수록 표층으로 이동하지만 측두두정근막보다 내측에 존재하며 SMAS와 같은 평면에서 이마근을 지배하게 된다.[9]

아래에서 위쪽으로 박리를 진행할 때 피하지방에 있는 측두두정근막보다 표면 쪽으로 진행하면 전두가지의 손상을 예방할 수 있으며, 측두부를 박리할 때는 내측관골측두정맥 *medial zygomatic-temporal vein* 이 전두가지에서 두부 방향 약 6.8 mm 거리에 위치하고 있음을 상기해야 한다.[10] 외측에서 상측으로 박리를 진행할 때에는 심부측두근막 *deep temporalis fascia* 자체 또는 그 심부가 안전한 박리면이 된다. 또한, 내시경을 사용한 수술 시에 전두가지 주위의 박리를 시행할 때는 견인이나 압력에 의한 손상을 조심해야 한다.

2) 광대가지 zygomatic branch 와 볼가지 buccal branch

광대가지와 볼가지는 안면신경의 다른 가지들보다 많은 세부 분지들과 상호연결을 갖고 있는데, 평균 3.7개씩의 세부 분지를 갖는 것으로 알려진 바가 있고 턱모서리가지 *marginal mandibular branch* 와 상호연결 또한 존재한다.[11] 특히 볼가지는 안면신경 가지 중 가장 흔히 손상받는 분지로 알려져 있으나[12] 세부 분지가 풍부하여 마비가 대체로 단기간에 회복될 수 있지만, 단기간의 마비일지라도 심리적인 스트레스가 크다.

광대 *zygoma* 의 바로 아래 및 외측 부위에서 광대가지가 비교적 표층에 존재하고 안면 유지 인대와 인접해 있어 신경 손상이 발생하기 쉽다. 박리가 안면 유지 인대에 인접한 경우 인대들보다 더 두부 쪽으로 진행하여 SMAS보다 얕은 평면을 유지해야 하고 위깨물근인대 *upper masseteric ligament* 에 인접한 부위에서는 광대가지가 SMAS와 1 mm 정도의 거리인 경우도 있으므로 특별한 주의가 필요하다.[13] 광대에는 안면신경 가지가 대부분의 경우 존재하지 않으므로 확장 SMAS *extended SMAS* 나 고위 SMAS *high SMAS* 접근 시 광대 부위에서는 손가락을 이용하여 박리를 시행하면 광대지방체 *malar fat pad* 보다 깊고 안면근육보다는 얕은 평면을 유지할 수 있다. 그 외에 볼가지는 이하선관과 같은 면에 존재하고 있음을 유의해야 한다.

3) 턱모서리가지 marginal mandibular branch

턱모서리가지는 전두가지와 유사하게 안면신경의 다른 가지들과 상호연결이 적고 세 부분지의 숫자가 적어 영구적인 손상 가능성이 높은 편이다. 손상을 예방하기 위해서는 넓은목근-SMAS보다 표층에서 박리를 진행해야 한다. 넓은목근이 얇은 경우, 위축된 경우, 그리고 느슨한 경우 박리 원칙을 지키는 것이 어렵다.

경부에서 피하 박리 시 넓은목근은 노출을 위해 상부로 펼쳐진 상태 *tented* 가 되는데, 이 경우 수술도구나 지방 흡인기나 삽입관 *cannula* 에 의해 심부가 노출되어 턱모서리가지가 손상될 위험이 있다. 하악골의 하방경계면 부위에서 박리를 위로 전환할 때 특히 깨물근 *masseter* 의 아래쪽 경계면에서 주의가 필요하다. 또한 아래깨물근인대 *lower masseteric ligaments* 에 의한 하악골의 섬유성 유착부위에서는 조직의 경계가 명확하지 않고 박리의 각도가 바뀌므로 넓은목근보다 심부로 박리가 진행될 수 있다. 볼 *cheek* 에서 외측으로 SMAS 평면의 박리를 진행할 때 턱모서리가지는 이하선의 꼬리 *tail* 부위를 빠져나와 SMAS 하면의 지방에 포함되어 있으므로 이 지역에서는 가능한 직접 시야에서 무딘 기구를 이용한 박리가 필요하다. 안면 유지 인대를 박리할 때에는 박리의 넓이를 최소화하는 것이 중요하며, 안면 혈관이 하악융기 *mandibular tuberosity* 의 전방을 주행하는 부위를 박리할 때는 출혈이 일어나지 않도록 세밀한 접근이 필요하다.

목가지 cervical branch

목가지는 대체로 표층에 가깝고 넓은목근과 인접해 있는 경우가 많은데, 특히 정중앙부에 가까울수록 이러한 경향이 더 심해진다. 목가지에 손상이 발생한 경우 넓은목근이 입술 내림을 일으키므로 턱모서리가지에 손상이 발생한 것으로 오인되는 경우가 종종 있다. 목가지에 손상이 발생하더라도 입둘레근과 턱끝근의 기능이 정상이므로 아랫입술에 주름을 만들 수 있어서 감별이 가능하다. 또한 목가지의 손상은 거의 대부분의 경우 완전 회복되므로 손상을 발견하지 못하는 경우도 많다.

해부학적 특징을 고려하여 SMAS 절개 시 하악각 *mandibular angle* 의 15 mm 후방 및 45 mm 하방에 시행하는 것이 좋으며 전체적으로 넓은목근 표면의 근막을 보전하면서 박리를 진행하는 것을 원칙으로 해야 한다. 하악각 *mandibular angle* 이나 하악골 부위에서 넓은목근 아래면 *subplatysma* 에서 박리를 시행할 때에는 직접 시야하에서 SMAS 하부 지방조직보다 표층으로 진행해야 하며 이하선 꼬리부위에서는 턱모서리가지 인근에서와 마찬가지로 무딘 기구를 사용하는 것이 바람직하다.

III. 결론

이상의 안면근육 및 안면신경 가지들과의 관계에 대한 정확한 해부학적 지식을 숙지하게 되면 임상에서 좋은 결과를 얻을 수 있을 것이다.

References

1. Mitz V, Peyronie M. The superficial musculo-aponeurotic system (SMAS) in the parotid and cheek area. Plast Reconstr Surg 1976;58:80-8.
2. Gosain AK, Yousif NJ, Madiedo G, Larson DL, Matloub HS, Sanger JR. Surgical anatomy of the SMAS: a reinvestigation. Plast Reconstr Surg 1993;92:1254-64.
3. Fumas DW. The retaining ligaments of the cheek. Plast Reconstr Surg 1989;83:11-6.
4. Freilinger G, Gruber H, Happak W, Pechmann U. Surgical anatomy of the mimic muscle system and the facial nerve: importance for reconstructive and aesthetic surgery. Plast Reconstr Surg 1987;80:686-90.
5. Bernstein L, Nelson RH. Surgical anatomy of the extraparotid distribution of the facial nerve. Arch Otolaryngol 1984;110:177-83.
6. Carruthers J, Carruthers A. Botulinum toxin (botox) chemodenervation for facial rejuvenation. Facial Plast Surg Clin North Am 2001;9:197-204.
7. Roostaeian J, Rohrich RJ, Stuzin JM. Anatomical considerations to prevent facial nerve injury. Plast Reconstr Surg 2015;135:1318-27.
8. Gosain AK. Surgical anatomy of the facial nerve. Clin Plast Surg 1995;22:241-51.
9. Stuzin JM, Wagstrom L, Kawamoto HK, Wolfe SA. Anatomy of the frontal branch of the facial nerve: The significance of the temporal fat pad. Plast Reconstr Surg 1989;83:265-71.
10. Trinei FA, Januszkiewicz J, Nahai F. The sentinel vein: An important reference point for surgery in the temporal region. Plast Reconstr Surg 1998;101:27-32.
11. Tzafetta K, Terzis JK. Essays on the facial nerve: Part I. Microanatomy. Plast Reconstr Surg 2010;125:879-89.
12. Stuzin JM. MOC-PSSM CME article: Face lifting. Plast Reconstr Surg. 2008;121(1 Suppl):1-19.
13. Alghoul M, Bitik O, McBride J, Zins JE. Relationship of the zygomatic facial nerve to the retaining ligaments of the face: The sub-SMAS danger zone. Plast Reconstr Surg 2013;131:245e–52e.

C H A P T E R

4 Facial nerve grading system

순천향의대 이종대

Ⅰ. 서론

안면마비의 정도를 가늠하고 치유과정 중 회복의 진행상태 및 최종결과를 판정하고자 할 때 필수적인 것은 마비의 정도를 정확하고 객관적으로 평가하는 방법이다. 안면신경 평가방법은 객관적으로 안면신경 기능을 기록하고 회복을 추적하고 치료자 간에 소통을 위한 것에 목적을 두고 다양한 방법이 오랫동안 개발됐다. 안면신경 기능을 임상적으로 평가할 때 가장 이상적인 평가법은 첫째, 사용하기 쉽고 신뢰할 수 있어야 하며, 둘째, 관찰자 간*inter-observer* 및 관찰자 내*intra-observer* 다양성

표 4-1 House-Brackmann grading scale

Grade	Description	Characteristics
I	Normal	Normal facial function in all areas
II	Mild dysfunction	Gross: slight weakness noticeable on close inspection; may have very slight synkinesis At rest: normal symmetry and tone Motion: Forehead: moderate to good function Eye: complete closure with minimum effort Mouth: slight asymmetry
III	Moderate dysfuction	Gross: obvious but not disfiguring difference between two sides; noticeable but not severe synkinesis, contracture, and/or hemifacial spasm At rest: normal symmetry and tone Motion: Forehead: slight to moderate movement Eye: complete closure with effort Mouth: slightly weak with maximum effort
IV	Moderately severe dysfunction	Gross: obvious weakness and/or disfiguring asymmetry At rest: normal symmetry and tone Motion: Forehead: none Eye: incomplete closure Mouth: asymmetric with maximum effort
V	Severe dysfunction	Gross: only barely perceptible motion At rest: asymmetery Motion: Forehead: none Eye: incomplete closure Mouth: slight movement
VI	Total paralysis	No movement

표 4-2 Facial nerve grading scale 2.0

	Region			
Score	**Brow**	**Eye**	**NLF**	**Oral**
1	Normal	Normal	Normal	Normal
2	Slight weakness >75% of normal	Slight weakness >75% of normal Complete closure with mild effort	Slight weakness >75% of normal	Slight weakness >75% of normal
3	Obvious weakness > 50% of normal Resting symmetry	Obvious weakness >50% of normal Complete closure with maximal effort	Obvious weakness >50% of normal Resting symmetry	Obvious weakness > 50% of normal Resting symmetry
4	Asymmetry at rest < 50% of normal Cannot close completely	Asymmetry at rest <50% of normal	Asymmetry at rest <50% of normal	Asymmetry at rest < 50% of normal
5	Trace movement	Trace movement	Trace movement	Trace movement
6	No movement	No movement	No movement	No movement
Secondary movement (global assessment)				
Scoade	**Degree of movement**			
0	None			
1	Slight synkinesis; minimal contracture			
2	Obvious synkinesis; mild to moderate contracture			
3	Disfiguring synkinesis; severe contracture			
Reporting: sum scores for each region and secondary movement				
Grade	**Total score**			
I	4			
II	5-9			
III	10-14			
IV	15-19			
V	20-23			
VI	24			

NLF, nasolabial fold.

이 적고, 셋째, 정적 및 동적 평가가 같이 이루어지고, 넷째, 국소평가를 할 수 있고, 다섯째, 이차 손상을 측정할 수 있으며, 여섯째, 시간이나 시술에 따른 변화를 증명할 수 있어야 한다.[1]

안면신경 평가방법으로 House-Brackmann grading scale[2]을 이용한 전체평가방법과 Yanagihara grading scale,[3] Sunny-brook facial grading scale[4] 등의 국소평가방법이 있다. 전체평가방법은 짧은 시간 안에 환자를 분류하는 장점이 있지만 같은 등급에도 차이가 있으며, 분지별로 마비에 차이가 있을 때는 주관적 차이가 생길 수 있다. 반면에 국소평가방법은 다양한 정도의 안면마비를 평가할 수 있고 정량적이며 객관적이나 계산방법이 복잡하여 많은 시간이 소요된다는 단점이 있다.

II. 본론

House-Brackmann grading scale

1985년 Annual meeting of American Academy of Otolaryngology-Head and Neck Surgery *AAO-HNS* 의 Facial Nerve Disorders Committee가 안면신경의 회복을 평가하는 데 국제적 표준 지침으로 제시한 방법이고 국내 임상 진료지침에서도 안면마비 평가방법으로 권고한 평가방법이다.[5] 이 방법은 정상에서부터 완전한 마비까지 I 단계에서 VI 단계로 나누어 표시하는 방법이다(표 4-1). I 등급은 정상 상태이며, VI 등급은 안면 운동기능이 전혀 없는 것을 말하고, 안면신경 회복 시 I, II 등급은 만족할 만한 단계이며, III, IV 등급은 불만족스러운 단계로 구분된다. IV, V 등급은 마비된 측의 눈썹을 올릴 수 없

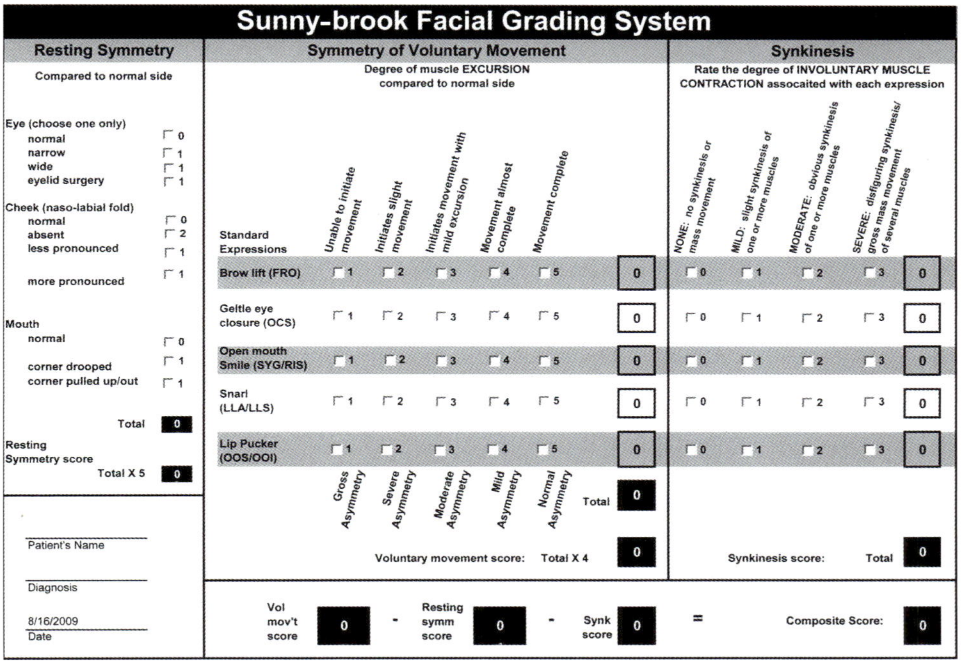

그림 4-1 Sunny-brook facial grading scale

거나 심각한 동조운동이 있는 경우이다.

평가방법이 간단하여 쉽고 빠르게 평가할 수 있고 안면신경마비 치료결과를 전 세계적으로 상호 비교할 수 있게 된 장점이 있으나 평가방법이 주관적이며 재현성이 없는 단점이 있다.

Facial nerve grading scale 2.0 (revised House-Brakmann grading scale)

House-Brackmann grading scale을 이용한 전체평가방법에서 국소평가방법을 추가한 방법이다.[6] 4개의 부위(이마, 눈, 코입술주름, 입)에 움직임에 따라 1점(정상)에서 6점(완전 마비)까지 점수를 매기고 동조운동도 0점에서 3점으로 점수를 매긴 후 합하여 총 점수에 따라(4~24) 다시 grade (I~VI)로 변환한다(표 4-2). 관찰자 간 신뢰도가 높고 House-Brackmann grading scale과도 높은 일치도를 보인다고 보고되고 있다. 하지만 관찰자 내 신뢰도에 대한 평가가 더 필요한 상태이다.

Sunny-brook facial grading scale

평가표를 이용하여 resting symmetry, symmetry of voluntary movement, synkinesis의 3가지 변수의 항목마다 점수를 부여하고 각각의 점수를 합산해서 composite score를 구한다(그림 4-1). 치료 전후의 변화를 반영하는 데 좋은 방법이고 관찰자 간, 관찰자 내 신뢰도가 높은 방법으로 보고되고 있다. 2015년 Charles Bell Society에서 안면신경질환의 가장 표준화된 평가방법으로 추천한 방법이다.

Yanagihara grading scale

안면을 세분하여 각각의 마비 정도를 분류하고 개개의 마비 정도를 합하여 최종 마비 정도를 산출하는 국소평가방법이며, 각각의 기능을 정상인 경우 4, 완전 마비인 경우 0점으로 하여 10개 항목의 숫자를 모두 합하여 최종 마비의 정도를 숫자로 나타낸다(표 4-3). 개개의 부분의 마비 정도를 숫자로 환산

표 4-3 Yanagihara grading scale

	Scale of five rating					
At rest	0	1	2	3	4	5
Wrinkle forehead	0	1	2	3	4	5
Blink	0	1	2	3	4	5
Slight closure of eye	0	1	2	3	4	5
Tight closure of eye	0	1	2	3	4	5
Closure of eye on the involved side only	0	1	2	3	4	5
Wrinkle nose	0	1	2	3	4	5
Whistle	0	1	2	3	4	5
Grin	0	1	2	3	4	5
Depress lower lip	0	1	2	3	4	5

하며 전체 마비의 정도를 연속적인 수로 세분할 수 있어 다양한 마비를 나타낼 수 있고 국소평가방법임에도 불구하고 비교적 간단히 시행할 수 있다. 하지만 환자를 직접 보지 않은 상태에서 마비의 퍼센트 또는 점수만을 보고 환자의 마비 정도를 생각하기가 불가능하며 10가지에 대해 점수를 줄 때 완전 마비와 정상을 제외하고 마비 정도에 따른 점수 측정의 정도가 주관적이며, 다양한 마비 정도를 구분하는 데 한계가 있다.

eFACE

임상의가 static score 5개, dynamic score 7개, synkinesis 4개 등 총 16개의 다른 지표에 VAS *visual analogue scale*를 이용하여 점수를 부여하고 이를 이용한 소프트웨어를 개발하여 스마트폰, 태블릿 등 전자기기에서 사용할 수 있는 방법으로 2015년 발표되었으며 신뢰도와 재현성이 높다(표 4-4).[7]

기타

위의 기술한 대표적인 평가방법 외에 비디오 녹화, 사진 촬영, 컴퓨터 프로그램으로 imaging 기술을 이용한 방법들이 보고되고 있으나 임상적으로 표준화된 방법은 없는 상태이다. 최근 안면인식 프로그램 및 전자기기의 발달로 좀 더 다양한 평가방법이 개발될 것으로 보이며 기존의 평가방법과 함께 새로운 시도가 될 것으로 생각된다.

표 4-4 eFACE Score

Parameters
Static
Brow at rest
Palpebral fissure at rest
Nasolabial fold depth at rest
Oral commissure at rest
Nasolabial fold orientation at rest
Dynamic
Brow elevation
Gentle eye closure
Full eye closure
Nasolabial fold depth with smile
Oral commissure movement with smile
Nasolabial fold orientation with smile
Lower lip movement with /e/
Synkinesis
Ocular synkinesis
Midfacial synkinesis
Mentalis synkinesis
Platysmal synkinesis

III. 결론

현재까지는 대부분의 연구에서 House-Brackmann grading scale과 Sunny-brook facial grading scale이 가장 많이 사용됐으며 표준적인 방법으로 권고되고 있다. 하지만 다른 평가방법을 이용한 방법이 꾸준히 발표되고 있어 향후 새로운 표준으로 제시될 가능성도 있다.

References

1. Fattah AY, Gurusinghe AD, Gavilan J, Hadlock TA, Marcus JR, Marres H, et al. Facial nerve grading instruments: systematic review of the literature and suggestion for uniformity. Plast Reconstr Surg. 2015;135:569-79.
2. House JW, Brackmann DE. Facial nerve grading system. Otolaryngol Head Neck Surg. 1985;93:146-7.
3. N. Yanagihara. Grading of facial palsy. In: Fisch U, ed. Facial Nerve Surgery, Proceedings: Third International Symposium on Facial Nerve Surgery. Birmingham, Ala; Aesculapius Publishing; 1977:533–535.
4. Ross BG, Fradet G, Nedzelski JM. Development of a sensitive clinical facial grading system. Otolaryngol Head Neck Surg. 1996;114:380-6.
5. Lee JD, Cho YS, Jang KH, LEE HK, Kwon KH. Acute inflammatory facial nerve paralysis. Korean Journal of Otorhinolaryngology-Head and Neck Surgery 2011;54: 386-91.
6. Vrabec JT, Backous DD, Djalilian HR, Gidley PW, Leonetti JP, Marzo SJ, et al. Facial Nerve Grading System 2.0. Otolaryngol Head Neck Surg. 2009;140:445-50.
7. Banks CA, Bhama PK, Park J, Hadlock CR, Hadlock TA. Clinician-Graded Electronic Facial Paralysis Assessment: The eFACE. Plast Reconstr Surg. 2015;136:223e-230e.

CHAPTER

5 Electrophysiological measurement of facial nerve function

가천의대 조창현

Ⅰ. 서론

안면마비를 주소로 내원한 환자들을 진료할 때 자세한 병력 청취를 통해 원인을 밝히도록 노력하는 것이 우선이겠지만, 환자의 입장에서는 외양으로 나타나는 마비의 특성상 치료 여부와 예후, 후유증에 대한 불안감과 궁금증이 매우 크기 때문에 환자를 상대하는 의사에게는 정확한 진단과 더불어 치료 방법 및 예후에 대한 지식이 필요하다. 이비인후과 영역에서 접할 수 있는 급성 말초성 안면마비는 중추성 마비에 비해 적절한 진단과 치료로 회복의 가능성이 비교적 높은 질환이기도 하기에 치료 계획과 실행 과정에서 적절한 검사로 정확한 정보를 얻는 것이 중요하다. 마비된 안면신경의 기능 측정을 위해 여러 임상적인 측정 시스템이 고안되었지만, 1980년대 중반 이후로는 House-Brackmann grading scale 시스템이 가장 널리 쓰이고 있다. 그러나, 이 등급 시스템에서는 각 등급 내의 안면마비에 대한 지엽적인 정의들이 겹칠 수 있어서 다소 혼란을 야기할 수 있었고, 이를 보완한 modified House-Brackmann grading scale 시스템이 만들어졌지만, 여전히 손상을 입은 안면신경의 퇴행 정도를 세밀히 정량적으로 측정하거나 예후를 반영하지 못하는 한계가 있다.

본 장에서는 안면마비의 진단 방법 중 비교적 정량화와 객관화가 가능한 검사인 전기생리학적 진단 방법에 대해 검사의 종류, 의의, 임상적 활용도에 대해 알아보겠다.

Ⅱ. 본론

안면마비의 진단 과정에서 빼놓을 수 없는 것은 전기생리학적인 진단 과정이다. 이 검사들은 안면마비 환자에서 신경의 변성 정도를 확인하거나 신경-근육 접합부의 신경지배 기능을 알아보는 데 목적이 있으며, 환자의 예후를 평가하거나 수술적 치료 여부를 판단하는 데 참고자료로서 유용하다. 전기생리학적 검사의 궁극적인 목적은 신경을 따라 병변 부위를 국소화하고, 손상의 심각성을 결정하고, 치료와 회복과정에서 손상된 신경이 여전히 퇴행성으로 기능이 나빠지고 있는지 아니면 기능이 회복되고 있는지를 구별하는 것이다.

급성 안면신경마비의 경우 발생 이후 약 3주에 걸쳐 전기신경 검사를 연속적으로 시행하여 신경 손상의 정도와 예후를 판정할 수 있는데, 검사의 종류로는 Nerve Excitability Test(신경흥분성 검사, NET), Maximal Stimulation Test(최대자극 검사, MST), electroneurography(신경전도검사, ENoG), 그리고 electromyography(근전도 검사, EMG) 등이 있다. 이 밖에 최근에는 잘 쓰이지 않는 검사이지만, electrogustometry(전기미각자극검사)가 있으며, 중추성 마비인지 알아보는 데 참고로 쓰일 수 있는 삼차신경 안면신경 반사 검사 *blink test* 도 주로 신경과를 중심으로 사용되고 있다.

어떤 원인으로든지 손상받은 안면신경의 말단인 원위부 *distal portion* 에서는 손상 후 24시간 이내에 월러변성 *Wallerian degeneration* 이 일어나는데, 신경의 축삭 *axon* 과 수초막의 변성이 일어나고 슈반 *Schwann* 세포가 증식하며, 이후 슈반세포의 팽창으로 수초 *myelin* 가 파괴된다. 축삭과 수초의 조직 파편들은 대식세포에 의해 신경 손상 후 12~14일 내에 제거되어 변성과정이 완료되며, 이 기간 중 동시에 신경의 손상된 축삭의 절단면에는 손상 후 수 시간 내에 종창이 일어난다. 종창부의 끝에서는 많은 축삭발아 *axonal buds* 들이 원래의 축삭 방향으로 자라 나오는데, 이때 손상부위의 상태가 신생 축삭들의 재생 방향을 결정하게 된다. 신경의 2단계 손상인 축삭 절단에서는 축삭발아가 원래의 신경내세관을 따라 자라므로 기능이 완전히 회복되지만, 손상의 정도가 증가할수록 기질화된 섬유조직이 많아져 축삭발아를 통한 신경 재생이 억제된다. 만일 축삭발아 과정에서 재생된 신경섬유가 원래와는 다른 부위로 재생되어 들어가면 잘못된 근육으로의 신경지배가 발생하며, 결국 표정을 지을 때 안면의 일부분을 움직임과 동시에 다른 부위의 움직임이 유발되는 동조화*synkinesis*가 발생하여 회복 이후에도 환자에게 불편함을 초래할 수 있다. 이런 변성과 재생과정의 각 시기에서 신경 기능의 손상 정도와 남아있는 기능을 정량적으로 파악하기 위한 검사가 전기생리학적인 검사이며, 임상적으로 널리 쓰이는 검사들은 아래와 같다.

신경흥분성 검사 Nerve Excitability Test, NET

신경흥분성 검사는 마비가 없는 쪽과 안면신경마비가 있는 쪽 각각에서 안면근육의 수축을 유발할 수 있는 최소한의 전류 역치를 비교하는 검사이다. 신경흥분성 검사에 전류를 사용한 것은 1892년 Duchenne에 의해 처음으로 기술되었으며, 이후 Laumans와 Jongkees에 의해 안면신경마비에 적용되었다. 특수하게 고안된 Hilger 신경 자극기를 사용하여 작은 진폭의 펄스 형 직류 전류로 얼굴 피부를 통해 안면신경의 가지 중 하나를 골라서 자극하며, 눈에 보이는 얼굴의 근육수축을 유발하는 가장 낮은 전류(역치)를 측정한다. 마비가 없는 쪽을 먼저 자극하며, 한 번 자극은 보통 0.3초 정도 지속하는데, 반응이 나타날 때까지 자극의 강도를 점차 높여서 반복한다. 자극에 쓰이는 전류의 단위는 밀리암페어(mA)이고, 양측 간에 2.0~3.5 mA 이상의 역치 차이가 나면 유의한 차이가 있는 것으로 판별하며 이런 결과는 안면신경의 퇴화를 시사하기 때문에 수술적 치료를 고려해야 하는 기준으로 사용할 수 있다. 일반적으로 신경 손상이 일어난 후 안면신경의 변성 현상이 경유돌공*stylomatoid foramen* 부위에서 시작해서 원위부로 확산되어야 신경흥분성 검사로 감지될 수 있는데, 이런 과정에 약 2~3일이 소요되기 때문에 마비 발생 3일 이내에는 검사하는 것이 무의미하다. 또한 완전 안면신경마비가 있는 경우 완전한 변성 과정이 끝나기 전인 첫 2~3주에만 유용하므로 이후에는 검사를 할 수 없는 제한이 있다. 마비 발생 2주 후에 측정치가 정상으로 회복된다면 1년 이내에 HB grade I-II 정도로 회복될 확률이 높으며, 반대로 측정이 되지 않을 정도로 변성이 심한 경우에는 예후가 매우 불량한 것으로 알려져 있다.

최대자극 검사 Maximal Stimulation Test, MST

이 검사는 검사 결과가 정량적이지 않고 검사자의 주관에 의해 결과가 차이 날 수 있다는 단점 때문에 검사 결과의 객관성으로 인해 최근에는 잘 쓰이지는 않고 있다. 하지만, 검사 방법이 비교적 간단하고 재현성이 좋다는 장점이 있기 때문에, 수술적 치료를 결정하는 자료로 쓰이기보다는 치료의 효과나 예후를 판정하는 데 보조 수단으로 쓰인다. 검사 방법은, 신경흥분도 검사와는 달리 환자의 통증을 유발하지 않는 범위 내에서 최대치의 전류를 주어서 자극하는데, 먼저 정상 쪽에서 측정된 최대 전류 자극의 양에 해당하는 전류를 마비가 있는 쪽에 똑같이 주어서 육안으로 양측의 안면근육 수축 정도를 비교한다. 검사 결과를 보고할 때는 정상 측에 비교한 근육의 연축 정도를 0, 25, 50, 75, 100%의 다섯 단계로 표시한다. 이 검사는 마비가 발생한 이후 되도록 빠른 시기에 시행해야 하며, 처음 검사한 결과와 이후 시행한 검사 결과를 계속 추적 비교하여 안면근육이 탈신경*denervation* 된 정도와 예후를 예측하는 데 사용한다. 연구에 따르면, 마비 발생 일주일 후에도 불완전 마비로 유지가 되면 이 검사를 더 이상 시행하는 의미는 없으나, 완전 마비의 경우에는 일정 간격으로 계속 시행하여 추적하는 것이 유용하다고 알려져 있다. 만일 이 검사에서 마비 측의 반응이 전혀 없다면, 다른 검사들의 결과를 같이 참조하여 수술적 치료(안면신경 감압술)를 고려해야 한다.

신경전도 검사 electroneuronography, ENoG

일반적으로 가장 많이 시행하는 검사로서, 마비된 부위의 반응 크기를 정상 측과 비교하여 그 비율로 나타낸다. NET 또는 MST와 달리 전기적으로 유발된 반응의 진폭을 mV 단위로 객관적으로 계산하므로, 이 검사를 통해 마비된 신경의 변성 정도를 정량적으로 분석할 수 있고, 안면신경에 대한 모든 전기 검사 중 가장 객관적인 예후지표를 제공한다. 월러변성 *Wallerian degeneration*이 손상된 부위로부터 시작하여 검사 시 전기 자극을 주는 경유돌공 부위까지 진행하는 데 약 72시간이 걸리기 때문에 마비 발병 후 3일 이후부터 검사가 의미 있으며, 발병 후 21일까지 시행할 수 있다. 또한, 발병 후 2주 후부터는 재생된 일부 신경섬유에 의해 검사 결과가 다소 실제와 다르게 나올 수 있다. 처음으로 검사를 한 이후에는 3~5일 간격으로 반복하여 추적해야 하며, plateau에 이를 때까지 검사하는 것이 좋다.

검사 방법은, 안면신경을 경유돌공 부위에서 양극성 표

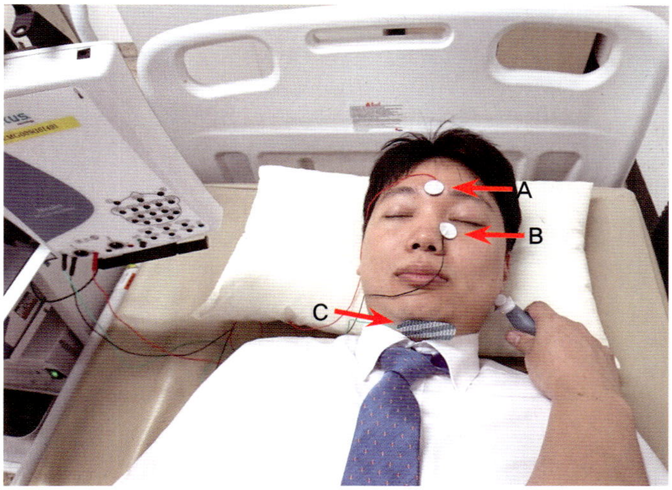

그림 5-1 Testing electroneuronography on nasalis muscle. A. reference electrode. B. testing electrode. C. ground

면 전극 *bipolar surface electrodes* 으로 자극하여 자극에 대한 양측 안면근육의 반응을 비교하는데, 분지되기 전의 안면신경 섬유 다발을 전부 자극해야 하므로 충분한 강도의 자극이 필요하다(그림 5-1). 자극 후 나타나는 안면근육의 활동전위를 기록하여 분석하며, 검사결과는 마비 측 활동전위의 최대 진폭을 정상 측 최대 진폭에 대한 백분율로 표시하여 나타낸다(그림 5-2). 검사 시 최대자극을 주기 위해서는 복합근육활동 전위 *compound muscle action potential, CMAP* 의 변화가 없을 때까지 자극의 강도를 높이는데, 환자가 통증을 심하게 호소하거나 삼차신경의 자극 징후가 발생하면 자극의 정도를 낮추어야 한다.

검사의 재현성 *test-retest reliability* 은 정상에서는 3~20%로 알려져 있으므로, 30% 이상 양측의 차이가 날 때 임상적으로 의미 있는 차이로 간주된다. 이 검사의 가장 큰 장점은 급성 안면마비의 초기 단계에서 예후를 예측하는 데 유용하다는 것인데, 벨마비에서는 전도장애 *conduction block* 와 axon의 degeneration이 함께 진행되기 때문에 변성이 되지 않은 부분을 평가할 수 있는 이점이 있다. Essien과 Fisch는 95% 이상 변성이 된 경우 안면신경 기능이 회복될 확률이 50% 미만으로 예후가 좋지 않다고 했으며, May 등은 완전 마비의 경우 발병 후 첫 10일 이내의 검사에서 90% 이상의 변성은 향후 불완전한 회복과 높은 상관관계가 있는 반면, 75% 미만일 경우에는 만족할 만한 결과를 기대할 수 있다고 했다. 그러므로, 만일 임상적으로는 완전 마비라 할지라도 검사 결과가 75% 미만으로 나온다면, 마비가 신경의 변성보다는 주로 전기 전도의 문제로 인해 생긴 것일 수 있기 때문에 HB grade II 이하로 회복될 확률 80%가량의 좋은 예후를 기대할 수 있다. 이 검사의 예후판정에서의 유용성에 대한 다른 연구 결과들에서도 대개는 신경기능의 잔존율이 25% 이상일 때 예후가 양호하다고 보고하고 있다. 2011년 대한이과학회의 정도 관리 위원회에서 대한이비인후과 학회지에 발표한 급성 안면마비의 진단 및 치료 지침에서는 이 검사를 마비 발생 후 1~2주 사이에 시행할 것을 권고한 바 있으며, 완전 마비의 경우에는 수술의 결정을 위해 발생 3일부터 3주 이내에 시행할 것을 권고하고 있으며, 권고등급은 B(해당 권고에 의한 임상적 이득이 발생 가능한 위험에 비하여 우위에 있다고 판단되나 근거자료가 매우 우수하지 못한 경우)로 분류하였다. 한편, 최대자극 검사, 전기미각자극검사 등은 앞서 기술한 대로 검사의 객관성 결여 등의 문제가 있어서 권고안의 안면마비 검사 항목에서는 빠져있다.

ENoG

Nerve/Sites	Rec. Site	Lat. ms	Amp. 2-4 mV
L FACIAL - Nasalis			
I. L. Ear	Nasalis	3.40	3.4
R FACIAL - Nasalis			
I. L. Ear	Nasalis	3.40	1.0

Interpretation: degeneration ratio of right facial nerve
= (3.4 − 1.0) / 3.4 * 100 = 70.8%

그림 5-2 Example of result of electroneuronography *ENoG*

근전도 검사 electromyography, EMG

근전도 검사는 자발적 및 수의적 활동에 의해 생성된 근육의 활동 전위를 측정하는 검사이다. 이는 신경의 자극에 의해 생성되는 반응을 보는 다른 전기진단 검사와 구별된다. 탈신경 전위 *denervation potential* 는 마비가 시작된 후 10일 또는 그 이후에 나타나므로, 이 검사로 안면마비의 예후를 조기에 판단하는 데는 신경전도 검사에 비해 다소 제한이 있다. 그러나, 마비가 생기고 처음 3~4일 이내에 자발적인 운동단위 전위 *motor unit action potential, MUAP* 의 소실은 나쁜 예후를 시사하며, 반대로 7일이 지난 시점에서 자발적인 운동단위 전위가 유지되고 있다면 향후 완전히 신경의 퇴화가 일어나지 않을 것임을 시사하므로, 어느 정도는 이 검사로 회복 유무를 판단하는 데 도움이 된다. Sittel과 Stennert는 마비 발병 후 10~14일에 시행한 침 근전도에서 자발적인 세동 *fibrillation*

Needle EMG

EMG Summary Table								
	IA	Spontaneous			MUAP			Recruitment
	IA	Fib	PSW	Fasc	Amp	Dur.	PPP	Pattern
L. FRONTALIS	N	None	None	None	N	N	N	N
R. FRONTALIS	N	None	None	None	N	N	N	N
L. ORB OCULI	N	None	None	None	N	N	N	N
R. ORB OCULI	N	None	None	None	N	N	N	N
L. ORB ORIS	N	None	None	None	N	N	N	N
R. ORB ORIS	N	None	None	None	N	N	N	N

IA: insertion activity
Fib: fibrillation
PSW: positive sharp wave
Fasc: fasciculation

그림 5-3 Example of result of electromyography *EMG*

이 감지된 경우 80% 정도의 환자에서 나쁜 예후를 보였다고 보고한 바 있으며, Gantz 등은 신경전도 검사에서 변성률이 90% 이상이면서 근전도 검사에서 voluntary motor unit potential이 소실된 상태라면 수술적 치료를 적극적으로 해야 한다고 주장하고 있다. 대한이과학회의 정도 관리위원회 권고안에 의하면, 이 검사는 마비가 발생하고 2주 이후에 예후를 알아보기 위해 시행할 수 있으며, 권고등급은 C(관련 문헌에 근거하여 볼 때 임상적 이득이 명확하지 않은 경우)로 신경전도 검사보다는 낮다. 측정 장비에 따라 다소 결과 보고하는 양식에 차이가 있겠지만, 검사 결과를 요약한 표(그림 5-3)의 각 항목을 보면, insertion activity나 자발전위인 fibrillation, positive sharp wave, fasciculation 중 하나라도 양성이 나오면 신경병증 진행 중이라는 것을 시사하며, 자발적 운동단위 전위인 polyphasic motor unit action potential *MUAP* 이 발병 후 4~6주 사이에 나온다면 이는 탈신경 된 근육에 다시 신경 지배가 일어나고 있음을 시사하므로 향후 예후가 좋을 것을 예측할 수 있다(그림 5-3).

III. 결론

안면마비에 대한 전기생리학적 검사는 마비가 진행하는 정도와 향후 회복이 될 가능성이 어느 정도인가 예후를 예측하는 데 유용하며, 환자를 진료하고 상담하는 데 필수적이다. 비록 완벽한 정보를 얻는 데 부족한 점이 있지만, 각각의 검사 항목을 적절한 시기에 사용하고 정확한 지식을 기반으로 그 결과를 해석한다면 질환을 평가하고 치료 방향을 설정하는 것에 많은 도움이 될 것이다.

Reference

1. Peitersen E. Bell's palsy: the spontaneous course of 2,500 peripheral facial nerve palsies of different etiologies. Acta Otolaryngol Suppl 2002(549):4-30.
2. Grosheva M, Wittekindt C, Guntinas-Lichius O. Prognostic value of electroneurography and electromyography in facial palsy. Laryngoscope 2008 118(3):394-7.
3. Fisch U. Surgery for Bell's palsy. Arch Otolaryngol 1981 107(1):1-11.
4. May M, Klein SR, Taylor FH. Indications for surgery for Bell's palsy. Am J Otol 1984 5(6):503-12.
5. Gantz BJ, Rubinstein JT, Gidley P, Woodworth GG. Surgical management of Bell's palsy. Laryngoscope 1999 109(8):1177-88.
6. JD Lee, YS Cho, KH Jang, HK lee, KH Kwon. Acute inflammatory facial nerve paralysis. Korean J Otolaryngology-Head Neck Surg 2011(54):386-91.
7. DH Lee. Clinical efficacy of Electroneurography in acute facial paralysis. J Audiol Otol 2016 20(1):8-12.
8. Mattox DE. Clinical disorders of the facial nerve. In: Flint PW, Haughey BH, Lund VJ, Niparko JK, Richardson MA, Robbins KT, et al. Cummings Otolaryngology: Head & Neck Surgery. 6th ed. Philadelphia, PA: Elsevier Science Health Science;2014. p.2617-28.
9. Chow LCK, Tam RCN, Li MF. Use of electroneurograpphy as a prognostic indicator of Bell's palsy in Chinese patients. Oto Neurol 23:598-601,2002.
10. Esslen E. Electrodiagnosis of facial palsy. In: Miehlke A, editor. Surgery of the Facial Nerve. Philadelphia, PA: W.B. Saunders;1973. p.45-51.
11. May M, Blumenthal F, Klein SR. Acute Bell's palsy: prognostic value of evoked electromyography, maximal stimulation, and other electrical tests. Am J Otol 1983;5:1-7.
12. Fisch U. Prognostic value of electrical tests in acute facial

paralysis. Am J Otol 1984;5:494-8.

13. Hughes GB, Nodar RH, Williams GW. Analysis of test-retest variability in facial electroneurography. Otolaryngol Head Neck Surg 1983;91:290-3.
14. Esslen E. The acute facial palsies: investigations on the localization and pathogenesis of meato-labyrinthine facial palsies. Berlin: Springer-Verlag;1976.
15. Fisch U. Maximal nerve excitability testing vs electroneuronography. Arch Otolaryngol 1980;106:352-7.

CHAPTER

6 Imaging study of facial nerve disease

연세의대 김진아

I. 서론

안면신경을 침범하는 다양한 질환들을 평가하는 데 있어서 다른 장기와 마찬가지로 최근 영상검사의 역할이 점점 커지고 있다. 본 장에서는 CT와 MR 영상에서 관찰되는 안면신경의 정상해부학을 알아보고 안면신경을 침범하는 다양한 질환들의 영상학적 소견에 대해 소개하고자 한다.

II. 본론

영상검사

뇌신경을 평가하기 위한 영상검사로는 연조직 대조도가 우수한 MR 영상이 훨씬 우월한 영상기법이다. 특히 측두골을 주행하는 안면신경의 경우, CT로는 신경 자체가 아니라 신경이 주행하는 신경관을 간접적으로 평가할 수밖에 없다는 한계가 존재한다. 따라서 안면신경을 침범하는 질환을 정확히 평가하기 위해서는 안면신경의 분절에 따른 해부학을 고려하여 검사법을 선택하는 동시에, MR과 CT가 각각 독립적으로 완벽한 검사가 아니라 상호보완적인 역할을 하는 영상검사임을 이해하고 적절한 영상검사법을 선택하는 것이 중요하다. 또한 적절한 CT 프로토콜과 MR 펄스 시퀀스를 선택하고 최적화된 파라미터로 영상검사를 시행하는 것이 중요하다.[1]

측두골 CT는 절편두께*slice thickness*를 최소화하여 고해상도 CT 영상을 얻되, 골구조물에 적합한 알고리즘을 이용해 획득한다. 경구개에 평행한 선을 기준으로 축상면 영상 데이터를 얻어 보통 축상면과 관상면 영상을 재구성한다. 측두골 CT는 보통 정맥 조영제를 사용하지 않는다.

MR 영상은 측두 부위 평가를 위해 일반적으로 2D 스핀에코 기법을 사용한다. 16~18 cm의 작은 영상범위*field of view*를 사용하며, 축상면과 관상면 영상을 3 mm 이하의 되도록 얇은 절편두께로 절편 간 간격*gap* 없이 얻는 것이 유리하다. 특히 뇌신경은 쌍을 이루기 때문에 양쪽의 크기와 신호강도를 비교하는 것이 큰 도움이 된다. 최근에는 고속영상 기법, 3차원 영상, 표면코일 등이 개발되어 고해상도 영상을 짧은 시간 내에 얻을 수 있게 되었으며, 뇌신경 자체를 관찰할 수 있는 고해상도 영상기법들이 많이 개발되고 있다. 또한 안면신경 자체의 신호강도 변화를 관찰하기 위해서 T1 대조도에 대해 민감도가 높은 3차원 유체감쇠반전회복*fluid attenuated inversion recovery, FLAIR* 영상이 이용되기도 한다. MR 영상에서는 가돌리늄 조영제를 사용하는데, 조영증강 영상은 내이도*internal auditory canal*의 작은 종양을 발견하고 종양의 신경주위 파급, 뇌수막과 두개강내 파급 여부를 평가하는 데 필수적이다.

영상해부학

감각신경 또는 운동신경으로 성분이 각각 분리되는 척수신경과 달리 뇌신경은 여러 성분이 합쳐져 이루어진다. 뇌신경은 general/special, somatic/visceral, afferent/efferent 성분을 각각 조합하여 8가지 종류가 만들어질 수 있으나, 실제로는 special somatic efferent *SSE*를 제외하고 7가지 종류, 즉 general somatic afferent/efferent *GSA/GSE*, general visceral afferent/efferent *GVA/GVE*, special visceral afferent/efferent *SVA/SVE*, special somatic afferent *SSA*로 나눌 수 있다. 특히 안면신경은 감각신경 성분과 운동신경 성분을 같이 가지고 있는 혼합신경으로서, (1) 안면근육의 운동을 지배하는 SVE, (2) 눈물샘, 턱밑샘, 혀밑샘으로 부교감신경을 보내는 GVE, (3) 혀 앞

쪽 2/3의 미각을 담당하는 SVA, (4) 귀, 외이도, 고막 등의 감각을 담당하는 GSA 성분으로 구성되어 있다.[2]

안면신경은 주행 경로에 따라 크게 축내 분절 *intra-axial segment*, 수조 분절 *cisternal segment*, 측두내 분절 *intratemporal segment*, 두개외 분절 *extracranial segment* 로 나눌 수 있다. 안면신경은 교뇌-연수 접합부 *pontomedullary junction*에서 기시하여 소뇌 교각부 수조 *cerebellopontine angle cistern*를 지나 전정와우신경 *vestibulocochlear nerve*과 함께 내이도를 주행한다. 이후 안면신경은 측두골로 들어가며, 측두골 내에서 다시 미로 분절 *labyrinthine segment*, 슬신경절 *geniculate ganglion*, 고실 분절 *tympanic segment*, 유돌 분절 *mastoid segment*로 나뉜다. 경상유돌기 구멍 *stylomastoid foramen*을 통해 측두골을 빠져 나온 안면신경은 이하선을 통과하면서 마지막 다섯 개의 분지로 갈라진다. 다음에서 각각의 분절에 따른 영상해부학을 좀 더 자세히 알아본다.

1) 축내 분절

하부 교뇌 *pons*의 피개 *tegmentum*에서 서로 다른 4개의 뇌신경핵들이 모여 안면신경핵을 형성한다. 해당 뇌신경핵은 facial motor nucleus (SVE), inferior salivatory nucleus (GVE), nucleus tractus solitarius (SVA), trigeminal sensory nucleus (GSA)이며(그림 6-1), 각각의 뇌신경핵에서 서로 다른 신경다발이 나와 안면신경을 형성한다. 특히 facial motor nucleus에서 나온 신경다발은 외전신경핵 *abducens nucleus*의 내측을 돌아 제4뇌실의 바닥에서 facial colliculus를 형성한 뒤 교뇌의 외측으로 빠져나간다.[3]

2) 수조 분절

안면신경은 운동신경 성분인 facial nerve proper와 감각신경, 부교감신경 성분인 nervus intermedius (nerve of Wrisberg)로 이루어진다. 최근 고해상도 MR 영상 획득이 가능해지면서 수조 분절에서 facial nerve proper 및 이보다 크기가 작은 nervus intermedius를 분리해 관찰하는 것이 가능하다(그림 6-2).[4,5] 운동신경인 facial nerve proper는 얼굴의 표정근육 외에 등골근 *stapedius muscle*, 경돌설골근 *stylohyoid muscle*, 두힘살근 *digastric muscle*의 posterior belly를 지배한다.

안면신경의 수조 분절은 교뇌-연수 접합부에서 나와 외측으로 소뇌 교각부 수조를 가로지른다. 이후 내이도 내에서 전정와우신경의 앞쪽, 위쪽에 위치하며 내이도의 기저부 *fundus*로 주행하여 측두골의 안면신경관으로 진입한다.

3) 측두내 분절

안면신경은 측두골 내에서 다시 미로 분절, 슬신경절, 고실 분절, 유돌 분절로 나뉜다(그림 6-3).

수조 분절의 안면신경은 측두골로 들어와 미로 분절을 형성한다. 미로 분절은 안면신경관 *facial canal* 또는 fallopian

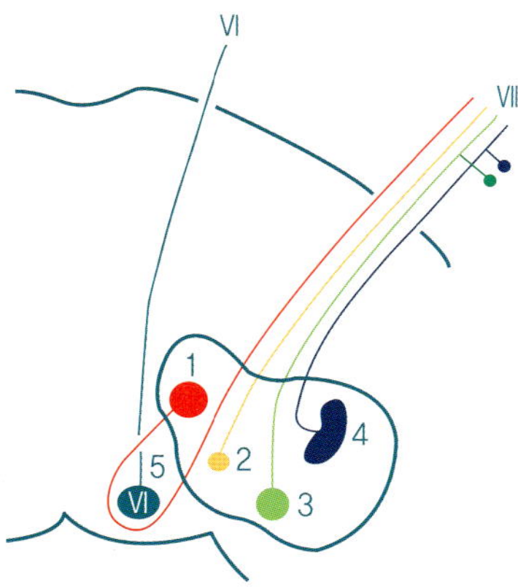

그림 6-1 안면신경의 축내 분절. 하부 교뇌 *pons*의 피개 *tegmentum*에서 4개의 뇌신경핵들이 모여 안면신경핵을 형성하며, 각각의 뇌신경핵에서 나온 신경다발이 교뇌의 외측으로 빠져나간다. 특히 facial motor nucleus에서 나온 신경다발은 외전신경핵 *abducens nucleus*의 내측을 돌아 제4뇌실의 바닥에서 facial colliculus를 형성한 뒤 다른 신경다발과 같이 주행한다. 1. facial motor nucleus, 2. inferior salivatory nucleus, 3. solitary tract nucleus, 4. trigeminal sensory nucleus, 5. abducens nucleus

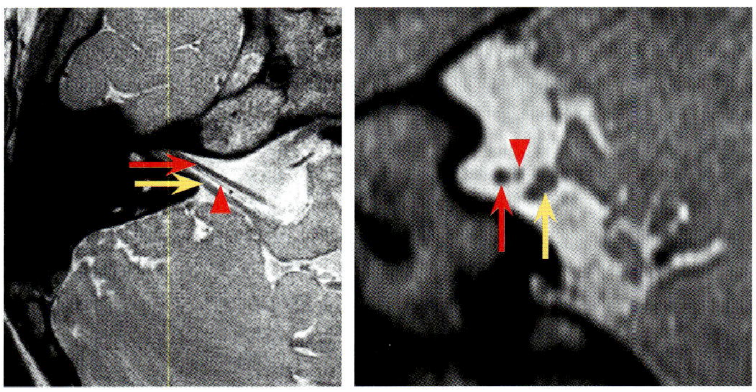

그림 6-2 MR 영상에서 관찰되는 안면신경의 수조 분절. 안면신경은 facial nerve proper(빨간 화살표)와 nervus intermedius(빨간 화살촉)로 이루어지며, 교뇌-연수 접합부에서 나와 소뇌 교각부 수조를 가로지른다. 내이도 내에서 안면신경은 전정와우신경(노란 화살표)의 앞쪽, 위쪽에 위치하며 내이도의 기저부로 주행한다. 이처럼 안면신경의 수조분절을 평가하는 데는 고신호강도를 보이는 뇌척수액과 저신호강도를 보이는 뇌신경의 대조도가 강조되는 MR 시퀀스가 유리하며, 고해상도 3차원 기법으로 영상을 획득하는 것이 좋다.

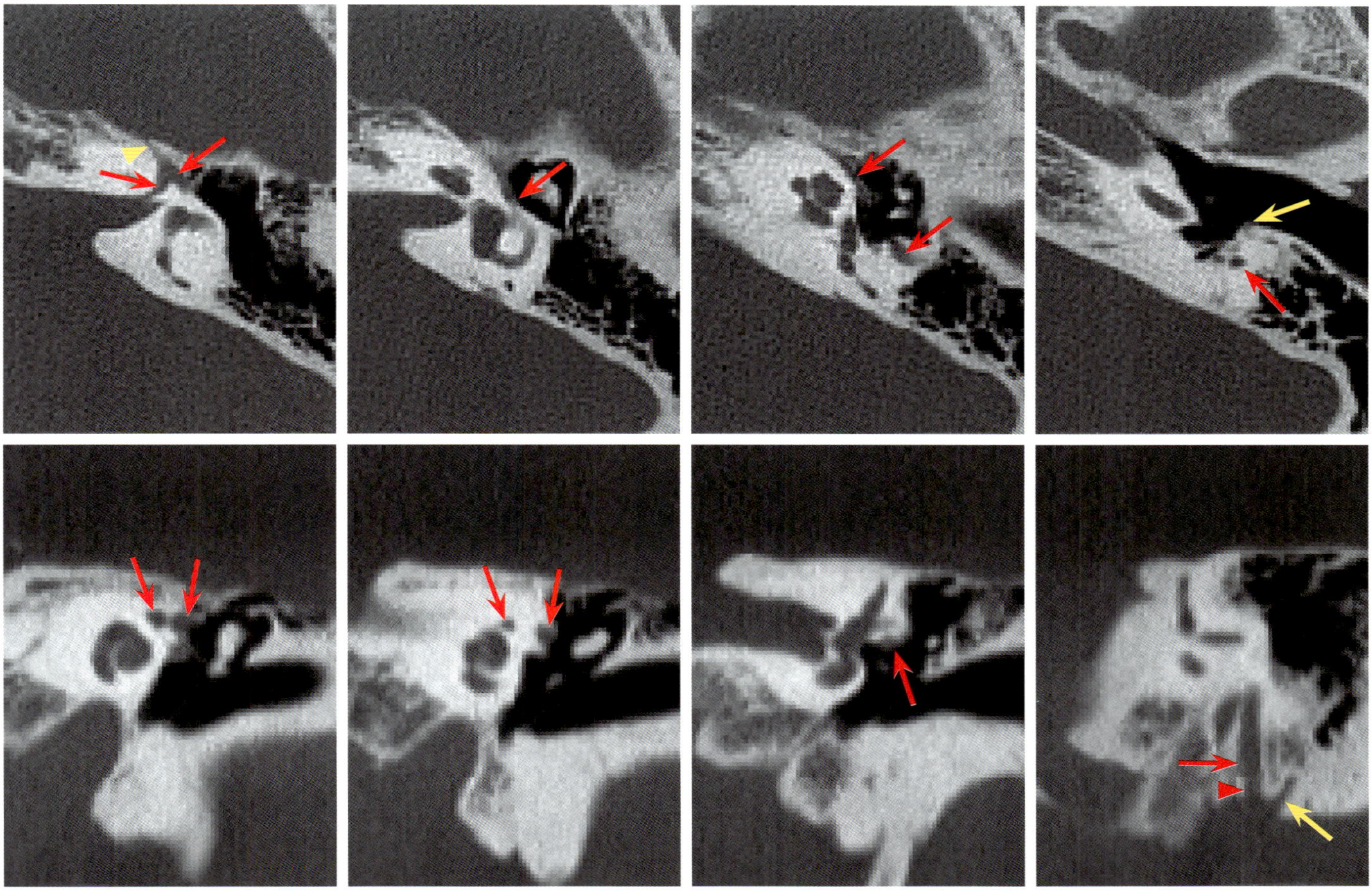

그림 6-3 측두골 CT 축상면과 관상면 영상에서 관찰되는 안면신경의 측두내 분절. 안면신경(빨간 화살표)은 측두골 내에서 미로 분절, 슬신경절, 고실 분절, 유돌 분절로 나뉜다. 미로 분절은 내이도에서부터 슬신경절을 향해 전외측으로 주행하다가 방향을 급격히 바꿔 후외측으로 주행하면서 고실 분절을 형성한다. 고실 분절은 중이의 내벽을 따라 외측 반고리관의 아래로 주행하다가 다시 한번 주행 방향을 아래쪽으로 급격히 바꾸며 유돌 분절을 형성한 후 경상유돌기 구멍(빨간 화살촉)을 통해 측두골을 빠져나간다. 슬신경절에서는 greater superficial petrosal nerve(노란 화살촉)가 분지하고, 유돌 분절에서는 chorda tympani nerve가 분지한다(노란 화살표).

canal이라고 하는 골성 관내에 위치하는데, 슬신경절을 향해 전외측으로 주행하며 3~4 mm 정도로 비교적 짧다.

안면신경은 슬신경절에서부터 다시 주행 방향을 급격히 바꿔 후외측으로 주행하면서 고실 분절을 형성한다. 이렇게 급격하게 방향 전환이 일어난 부분을 슬신경절와 *geniculate fossa* 또는 anterior genu라고 한다. 슬신경절에서는 부교감신경 성분인 greater superficial petrosal nerve가 전내측으로 중두개와 *middle cranial fossa* 를 향해 분지하며, 측두골 CT에서 greater superficial petrosal nerve의 신경관을 관찰할 수 있다. Greater superficial petrosal nerve는 교감신경 성분인 deep petrosal nerve와 함께 vidian nerve를 형성하고 날개구개신경절 *pterygopalatine ganglion* 을 통해 눈물샘 분비를 조절한다(그림 6-4).

고실 분절은 중이의 내벽을 따라 주행하는데, 12 mm 정도의 길이를 보이며 외측 반고리관 *lateral semicircular canal* 의 아래, 난원창 *oval window* 의 위를 지난다. 따라서 미로 분절과 근위부 고실 분절은 축상면 CT에서 inverted V자 모양을 보이며, 관상면 CT에서 뱀 또는 달팽이의 눈 모양을 보인다(그림 6-3). 고실 분절은 중이 후벽에서 다시 한번 주행 방향을 아래쪽으로 급격히 바꾸면서 posterior genu를 형성한 후 유돌 분절을 이룬다.

유돌 분절은 안면신경의 분절 중 가장 긴 부분으로서 15~20 mm 정도의 길이를 보이며, 경상유돌기 구멍을 통해 측두골을 빠져나간다. 유돌 분절에서는 등골근으로 가는 분지와 chorda tympani nerve가 분지한다. 등골근으로 가는 분지는 유돌 분절 근위부에서 나오는데 측두골 CT에서 확인하기

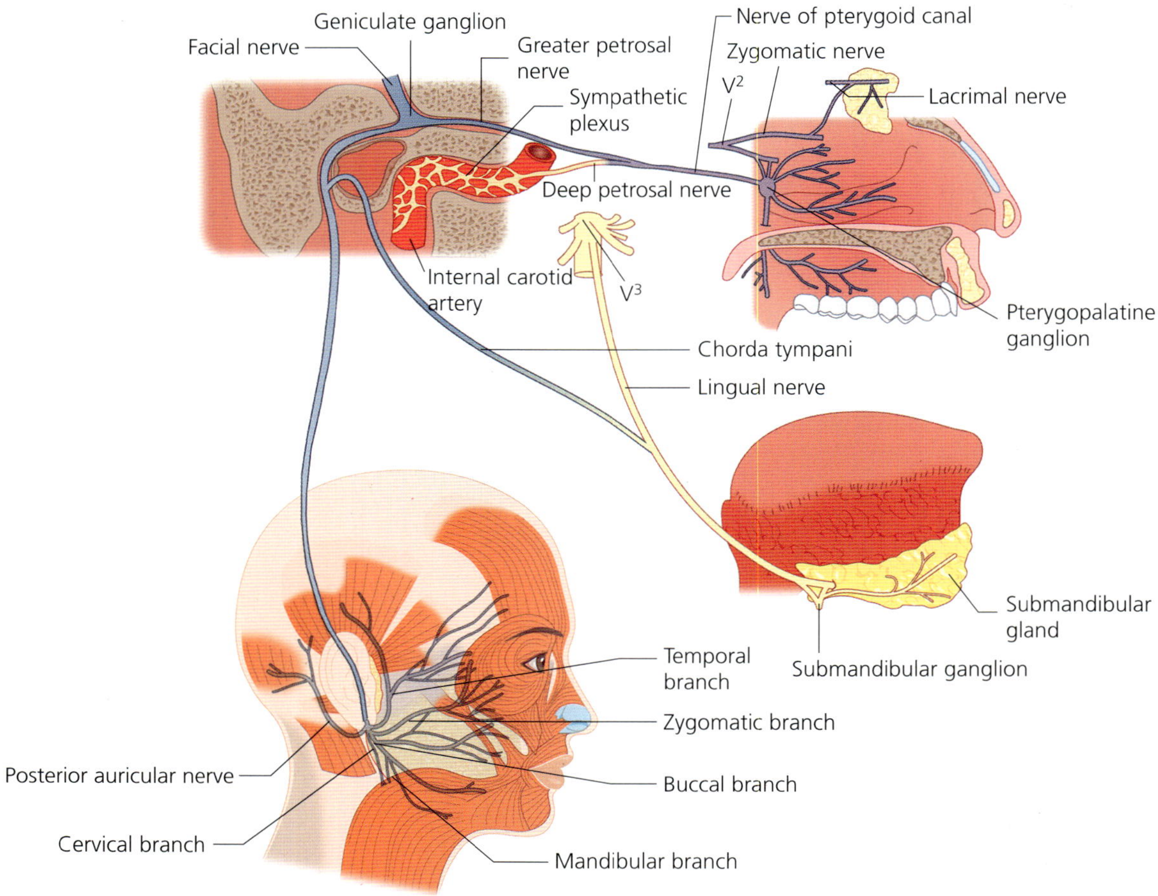

그림 6-4 안면신경의 측두내 분절과 두개외 분절. 슬신경절에서 greater superficial petrosal nerve가 분지하여 눈물샘 분비를 조절한다. 유돌 분절에서는 chorda tympani nerve가 경상유돌기 구멍의 바로 위에서 분지하여 중이강을 지나 측두아래오목에서 설신경과 합쳐져 턱밑샘과 혀밑샘의 분비를 조절한다. 안면신경은 경상유돌기구멍을 통해 측두골을 빠져나간 후 이하선을 지나 마지막에 다섯 개의 분지로 갈라진다.

쉽지 않다. Chorda tympani nerve는 혀의 앞쪽 2/3의 미각을 전달하고 턱밑샘과 혀밑샘의 분비를 조절하는 부교감신경 성분을 갖는 신경으로서, 경상유돌기 구멍의 직상방에서 분지하여 위쪽, 외측으로 주행하다가 고막의 바로 안쪽에서 중이강 내로 진입해 추골 *malleus* 경부와 침골 *incus* 의 long process 사이를 지나며 petrotympanic fissure를 통해 측두아래오목 *infratemporal fossa* 으로 빠져나간 후 삼차신경의 분지인 설신경 *lingual nerve* 과 합쳐진다. Chorda tympani nerve의 신경관은 측두골 CT를 주의 깊게 관찰하면 찾을 수 있다.[6]

4) 두개외 분절

안면신경은 경상유돌기 구멍을 통해 측두골을 빠져나간 직후에 후이개신경 *posterior auricular nerve* 과 두힘살근의 posterior belly 및 경돌설골근을 지배하는 분지를 낸다. 이후 이하선의 뒷면으로 진입해 후하악정맥 *retromandibular vein* 의 바깥쪽으로 주행하며, 이하선을 지나면서 temporal, zygomatic, buccal, marginal mandibular, cervical branch로 나뉜다. 안면신경의 두개외 분절을 영상검사로 평가하는 것은 쉽지 않지만, 표면 코일을 사용한 고해상도 MR 영상에서 고신호강도를 보이는 지방과의 대조도를 이용해 관찰하기도 한다.[7]

안면신경의 정상 MR 소견

CT에서는 측두골 내를 주행하는 안면신경관을 간접적으로 관찰함으로써 안면신경의 상태를 추측하는 반면, MR 영상에서는 안면신경을 직접적으로 관찰할 수 있는 수조분절과 측두내 분절이 주요 관심부위가 된다. 특히 안면신경을 평가하기

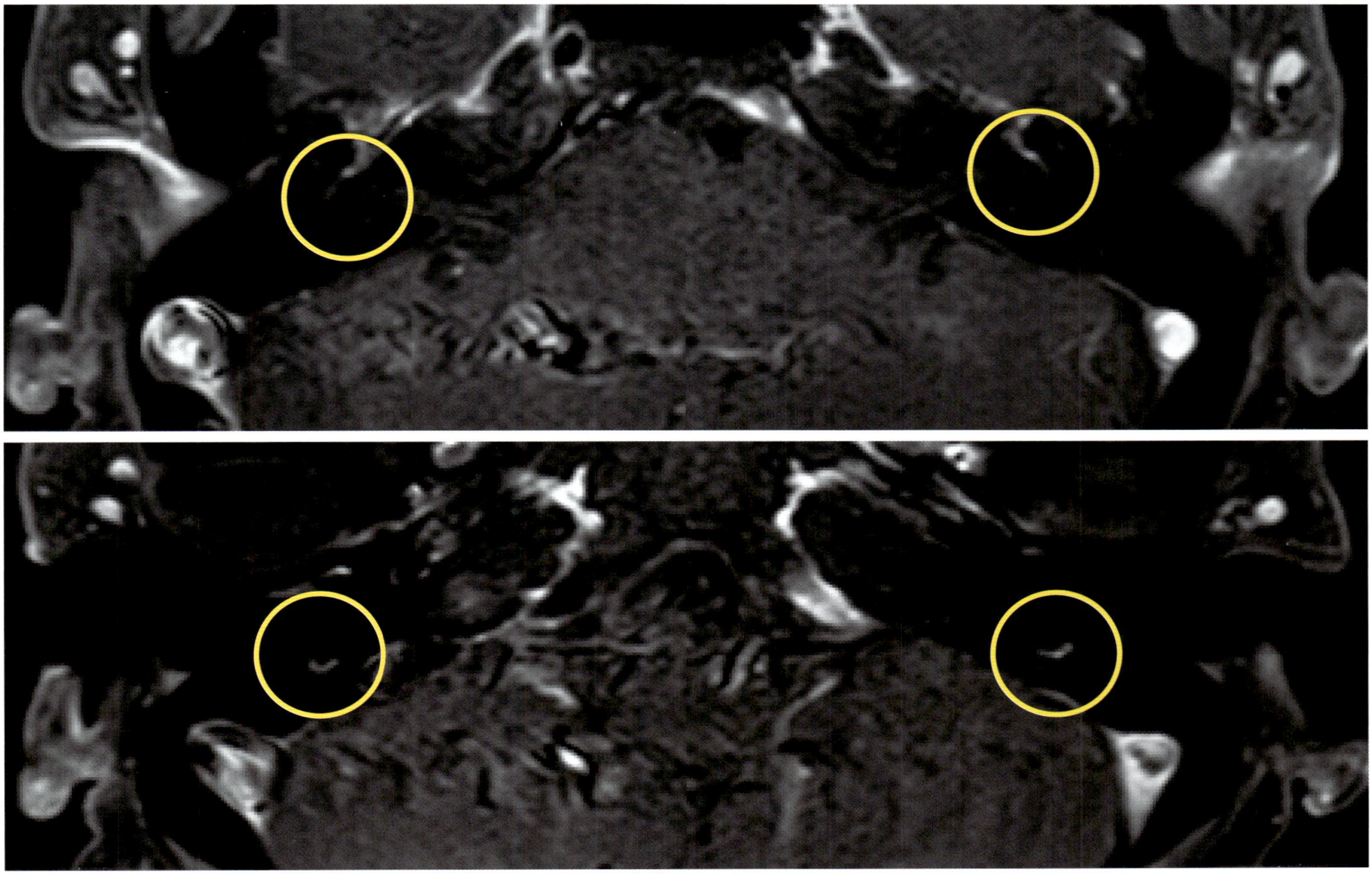

그림 6-5 MR 영상에서 관찰되는 측두내 안면신경의 정상적인 조영증강. 축상면 조영증강 T1 강조 MR 영상에서 안면신경은 슬신경절, 고실 분절 근위부, 유돌 분절 일부(원)에서 정상적인 조영증강을 보인다. 조영증강은 양측성이며, 비대칭적으로 관찰될 수 있다. 안면신경을 둘러싸고 있는 풍부한 동-정맥총 *arteriovenous plexus*에 의한 소견으로 추측하고 있다.

위한 MR 영상검사에서는 안면신경의 긴 주행경로와 분절별 해부학적 특성을 고려해 각각 다르게 접근할 필요가 있다.

최근에는 뇌신경을 관찰할 수 있는 고해상도 MR 영상기법들이 많이 소개되고 있으며, 뇌신경과 그 주변에 위치한 조직 간의 대조도를 향상시킬 수 있는 펄스 시퀀스를 사용해 영상을 획득하는 것이 중요하다. 예를 들면, 안면신경의 수조 분절을 평가하는 데는 고신호강도를 보이는 뇌척수액과 저신호강도를 보이는 뇌신경의 대조도가 강조되는 펄스 시퀀스가 유리하다. 이러한 시퀀스를 사용해 고해상도 3차원 기법으로 isotropic voxel을 사용한 1 mm 미만의 영상을 여러 평면으로 재구성해서 얻으면 수조 분절의 안면신경을 평가하는 데 매우 유용하다. MR 시퀀스는 MR 장비 회사마다 서로 다른 이름을 붙여 제공하고 있는데, CISS *constructive interference in the steady state* (Siemens), bFFE *balanced fast-field echo* (Philips), FIESTA *fast imaging employing steady-state acquisition* (GE), T2 VISTA *volumetric isotropic turbo spin echo acquisition* (Philips) 등이 그 예이다.[8,9]

조영증강 MR 영상은 뇌신경 병변의 확인에 반드시 필요하다. 특히 안면신경은 정상적으로 슬신경절, 고실 분절 근위부, 유돌 분절 일부에서 조영증강을 보이는데, 이는 이 부위에서 안면신경을 둘러싸고 있는 풍부한 동-정맥총 *arteriovenous plexus*의 조영증강으로 추측하고 있다(그림 6-5).[10,11] 조영증강 소견은 주로 양측성이지만 비대칭적으로 관찰될 수 있으며, 정상인의 약 69%에서 이러한 비대칭적 조영증강이 관찰된다는 보고가 있다. 또한 조영증강 소견은 1.5T MR보다는 3.0T MR 영상에서 좀 더 뚜렷이 빈번하게 관찰되는 것으로 보고되고 있다.[12] 반면 수조 분절, 미로 분절, 축외 분절의 조영증강은 병적인 상태에서 관찰할 수 있다. 이 부위의 조영증강은 벨마비, 안면신경초종, 안면신경 혈관종, 신경주위 종양 파급 등에서 관찰될 수 있다.

안면신경질환의 영상소견

1) 벨마비 Bell palsy

벨마비 또는 안면신경염*facial neuritis*은 안면신경을 침범하는 질환의 절반 이상을 차지하는 가장 흔한 질환이다. 예전에는 특별한 이유를 찾을 수 없는 특발성 안면마비를 벨마비라 하였으나, 최근에는 herpes simplex 바이러스에 의한 바이러스성 신경염을 벨마비라 칭한다. 환자는 급성 말초성*peripheral type* 안면신경마비를 보이는데, 약 90%의 환자가 2개월 이내에 회복되는 양상을 보이며, 예후는 환자의 나이, 마비의 정도에 따라 다르다.

안면신경은 조영증강 MR 영상에서 정상적으로 조영증강되는 소견을 보이기 때문에 조영증강 양상을 주의 깊게 해석해야 할 필요가 있다. 안면신경염에 의한 조영증강은 주로 수조 분절의 원위부와 미로 분절에서 비대칭적으로 강하게 관찰되며, 'fundal tuft'의 형태를 자주 보인다(그림 6-6). 드물게 고실 분절 원위부나 유돌 분절까지 조영증강되는 소견을 보인다. 벨마비에서는 신경 또는 신경막의 염증성 변화가 발생하면서 신경막 내에서 부종이 진행되기 때문에, 영상소견은 혈관-신경 장벽 파괴에 의한 조영제 누출 또는 정맥 울혈에 의한 혈관내 조영증강 등으로 생각된다. 증상 발생 후 48시간 정도에 조영증강이 절정을 이룬다고 알려져 있으며, 안면신경의 크기 증가나 골조직의 remodeling 등은 관찰되지 않는다.

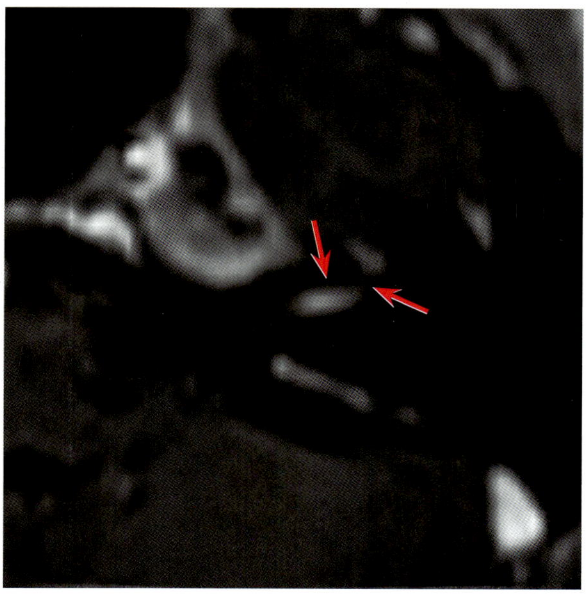

그림 6-6 벨마비. 축상면 조영증강 T1 강조 MR 영상에서 왼쪽 안면신경 수조 분절의 원위부와 미로 분절에서 비정상적인 선상 조영증강(화살표)이 관찰된다. 슬신경절도 조영증강을 보이나 이는 정상적으로 조영증강되는 부위이며 비특이적 소견이다.

벨마비 환자에서 MR 검사의 임상적 가치를 증명하기 위한 다양한 연구 결과들이 발표된 바 있다. Kress 등은 벨마비가 발생한지 6일 이내의 환자들에게서 안면신경의 신호강도를 분절별로 측정한 결과, 특히 내이도 내에 위치한 안면신경의 신호강도 증가가 큰 환자군에서 예후가 좋지 않았음을 발표했다.[13] 또한 송 등은 급성기 벨마비 환자에서 내이도와 미로 분절의 신호강도 증가가 예후보다는 환자의 초기 안면신경마비 정도와 연관성이 있었다는 연구 결과를 발표했다.[14] 임 등은 안면신경 자체의 신호강도를 관찰하기 위해 T1 대조도의 민감도가 높은 조영증강 3차원 유체감쇠반전회복 영상을 시행하면 벨마비 진단의 특이도와 정확도를 높일 수 있다고 보고한 바 있다.[15,16]

한편 전형적인 벨마비는 영상 평가가 필요하지 않다는 의견이 일반적이다. 그러나 환자의 안면마비가 서서히 발생하거나 점점 진행하는 양상을 보일 때 또는 3주 이상 증상이 지속되면서 회복이 지연되는 등 벨마비의 전형적인 증상과 차이가 있을 때는 안면마비의 기저 원인질환이 있는지 확인하기 위해서 MR 검사를 시행하는 것이 도움이 된다.

2) Ramsay-Hunt 증후군

Ramsay-Hunt 증후군 또는 herpes zoster oticus는 varicella zoster 바이러스 감염에 의한 질환으로, 바이러스가 안면신경의 슬신경절에 잠복해 있다가 면역력이 저하된 상태에서 재활성화되는 것으로 보고 있다. 말초성 안면신경마비, 감각신경성 난청, 현훈, 이명 등이 함께 나타나며, 외이도와 귀 연조직에 심한 통증과 소포*vesicle*를 동반한다.

MR 영상에서 안면신경뿐만 아니라 전정와우신경, 내이, 내이도의 뇌수막도 조영증강을 보일 수 있다(그림 6-7).[17]

3) 안면신경초종 facial nerve schwannoma

안면신경초종은 안면신경에서 발생하는 종양 중 가장 흔한 종양으로, 슬신경절에서 가장 흔히 발생하며 여러 분절을 동시에 침범하는 경우가 대부분이다. 안면신경의 어느 부위에서나 생길 수 있기 때문에 소뇌 교각부 수조와 내이도, 중이강, 이하선 내에서도 발생한다. 안면마비는 약 50% 정도에서 발생한다고 하며, 내이도에서 종양이 발생한 경우 종괴가 전정와우신경을 압박해 난청이 동반될 수 있다.

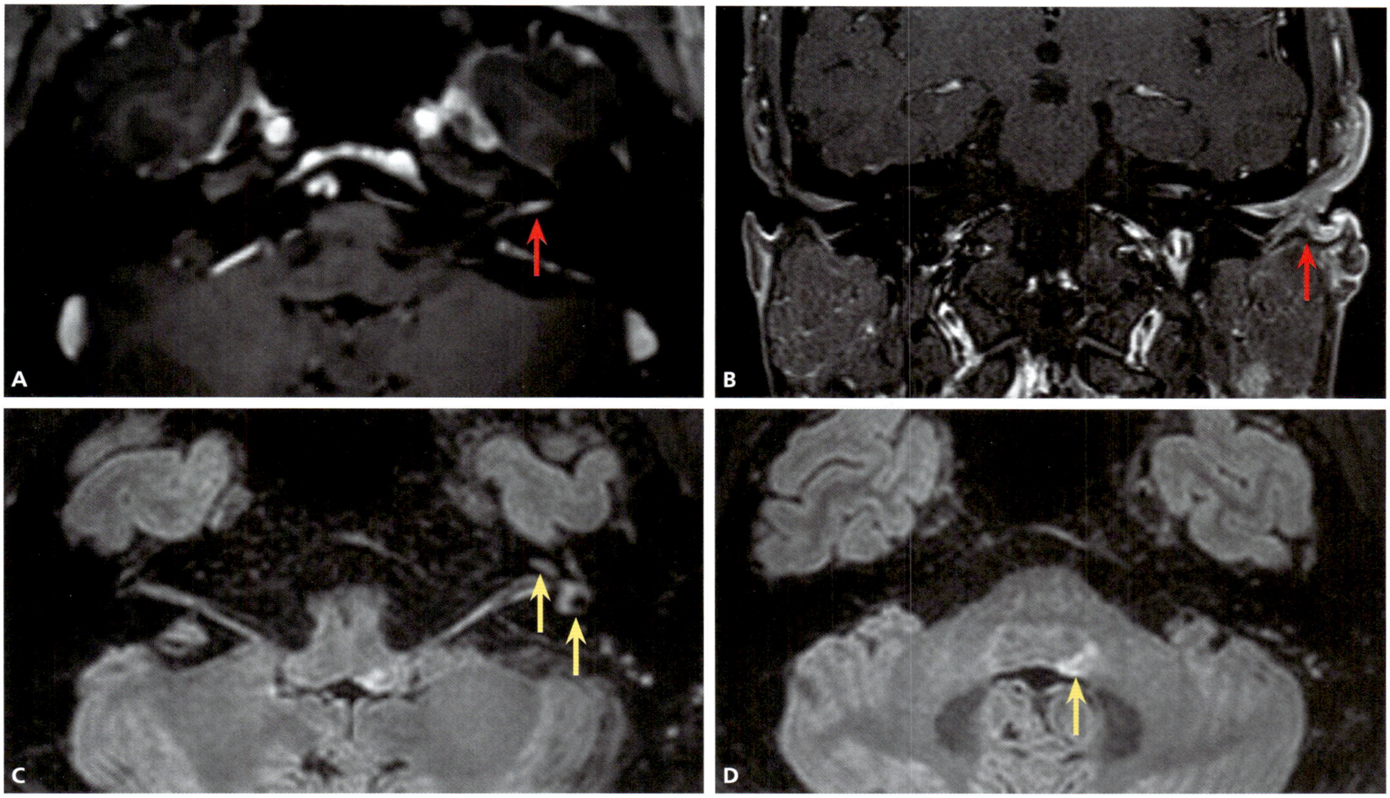

그림 6-7 Ramsay-Hunt 증후군. 축상면 조영증강 T1 강조 MR 영상(A)에서 왼쪽 안면신경 수조 분절의 강한 조영증강(화살표)이 관찰되며, 관상면 조영증강 T1 강조 MR 영상(B)에서 왼쪽 외이도의 부종과 조영증강(화살표)이 보인다. 조영증강 3차원 유체감쇠반전회복*fluid attenuated inversion recovery, FLAIR* 영상(C, D)에서 왼쪽 안면신경과 전정와우신경뿐만 아니라 내이의 막성 미로(화살표)가 우측에 비해 고신호강도 또는 조영증강을 보인다. 또한 하부 교뇌*pons*의 피개*tegmentum*에서 왼쪽 안면신경핵 부위(화살표)의 고신호강도가 관찰된다.

안면신경초종은 발생하는 위치에 따라 매우 다양한 모양을 보이나, 보통 안면신경의 주행 경로를 따라 관상*tubular* 종괴의 형태로 나타나며 대개는 고형이지만 낭성 변화나 출혈을 동반할 수 있다(그림 6-8~10).[18] CT에서 종괴는 뇌실질과 유사한 음영을 보이고, 발생 위치에 따라 해당되는 주변 골 구조물의 부드러운 확장이 관찰된다. T1 강조 MR 영상에서 뇌실질과 비슷한 신호강도, T2 강조 MR 영상에서 뇌실질보다 높은 신호강도를 보이며, 비교적 강한 조영증강을 보인다. 종양 내부에 낭성 변화가 있을 경우 비균질적인 조영증강을 보인다.

종양이 소뇌 교각부 수조와 내이도에 국한되어 발생하는 경우 전정신경초종과 감별이 매우 어렵기 때문에, 기저부를 지나 측두골 내로 파급되는 종괴의 존재 여부를 항상 주의 깊게 관찰하는 것이 필요하다(그림 6-11). 또한 MR 영상에서 안면신경은 정상적으로 양측성 조영증강을 보이기 때문에, 안면신경의 일측성, 결절성 조영증강이 관찰될 때는 크기가 매우 작은 안면신경초종의 가능성이 있으며 안면신경의 정상적인 조영증강 또는 염증성 조영증강과 감별이 필요하다.

4) 안면신경 혈관종 facial nerve hemangioma

안면신경 혈관종은 양성의 과혈관성 종양으로서, 실제로는 피막이 있는 정맥기형*venous malformation*에 해당한다고 보고 있다.[19,20] 슬신경절에서 가장 흔히 발생하며, 내이도나 posterior genu에서도 발생한다.

CT에서 종양 부위에 벌집 모양 기질*honeycomb matrix* 또는 골주*bony spicule*를 동반하는 팽창성 종괴로 관찰되고 종괴는 T2 강조 MR 영상에서 고신호강도를 보이며 강한 조영증강을 보인다(그림 6-12).

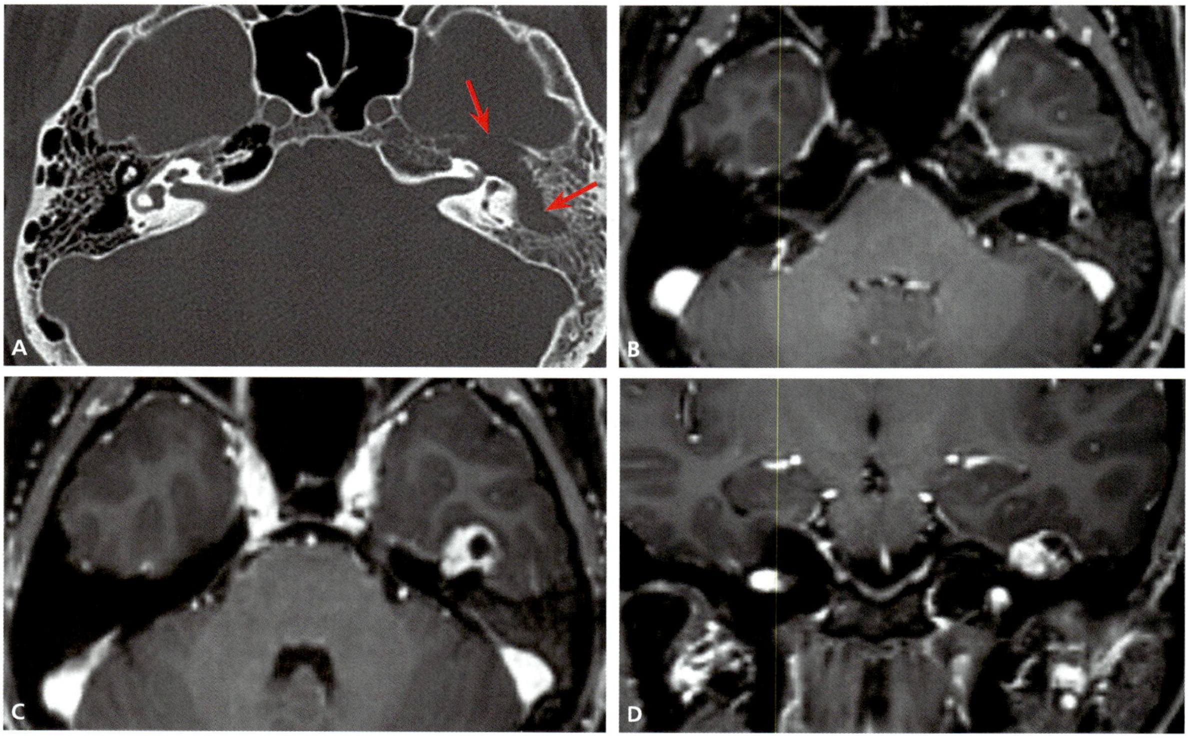

그림 6-8 신경초종. 축상면 측두골 CT (A)에서 왼쪽 안면신경 슬신경절과 고실 분절의 확장(화살표)이 관찰되며 조영증강 T1 강조 MR 영상(B~D)에서 해당 부위에 비균질적인 조영증강을 보이는 종괴가 관찰된다. 종괴는 왼쪽 중두개와*middle cranial fossa* 의 축외 종양*extraaxial tumor* 처럼 관찰된다.

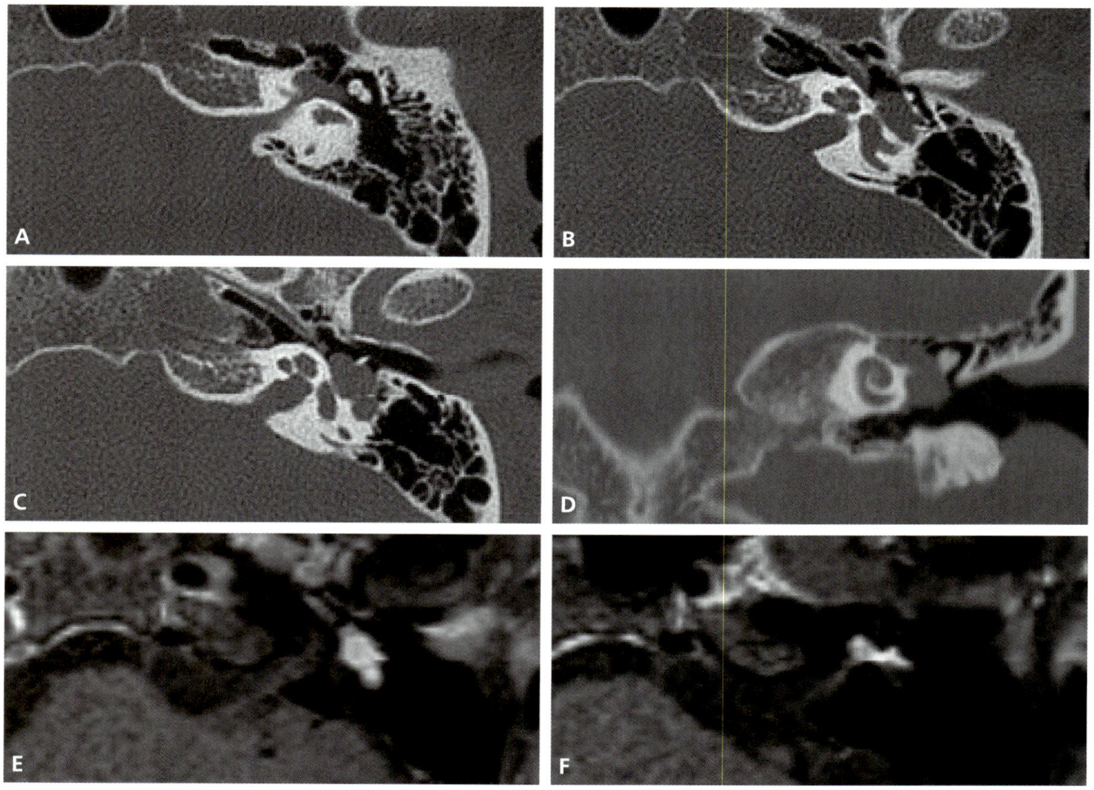

그림 6-9 신경초종. 축상면(A~C) 및 관상면(D) 측두골 CT에서 왼쪽 중이강, 이소골의 내측으로 연조직 종괴가 관찰된다. 이 종괴는 안면신경의 슬신경절과 고실 분절을 확장시키면서 주변 골 구조물의 미란을 보인다. 축상면 조영증강 T1 강조 MR 영상(E, F)에서 종괴는 강한 조영증강을 보인다.

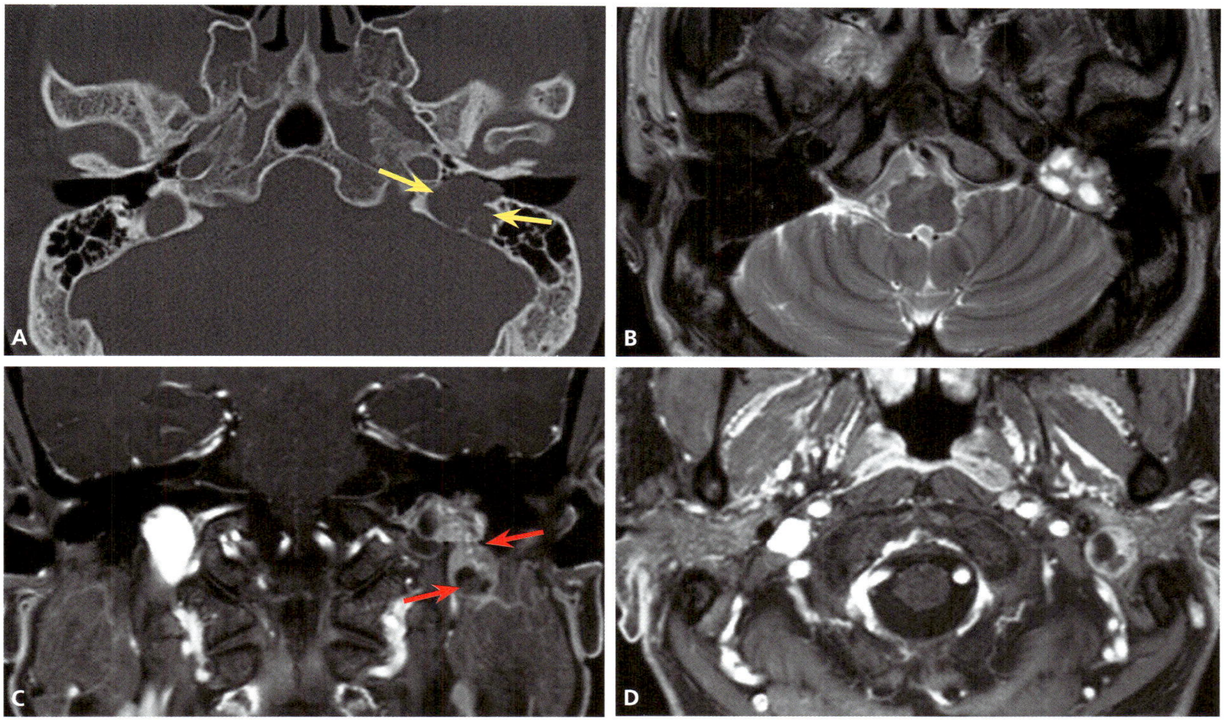

그림 6-10 신경초종. 축상면 측두골 CT (A)에서 왼쪽의 내측 유돌봉소*mastoid air cell*를 파괴하는 소엽상*lobulated* 연조직 종괴(화살표)가 관찰되며, 이 종괴는 T2 강조 MR 영상(B)에서 낭성 변화를 보인다. 관상면(C) 및 축상면(D) 조영증강 T1 강조 MR 영상에서 종괴는 경상유돌기 구멍을 확장시키면서 이하선 내로 전개되며(화살표) 비균질적 조영증강을 보인다.

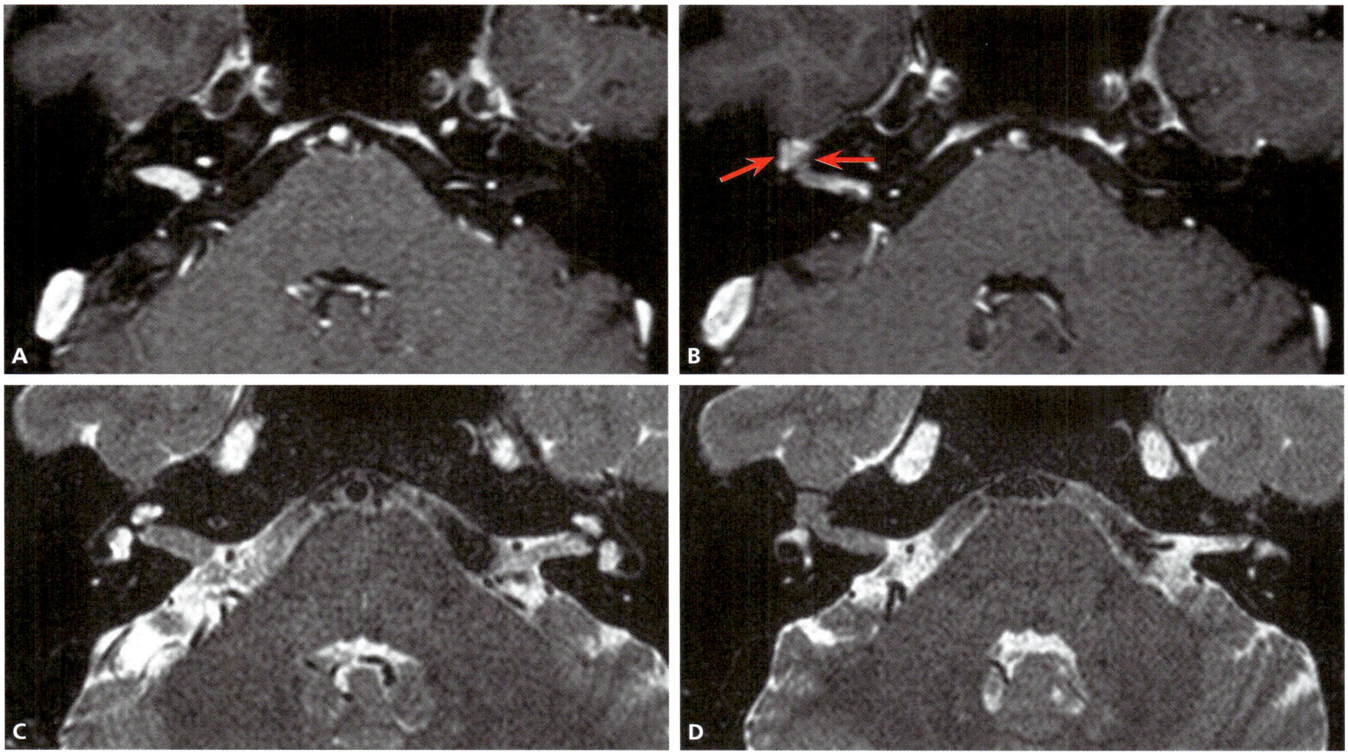

그림 6-11 신경초종. 축상면 조영증강 T1 강조 MR 영상(A, B)에서 오른쪽 내이도의 조영증강되는 종괴가 관찰되며 미로 분절과 슬신경절을 따라 파급되는 부위(화살표)를 확인해 안면신경 기원의 종양임을 구별하는 것이 중요하다. T2 강조 MR 영상(C, D)에서 종괴는 뇌실질과 유사한 신호강도를 보인다.

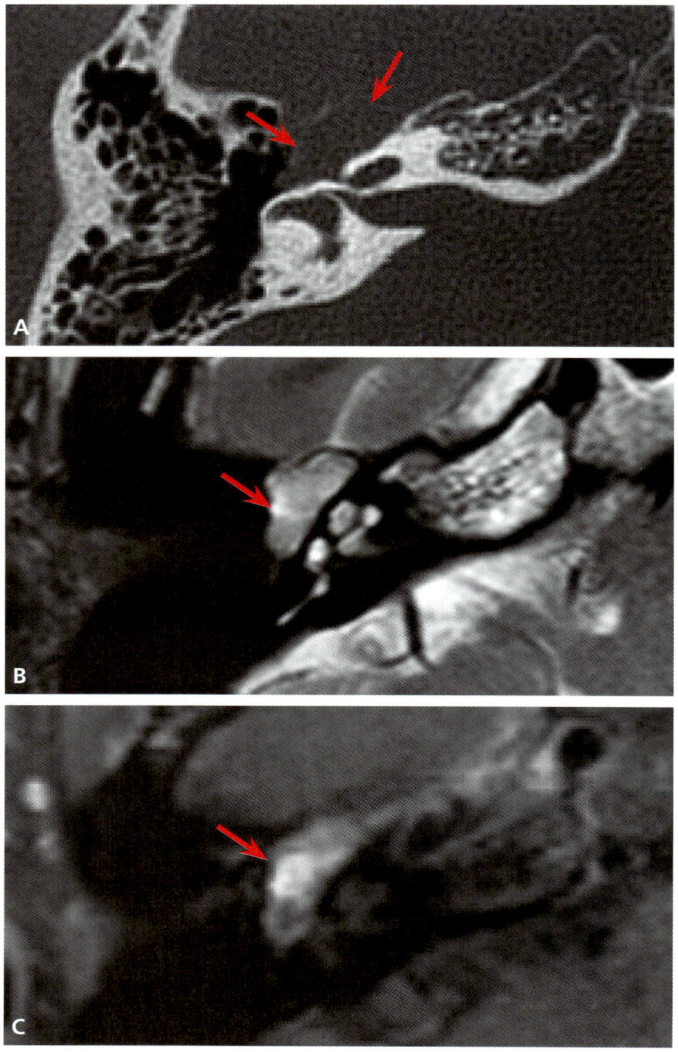

그림 6-12 혈관종. 축상면 측두골 CT (A)에서 오른쪽 슬신경절와의 확장(화살표)이 관찰된다. T2 강조 MR 영상(B)에서 고신호강도의 종괴(화살표)가 관찰되며 조영증강 T1 강조 MR 영상(C)에서 종괴는 강한 조영증강(화살표)을 보인다.

5) 신경주위 종양 파급 perineural spread of tumor

안면신경을 침범하는 신경주위 종양 파급은 신경막*nerve sheath*의 종양 세포 침범을 의미하며, 보통 이하선 자체 또는 주변에서 발생해 이하선을 침범한 악성 종양이 안면신경을 침범하고 경상유돌기 구멍을 통해 역행성*retrograde* 파급하는 형태를 보인다. 이하선 종양 중 선양낭성암종*adenoid cystic carcinoma*, 점액표피양암종*mucoepidermoid carcinoma*에서 가장 흔히 관찰되며, 편평세포암종이나 결합조직형성 흑색종*desmoplastic melanoma* 등 이하선 주변에서 발생한 피부암 또는 림프종 등에서도 관찰될 수 있다. 신경주위 종양 파급은 불량한 예후를 의미했으나, 최근에는 국소 조절이 가능하다면 완치의 가능성이 있다는 증거가 많아졌다.

신경주위 종양 파급이 있다 하더라도 환자에게 증상이 나타나지 않는 경우가 흔한 반면, 이하선 종양 역시 무증상인 경우가 많아서 안면마비 환자는 영상검사에서 이하선 부위까지 주위 깊게 관찰하는 것이 필요하다.

신경주위 종양 파급 여부를 MR로 평가하는 데 있어서는 지방억제기법*fat suppression technique*을 사용하는 것이 병변을 쉽게 발견하고, 종양의 신경주위 파급 여부를 평가할 때 민감도를 증가시켜 이득이 많다는 의견이 지배적이다. 침범 부위에서 안면신경의 분절성 신경종대와 조영증강 소견이 관찰되며(그림 6-13), skip lesion이 보일 수도 있다.[21] 안면신경 분지를 통한 종양 파급을 통해 삼차신경 분지와 연결되는 것이 영상에서 관찰되기도 한다.

III. 결론

안면신경질환을 정확히 평가하기 위해서는 평가가 필요한 안면신경의 분절에 따라 적절한 CT 프로토콜과 MR 펄스 시퀀스를 선택하고 최적화된 파라미터를 설정하여 영상검사를 시행하고 해석하는 것이 중요하다. 안면신경을 침범하는 다양한 질환들이 있으며, 이러한 질환들의 전형적인 영상검사 소견을 숙지하는 것은 환자의 정확한 진단에 큰 도움이 된다.

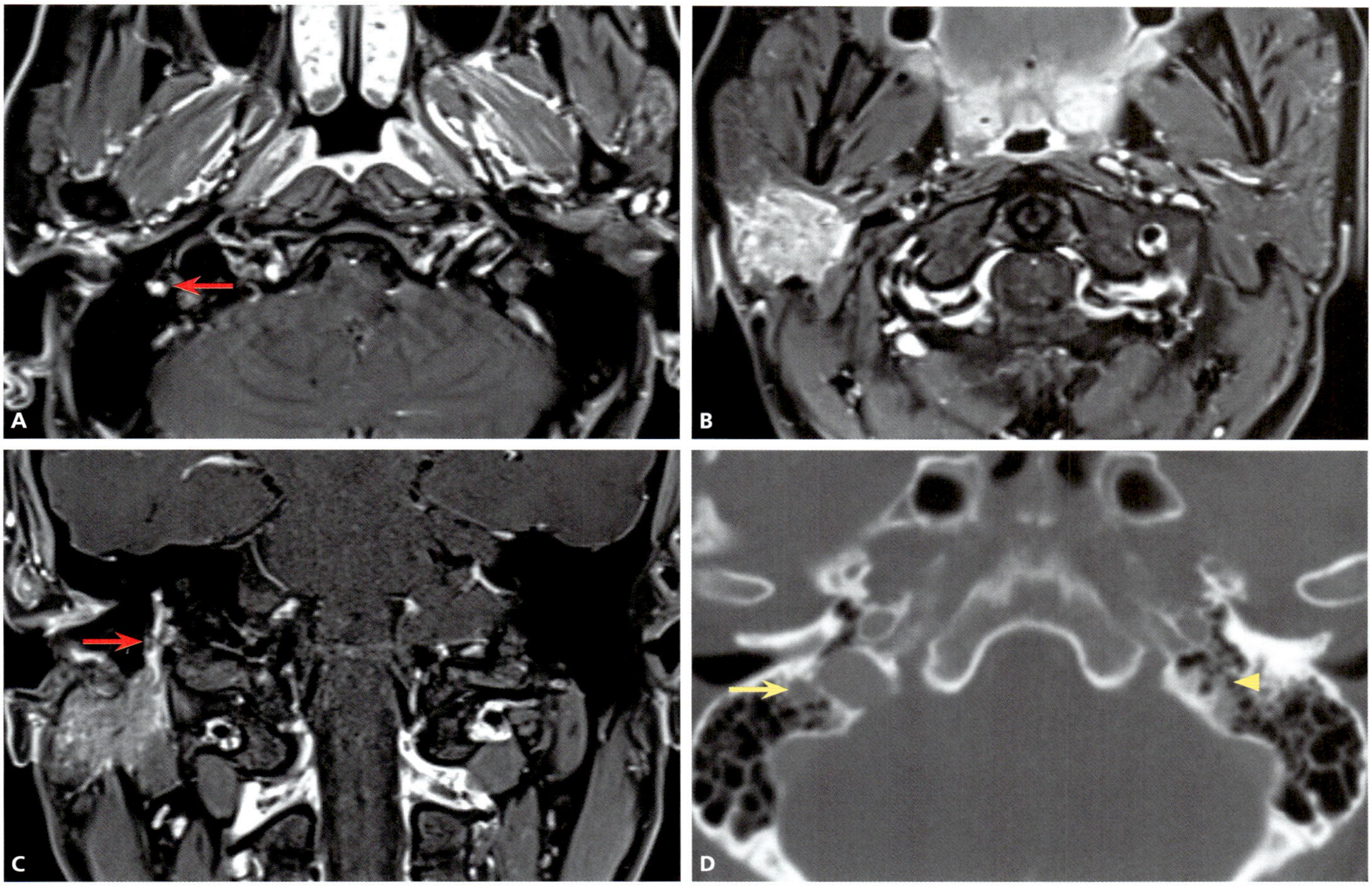

그림 6-13 신경주위 종양 파급. 축상면 지방억제 조영증강 T1 강조 MR 영상(A, B)에서 오른쪽 경상유돌기 구멍의 비정상적 조영증강(화살표)과 오른쪽 이하선 종괴가 관찰되며 수술 후 고등급의 타액관암종*salivary duct carcinoma*으로 확인되었다. 관상면 지방억제 조영증강 T1 강조 MR 영상(C)에서 이하선 악성 종양으로부터 경상유돌기 구멍으로 역행성*retrograde* 신경주위 종양 파급(화살표)이 관찰된다. 축상면 측두골 CT (D)에서 정상 왼쪽 경상유돌기 구멍(화살촉)과 비교하여 오른쪽 경상유돌기 구멍의 경미한 확장(화살표)이 관찰된다.

References

1. 대한신경두경부영상의학회. 두경부 영상의학, 제1판. 범문에듀케이션, 2015.
2. 박경아, 이원택. 의학신경해부학, 제2판. 고려의학, 2008.
3. Moore KL, Dalley AF, Agur AMR. Clinically Oriented Anatomy, 7th Ed. Lippincott, 2013.
4. Koch B, Hamilton BE, Hudgins P, Harnsberger HR. Diagnostic imaging: head and neck. 3rd ed. Elsevier, 2016.
5. Casselman J, Mermuys K, Delanote J, Ghekiere J, Coenegrachts K. MRI of the cranial nerves--more than meets the eye: technical considerations and advanced anatomy. Neuroimaging Clin N Am. 2008;18:197-231.
6. Raghavan P, Mukherjee S, Phillips CD. Imaging of the facial nerve. Neuroimaging Clin N Am. 2009;19:407-25.
7. Chu J, Zhou Z, Hong G, Guan J, Li S, Rao L, et al. High-resolution MRI of the intraparotid facial nerve based on a microsurface coil and a 3D reversed fast imaging with steady-state precession DWI sequence at 3T. AJNR Am J Neuroradiol. 2013;34:1643-8.
8. Kakizawa Y, Seguchi T, Kodama K, Ogiwara T, Sasaki T, Goto T, et al. Anatomical study of the trigeminal and facial cranial nerves with the aid of 3.0-tesla magnetic resonance imaging. J Neurosurg. 2008;108:483-90.
9. Jung NY, Moon WJ, Lee MH, Chung EC. Magnetic resonance cisternography: comparison between 3-dimensional driven equilibrium with sensitivity encoding and 3-dimensional balanced fast-field echo sequences with sensitivity encoding. J Comput Assist Tomogr 2007;31:588-91.
10. Veillon F, Taboada LR, Eid MA, Riehm S, Debry C, Schultz P, et al. Pathology of the facial nerve. Neuroimaging Clin N Am. 2008;18:309-20.
11. Gebarski SS, Telian SA, Niparko JK. Enhancement along the normal facial nerve in the facial canal: MR imaging

and anatomic correlation. Radiology. 1992;183:391-4.

12. Hong HS, Yi BH, Cha JG, Park SJ, Kim DH, Lee HK, et al. Enhancement pattern of the normal facial nerve at 3.0 T temporal MRI. Br J Radiol. 2010;83:118-21.
13. Kress B, Griesbeck F, Stippich C, Bähren W, Sartor K. Bell palsy: quantitative analysis of MR imaging data as a method of predicting outcome. Radiology. 2004;230:504-9.
14. Song MH, Kim J, Jeon JH, Cho CI, Yoo EH, Lee WS, et al. Clinical significance of quantitative analysis of facial nerve enhancement on MRI in Bell's palsy. Acta Otolaryngol. 2008;128:1259-65.
15. Lim HK, Lee JH, Hyun D, Park JW, Kim JL, Lee Hy, et al. MR diagnosis of facial neuritis: diagnostic performance of contrast-enhanced 3D-FLAIR technique compared with contrast-enhanced 3D-T1-fast-field echo with fat suppression. AJNR Am J Neuroradiol. 2012;33:779-83.
16. Yun SJ, Ryu CW, Jhang GH, Kim EJ, Choi WS, Lee KM, et al. Usefulness of contrast-enhanced 3-dimensional T1-VISTA in the diagnosis of facial neuritis: comparison with contrast-enhanced T1-TSE. J Neuroradiol. 2015;42:93-8.
17. Chung MS, Lee JH, Kim DY, Lim YM, Ahn JH, Sung YS, et al. The clinical significance of findings obtained on 3D-FLAIR MR imaging in patients with Ramsay-Hunt syndrome. Laryngoscope. 2015;125:950-5.
18. Latack JT, Gabrielsen TO, Knake JE, Kemink JL, Graham MD, Gebarski SS, et al. Facial nerve neuromas: radiologic evaluation. Radiology. 1983;149:731-9.
19. Yue Y, Jin Y, Yang B, Yuan H, Li J, Wang Z. Retrospective case series of the imaging findings of facial nerve hemangioma. Eur Arch Otorhinolaryngol. 2015;272:2497-503.
20. Benoit MM, North PE, McKenna MJ, Mihm MC, Johnson MM, Cunningham MJ. Facial nerve hemangiomas: vascular tumors or malformations? Otolaryngol Head Neck Surg. 2010;142:108-14.
21. Ginsberg LE. MR imaging of perineural tumor spread. Neuroimaging Clin N Am. 2004;14:663-77.

7 Facial nerve disease in newborn and children

고려의대 송재준

Ⅰ. 신생아와 소아의 안면마비

신생아와 소아의 안면마비는 다양한 선천성 및 후천성 원인에 의하여 발생할 수 있는데, 선천성 원인에는 Mobius 증후군, Albers-Schonberg 병, Melkersson-Rosenthal 증후군, congenital unilateral lip paralysis, Goldenhar 증후군 같은 발생학적 이상에 기인한 선천성 기형 및 출생외상 등이 있고, 후천성 요인에는 벨마비, 감염, 외상, 종양, 전신적 질환 등이 있다(표 7-2).

May 등이 170명의 소아 안면마비 환자를 분석한 결과에서 안면마비의 원인은 벨마비(42%), 외상(21%), 감염(13%), 선천성(8%)의 순인 것으로 보고하였으며,[1] Cha 등이 시행한 국내의 연구에서는 소아 안면마비의 원인은 벨마비, 감염, 외상, 출생외상의 순인 것으로 보고된 바 있다.[2] 그러나 좀 더 최근에 시행된 연구에서는 다른 결과들을 보여주고 있는데 Grundfast 등의 보고에 따르면 25명의 소아 안면신경 환자에서 흔한 원인은 감염(28%)과 외상(24%)의 순이었으며 원인을 찾을 수 없는 특발성의 경우는 16%인 것으로 보고하였으며,[3] Evans 등의 보고에 따르면 34명의 환자를 대상으로 분석하였을 때 원인은 감염(37.1%), 외상(34.3%), 선천성(11.4%)이었으며 특발성의 경우는 8.6%에 불과하였다.[4] 이러한 차이는 최근에 의학기술의 발달로 과거에 찾아낼 수 없었던 다양한 원인을 찾아낼 수 있게 된 것에 기인한다고 생각할 수 있다(표 7-1).

생후 4주 이내의 신생아의 경우 안면마비는 매우 드물게 일어나며, 신생아 1000명당 0.83~1.8명의 빈도로 발생하는 것으로 알려져 있다.[5] 신생아 안면마비의 대부분은 출생외상에 기인한 선천성이고 소아에서 흔한 벨마비는 이 시기에는 극히 드물다.[6] 소아에서의 말초성 안면마비는 좀 더 흔하여 10만 명당 5~21명으로 보고되고 있다.[7,8]

출생 후 시간이 지나게 되면 발생학적 원인과 외상성 원인의 구별이 어려워지기 때문에 출생 직후에 세심한 평가가 필요한데 선천성 안면마비의 경우 지연분만의 과거력, 겸자의 사용, 두경부 외상의 징후 등이 동반된 경우 출생외상을

표 7-1 소아 안면마비의 원인에 대한 문헌고찰

문헌	벨마비	외상	종양	선천성	감염	기타	환자 수
Manning et al. (1972)[9]	60.7%	11.5%		3.3%	14.8%	9.7%	61명
May et al. (1981)[1]	42%	21%	2%	8%	13%	13%	170명
Grundfast et al. (1990)[3]	16%	24%	12%	8%	28%	12%	25명
Peitersen (2002)[10]	39.5%	43.3%		6.9%	4%	6.3%	349명
Evans et al. (2005)[4]	8.6%	34.3%	2.8%	11.4%	37.1%	5.8%	35명
Ogita et al. (2006)[11]	70%	7%			23%		30명
Shih et al. (2009)[12]	78.6%	7.1%	5.4%	5.4%	3.6%		56명

의심할 수 있으며 악안면 기형이 동반되어 있거나 여러 계통의 이상 소견이 발견되는 경우 발생학적 이상을 의심할 수 있다. 이처럼 동반기형이 의심되는 경우에는 타과의 협진을 통하여 해당 계통의 명확한 평가를 받는 것이 필요하다. 선천성 기형, 측두골 손상 여부 등을 확인하기 위한 전산화 단층촬영이 필요하며 중추신경계의 종양, 감염, 출생외상 등을 감별하기 위해서 자기공명영상촬영을 시행해야 하며 안면신경 검사 *electroneurography* 나 근전도 검사 *electromyography* 와 같은 전기생리학적 검사가 필요하다.

출생외상에 의한 안면마비의 경우 Wallerian degeneration이 아직 진행되지 않았기 때문에 출생 직후 안면신경 검사를 시행하게 되면 정상으로 나오는 경우가 있어 검사 시기의 선정에 있어 주의가 필요하다. 반면 발생학적 이상에 의한 안면마비의 경우 안면신경의 병변이 장기간에 걸쳐 형성되었으므로 출생 직후 안면신경 검사의 반응이 거의 없으며 반복검사에서도 큰 변화를 보이지 않게 되므로 발생학적 이상과 외상성을 감별하는 수단이 될 수 있다.[13]

근전도 검사를 시행하게 되면 근육의 이상 여부를 확인할 수 있는데 출생외상에 의한 안면마비의 경우 손상 직후에는 근육의 긴장도는 정상으로 유지되지만, 발생학적 이상의 경우에는 장기간에 걸친 안면신경의 이상으로 근육의 위축이 동반되는 경우가 많아 근전도 검사를 통하여 이를 구분할 수 있다.[13]

출생외상으로 인한 안면마비는 예후가 비교적 양호하기 때문에 보존적 치료가 우선적으로 추천되지만, 발생학적 안면마비의 경우 출생 후 시간이 지나도 자연회복되는 경우가 드물다. 초기 중재는 보호자와의 상담을 통하여 환아의 상태와 예후 및 치료 과정에 대한 정확한 정보를 제공해야 하며 안면마비로 인한 합병증을 예방하는 것이 중요하다. 이후에는 정기적으로 전기생리학적 검사를 시행하면서 보존적 치료를 시행하게 되는데 회복이 이루어지지 않는 경우에는 수술적 치료를 고려하게 된다.

수술적 치료에는 휴식 상태에서의 안면 비대칭을 개선하기 위한 정적재건술 *static procedure* 과 동적소생술 *reanimation technique* 이 있는데, 정적재건술에는 환측에 근육을 이식하는 방법이 있으며 동적소생술에는 regional muscle transfer, nerve crossover, cable graft, free muscle graft 등의 방법이 있다. 수술의 시기에 대해서는 논란의 여지가 있는데 Zuker 등은 환아의 사회 심리적 측면을 고려하여 취학 이전에 수술을 시행하는 것이 적합하다고 하였으며,[14] 수술 결과를 고려하여 청소년기에 시행하는 것이 바람직하다는 주장도 있다.[5]

II. 선천성 안면마비

출생외상

분만 과정에서 태아의 머리는 산도를 따라 진행하게 되며 이때 이러한 진행을 돕기 위하여 다양한 형태의 겸자를 사용하여 태아의 머리를 견인하는 경우가 있는데 이때 겸자에 과도한 힘을 가하여 견인하는 경우 안면신경 손상을 유발할 수 있다(그림 7-1). 과거에는 출생외상이 소아에서 외상에 의한 안면마비의 가장 흔한 원인이었으나 최근에는 산과적 기술이 발달함에 따라 그 빈도는 점점 감소하고 있는 추세이다.[10]

신생아는 측두골의 골화가 완전히 이루어져 있지 않고 안면신경이 경유돌공에서 나온 후 피부에 가깝게 주행하므로 겸자의 날에 의한 손상에 취약하게 되며,[15] 출생외상의 경우 성인의 측두골 골절과 같은 골절선이 발견되지 않는 경우가 많은데 안면신경의 완전 절단은 드물고 일시적인 생리적신경차단 *neuropraxia* 이 대부분이다.[13]

출생외상으로 인한 안면마비의 경우 대부분은 난산과 연관이 있으며 겸자의 사용, 3500 g 이상의 체중, 초산, 미숙아 등의 요인과 연관이 있는 것으로 알려져 있다. 출생외상으로 인한 안면마비가 겸자의 사용에 의한 것인가에 대해서는 논란의 여지가 있는데 Falco 등은 91%의 출생외상으로 인한 안면마비에서 겸자가 사용되었다고 보고한 바 있으나,[5] Tawil 등

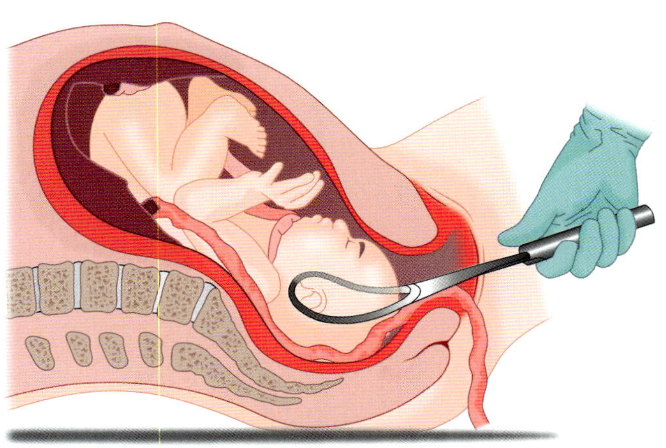

그림 7-1 겸자 분만

표 7-2 신생아와 소아에서 안면마비의 원인

<table>
<tr><td rowspan="3">선천성</td><td colspan="2">외상성(traumatic)</td><td>출생외상</td></tr>
<tr><td rowspan="2">발생학적
(developmental)</td><td>Complex</td><td>Mobius 증후군
Goldenhar 증후군
Poland's 증후군
Teratogenesis (thalidomide embryopathy)
DiGeorge 증후군
Hemifacial microsomia
Craniometaphyseal dysplasia
Albers-Schonberg disease
Sclerostosis
Syringobulbia
Arnold-Chiari 증후군
Trisomy 13
Trisomy 18</td></tr>
<tr><td>Isolated</td><td>Congenital unilateral lower lip paralysis
Congenital hypoplasia of depressor anguli oris</td></tr>
<tr><td rowspan="5">후천성</td><td colspan="2">특발성(idiopathic)</td><td>bell's palsy</td></tr>
<tr><td colspan="2">감염/염증성
(infectious/inflammatory)</td><td>Acute otitis media
Epstein Barr virus (infectious mononucleosis)
Mycoplasma pneumonia
Lyme disease,
Ramsay-Hunt 증후군
Tuberculosis
Cytomegalovirus
Adenovirus
Rubella
Mumps
Human immunodeficiency virus
Chronic otitis media/Cholesteatoma
Guillain-Barre 증후군
Miller-Fisher 증후군
Kawasaki disease
Sarcoidosis
Henoch-Schonlein purpura</td></tr>
<tr><td colspan="2">종양</td><td>Schwannoma
Hemangioma
Parotid gland tumor
Histiocytosis
Leukemias
Glioma</td></tr>
<tr><td colspan="2">외상</td><td>측두골 골절
의인성</td></tr>
<tr><td colspan="2">기타</td><td>Diabetes, hyperparathyroidism, hypothyroidism</td></tr>
</table>

은 24% 만이 겸자의 사용과 관계가 있다고 보고한 바 있다.[16]

출생외상으로 인한 안면마비의 발생률은 0.08~0.2%로 보고되기도 하였으나,[5,17] 겸자의 사용이 줄어들면서 Tawil 등에 의한 최근의 연구에서는 0.03%로 보고된 바 있다.[16]

자연분만이나 제왕절개로 태어난 신생아에게서도 드물게 출생외상으로 인한 안면마비가 발생할 수 있는데 이는 분만 중 좌골가시*ischial spine*나 천골*sacrum*에 유양돌기 부위가 눌려서 발생하는 것으로 생각된다.

출생외상으로 인한 안면마비 신생아들의 경우 귀 주위의 피하출혈, 열상, 함몰, 혈종 등의 징후가 동반되는 경우가 대부분이며 어깨난산*shoulder dystocia*, 팔신경얼기*brachial plexus* 손상, 빗장뼈*clavicle*골절 등이 동반되는 경우가 많다.

출생외상으로 인한 안면마비가 의심되는 경우에는 산부인과와의 협진을 통하여 분만력을 확인해야 하며 이학적 검사를 통하여 안면마비의 정도와 두경부 외상의 징후를 확인해야 하는데 피하출혈이나 혈종과 같은 외상의 징후는 출생 직후에는 명확하지 않다가 이후에 나타나는 경우가 있을 수 있기 때문에 최초 이학적 검사를 시행한 48시간 후에 다시 한번 확인하는 것이 바람직하다. 영상의학적 검사로서는 측두골 단층촬영과 자기공명영상 등의 영상검사를 통하여 안면신경 손상부위와 골절 여부, 중추성 질환 여부를 확인해야 한다.

출생외상으로 인한 신생아 안면마비에서 스테로이드의 사용효과는 명확히 입증된 바는 없으나 안면신경의 염증과 부종이 주요 병태생리학적 기전으로 생각되기 때문에 신경 손상을 최소화하고 회복을 촉진하기 위하여 스테로이드를 사용할 수 있다.[18]

출생외상으로 인한 안면마비는 예후가 양호한 것으로 알려져 있는데, Kumari 등은 22명의 출생외상으로 인한 안면마비 환자에서 모두 완전회복이 되었음을 보고하였으며,[19] Smith 등은 4주 이내 90%의 환자가 자연회복되었음을 보고한 바 있다.[20] 이러한 양호한 예후 때문에 대개 보존적 치료가 추천되지만, 보존적 치료의 기간 및 수술적 치료의 시기에 대해서는 논란의 여지가 있다. Falco 등은 출생외상으로 인한 안면마비의 경우 90% 이상의 환자에서 완전 회복이 되므로 최소 1년간은 보존적 치료를 시행할 것을 권고하였으나,[21] Muler 등은 3개월 이내에 회복되지 않는 경우에는 일반적인 측두골 골절로 인한 안면마비의 치료에 준하여 안면신경감압술 등의 수술적 치료를 시행할 것을 권고한 바 있다.[1,22]

안면마비의 예후가 나쁠 것으로 예상하는 경우에는 수술적 치료를 고려할 수 있는데 이러한 경우에는 출생 시 일측 완전 마비가 있는 경우, 혈액고실이 동반된 경우, 측두골 골절에서 골편의 전위가 보이는 경우, 출생 후 3~5일경에도 자발전위와 유발 운동단위 반응*evoked motor unit response*이 모든 근육에서 보이지 않는 경우, 5주째에도 안면마비가 호전되지 않는 경우 등이 있다.[23]

Mobius 증후군

Mobius 증후군은 1888년 Paul Mobius에 의하여 처음 기술된 질환으로 선천성 양측 안면마비, 외전신경 마비, 사지 기형을 특징으로 하는 비진행성의 선천성 질환으로,[24] 신생아 10,000명당 2~20명의 비율로 발생하는 드문 질환이다.[25,26]

안면마비는 대개 양측성을 특징으로 하며 표정을 지을 수 없어 mask-like face를 보이게 되지만 간혹 일측성이나 불완전 마비의 형태로 발견되기도 한다. 수면 중 눈을 완전히 감지 못하고 침을 흘리는 등의 안면마비의 전형적인 증상이 발생하게 된다. 외전신경 마비는 전형적으로 양측성 완전 마비이며 이로 인하여 안구를 외전시키지 못하게 된다.[25,26] 또한 75%의 환아에서 설하신경의 마비로 인하여 혀의 저형성이 발생한다.[26] 90%의 환자에서 다양한 안면기형을 동반할 수 있는데 여기에는 epicanthic folds, 평평한 콧등*flat nose*, 소악증*micrognathia*, high arched palate 등이 있을 수 있다.[25,26] 또한 다양한 상/하지의 기형을 동반할 수 있는데 여기에는 합지증, 단지증, 결핍지 등이 있을 수 있다.[27]

다양한 선천성 악안면 기형과 유사한 임상 양상을 나태내기 때문에 명확한 구분이 어려운 경우가 많다. Poland 증후군은 유방과 유두의 소실과 가슴근육의 위축, 동측 수부의 기형을 특징으로 하는 질환인데 Mobius 증후군 환자의 15%에서 Poland 증후군이 동반되는 것으로 알려져 있다.[28] 대부분의 경우에 가족력은 없으나 상염색체 우성 유전,[29] X-linked 유전[30]도 보고된 바 있으며 PLXND1이나 REV3L 유전자와 연관이 있다는 보고도 있다.[31]

정확한 발병기전은 밝혀져 있지 않지만 임신 초기 대뇌의 후부혈류순환*posterior circulation*이 안정화되기 전에 원시 쇄골하동맥*primitive subclavian artery*의 발생이 완료되지 못하여 척추동맥*vertebral artery*을 통하여 뇌간에 혈액이 원활히 공급되지 못하여 발생하는 것으로 생각되고 있는데,[32] 이러한 가설은 동물실험을 통하여 일부 증명된 바 있다.[33,34]

하부 뇌간과 장경로*long tract*의 장애로 인하여 피질척수로*corticospinal tract*와 피질연수소뇌로*cortico-bulbo-cerebellar long tract*의 저가소성*hypoplasticity*이 증상과 연관이 있는 것으로 알려져 있으며 실제 환자에서 자기공명영상을 촬영했을 때 하부 뇌간의 저형성이 보고된 바 있으며,[26,35] 초음파 검사상 하부 뇌간의 모세혈관 확장증이나 모세혈관종이 관찰됨이 보고된 바 있다.

출생 후에는 수유 시 호흡곤란, 비강 역류 등으로 인하여 음식물의 섭취가 어려울 수 있어 발육 부진이 초래될 수 있으므로 이에 대한 세심한 주의가 필요하다. 다양한 안과적 이상을 동반할 수 있기 때문에 초기에는 각막을 보호해주는 것이 중요하며 외전신경 마비로 인한 주시 장애를 교정해주어야 한다. 조기에 내직근 *medial rectus muscle* 에 보톡스를 주입하는 것이 도움이 될 수 있다. 언어발달 지연이 흔하기 때문에 청력과 언어평가를 시행해야 한다. 안면신경 장애로 인하여 입술의 움직임에 제한이 있기 때문에 음식물을 섭취하기 어려울 수 있으며 9, 10, 11번 뇌신경 마비로 인하여 연하장애를 나타내는 경우도 흔하다.

안면마비에 대해서는 유리박근피판술 *gracilis free muscle graft* 을 시행하는데 박근 *gracilis muscle* 을 신경혈관경 *neurovascular pedicle* 과 함께 채취하여 안면 동맥과 연결하고 척수부신경 *spinal accessory nerve* (11번 뇌신경)이나 교근신경 *masseteric nerve* 에 연결하는 수술을 통하여 동적 재건이 가능하며 이를 통하여 자발적으로 웃는 표정을 짓는 것이 가능하다.[36]

Congenital unilateral lower lip paralysis

Congenital unilateral lower lip paralysis는 신생아의 0.2~0.6%에서 발생하는 선천성 기형으로,[37] 1931년 Parmalee가 처음으로 기술하였다.[38] 출생 후 울 때 일측 아랫입술의 비대칭을 보이게 되며 입꼬리내림근 *depressor anguli oris muscle* 이나 아래입술내림근 *depressor labii inferioris muscle* 혹은 안면신경의 marginal mandibular branch의 저형성으로 인하여 발생하게 되는데 다양한 계통의 기형을 동반할 수 있기 때문에 진료에 세심한 주의가 필요하다.[39~42] 심혈관계통과 두경부 기형이 가장 흔하며 여기에는 심방중격결손, 심실중격결손, 팔로네증후 *Tetralogy of Fallot* , 동맥관개존증 등이 있는데,[38] 심혈관계 이상이 있는 경우 절반에서 울혈성 심부전으로 진행한다.[39] 두경부 기형에는 외이기형, maxillary/mandibular hypoplasia, low set ears, 청각장애 등이 보고되어 있다.[43]

안면신경 이상에 의한 안면마비인 경우에는 얼굴 표정 전체에 장애를 초래하지만, 입꼬리내림근의 저형성인 경우에는 아랫입술의 움직임에만 장애를 유발하며 안면의 다른 부위는 정상적인 움직임을 보인다. 울 때 비대칭인 안면과 근전도 검사를 통하여 진단할 수 있나 출산과정에서 발생할 수 있는 산과적인 손상 여부를 확인해야 한다.

대개 2세 이전에 호전되기 때문에 수술적인 치료는 2세 이후에 시행하게 된다.[44] 비수술적 치료로는 건측의 입꼬리내림근에 보톡스를 주입할 수 있으며[45,46] 비대칭을 개선하기 위한 정적 재건으로는 건측의 하악신경 *marginal mandibular nerve* 을 절단하는 선택신경절제술 *selective neurectomy* ,[47] 건측의 입꼬리내림근을 절단하는 선택근육절제술 *selective myectomy*[48] 등이 있으나 이러한 방법은 양측 근육의 기능이 소실되어 웃을 때 감정의 표현이 부자연스러워지는 부작용이 있을 수 있다. 동적 재건으로는 이복근 *digastric muscle* 을 이용한 신경혈관근피판술 *neurovascular muscle transfer* ,[49] 유리근피판술 *free muscle transfer* ,[50] 근막피판술 *fascia graft method*[44]등이 있다.

Melkersson-Rosenthal 증후군

Melkersson-Rosenthal 증후군은 재발성 안면마비와 안면 부종, 균열혀 *fissured tongue* 의 세 가지를 주 증상으로 하는 질환이다.[51] 안면마비를 동반한 Melkersson-Rosenthal 증후군의 유병률은 10만 명당 0.36명으로 매우 드물게 발생한다.[10]

Melkersson-Rosenthal 증후군은 전 연령에서 발생할 수 있으며 대개 안면 부종이 발생한 수개월에서 수년 이후에 안면마비가 발생한다. 안면마비는 일측 혹은 양측성으로 발생할 수 있으며 안면마비가 반복되는 경우 불완전하게 회복될 수도 있다.[52~54] 일부 환자들의 경우 1, 5, 8, 9, 12번 뇌신경을 침범하는 경우도 있어 다양한 증상이 나타날 수도 있다.[55,56]

Melkersson-Rosenthal 증후군 환자들은 대개 안면마비를 주소로 내원하게 되는데 전체 환자의 75%에서 2회 이상의 재발성 안면마비를 호소한다.[57] 그러나 전형적인 3가지 증상은 모두 나타내는 환자는 전체의 30%밖에 되지 않기 때문에 다른 원인을 배제하기 위한 주의가 필요하다.[56] 바이러스 감염이나 알레르기, 유전적 요인에 대한 보고가 이루어지고 있으나 정확한 원인은 불분명하다.[58~60] 진단은 반복적인 말초성 안면마비와 안면 부종이 있는 경우 의심할 수 있으며 다른 원인을 배제하기 위하여 혈액검사, 두경부 뇌전산화단층촬영, 뇌 자기공명영상촬영, 흉부 X선촬영 등을 시행하게 된다.[56,61]

치료로는 스테로이드나 비스테로이드성 항염증제 *NSAID* 를 사용하며 danazol, thalidomide, sulphasalazine을 사용하기도 한다.[56,62] 재발성 벨마비와 비교하였을 때 Melkersson Rosenthal 증후군에서 재발성 안면마비는 예후가 나쁜 것으로 알려져 있기 때문에,[63] 안면마비가 반복되는 경우 재발을 방지하기 위하여 안면신경 감압술이 필요할 수도 있다.[55,62,64]

Goldenhar 증후군

Goldenhar 증후군은 1845년 Arlt에 의하여 처음 기술되었으며 1952년 Goldenhar가 accessory tragus, mandibular hypoplasia, ocular dermoid의 특징을 묶어 Goldenhar 증후군으로 명명하였으며 Grolin 등이 척추의 기형을 추가하여 oculo-auriculo-vertebral dysplasia로 불리기도 한다.[65,66]

Goldenhar 증후군은 1, 2번 새궁 *branchial arch* 에서 기원하는 구조물의 기형을 동반 질환으로 일측성 ocular, auricular, vertebral, craniofacial anomaly를 특징으로 한다. 발생률은 30000~50000명당 1명이며 남아에서 더 흔한 것으로 알려져 있다.[66] 대부분 산발적으로 발생하지만 1~2%는 상염색체 우성 유전으로 알려져 있다.

전형적인 안구기형은 epibulbar dermoid와 lipodermoid이며 안과적 이상의 50%를 차지한다.[67] 외이기형에는 preauricular tag, 외이도폐쇄, 소이증, anotia 등이 있으며 65%의 환아에서 동반된다.[68] 척추의 기형에는 척추뼈의 결손, hemivertebra, fused ribs, 척추후만증, 척추측만증 등이 있으며 60%에서 동반된다.[69] 악안면 기형에는 hemifacial microsomia, malar and maxillary hypoplasia, 구순구개열, 대구증 *macrostomia* , 흉쇄유돌근 이상 등이 동반될 수 있으며 전체의 50%에서 동반되는 것으로 알려져 있다.

안면마비는 악안면 기형의 중요한 소견이며,[70] 안면마비가 동반된 경우 환아는 토안증 *lagophthalmos* , 안검외반 *ectropion* , 안구건조증, 각막손상이 동반될 수 있기 때문에 불량한 예후를 나타내므로 각별한 주의가 필요하다. Goldenhar 증후군 환아는 이 밖에도 심혈관계, 호흡기계 등의 전신적 이상을 동반하는 경우가 많은데 전체의 37%에서 심혈관 기형이 동반되며 심혈관, 호흡계통의 기형으로 인한 기관지폐렴이 주요 사망원인이다.[67]

Ⅲ. 후천성 안면마비

소아 벨마비

벨마비는 소아 안면마비에서 가장 흔한 원인으로서 유병률은 10만 명당 6.6명으로 보고되고 있으나 나이에 따라 약간의 발생의 차이를 보여 10세 미만에서는 10만 명당 2.7명이나 10~20세 사이에서는 10만 명당 10.1명인 것으로 알려져 있고,[71,72] 4세 전후와 15세 전후에 흔하게 발생하는 것으로 알려져 있다.[8,73]

계절과의 상관관계에서는 상반된 연구결과들이 보고되고 있어 명확한 결론을 내리기 어려우나 Ozkale 등의 연구에 따르면 73%의 환자들이 겨울철에 발생한다고 보고한 바 있으며,[8] 남아에서보다 여아에서 자주 생기는 것으로 알려져 있다.[8,74] 정확한 병태생리는 알려지지 않았으나 바이러스 감염 이후 자가면역 기전에 의하여 신경 수초의 국소적인 손상이 안면신경 손상을 초래하는 것으로 생각된다.[75]

임상적인 경과는 성인과 큰 차이가 없으며 감기 등의 전구증상 이후 갑자기 발생하는 일측의 말초성 안면마비를 특징으로 한다. 2세 미만의 소아에서는 중이염, 유양돌기염, Ramsay-Hunt 증후군, 진주종, Guillain-Barre 증후군, 근무력증, 종양 등의 다양한 원인을 감별해야 하므로 진단에 주의가 필요하다.

환자의 나이는 벨마비의 예후에 영향을 미치는 주요한 인자로 알려져 있다. Danielidis 등의 연구에 따르면 4세에서 50세 사이의 환자들에서 완전회복의 비율은 83%에서 74.5%로 다양했으며 80세 이상에서는 54%로 감소하였다.[76] Peitersen 등의 연구에서도 60세 이상의 벨마비 환자들에서는 정상기능으로 회복되는 경우가 1/3밖에 되지 않았다.[10] 소아 벨마비의 예후는 성인보다 양호하며 85~97%에서 3개월 이내 합병증이 없이 완전회복이 되는 것으로 알려져 있다.[77~80]

바이러스의 재활성화 등으로 인하여 소아 벨마비도 재발하는 경우가 있는데 Wong 등은 24명의 환자 중에서 6명(25%)이 재발을 경험하였음을 보고한 바 있으며,[77] Eidlitz-Markus 등은 182명의 소아 벨마비 환자 중 6%에서 재발을 보고하였다.[79] Shis 등의 연구에서는 56명의 소아 벨다비 환아를 대상으로 관찰한 결과 재발률은 6.8%로 보고한 바 있다.[12] 성인의 경우 재발성 벨마비는 불량한 예후를 나타내지만 Pitts 등은 소아 벨마비에서는 예후에 영향을 미치지 않는다고 보고한 바 있다.[81]

약물치료로서는 경구 스테로이드가 많이 사용되지만 대규모의 전향적 무작위배정 연구가 없기 때문에 스테로이드의 효과에 대한 근거에 대해서는 논란의 여지가 있다. Salman 등이 시행한 체계적 문헌고찰에서는 소아만을 대상으로 한 연구가 부족하여 스테로이드의 일상적인 사용은 추천하지 않았고,[82] Pitaro 등이 시행한 체계적 문헌고찰에서 저자들은 소아에서 경구 스테로이드제의 효과에 대하여 체계적인 무작위배정 연구의 부재로 인하여 확정적인 결론을 내리기 어렵다고 보고한 바 있지만,[73] AAO-HNS의 진료지침에서는 치료과정에 필요한 경우 사용을 고려할 수 있다고 권고하고 있다.[21]

그러나 Unuvar 등이 시행한 소규모 무작위배정 연구에 따르면 경구 스테로이드를 투여한 경우 위약군에 비하여 유의하게 높은 초기 회복률을 나타내는 것으로 보고되었고,[83] 많은 후향적 연구에서 소아 벨마비에서 스테로이드를 사용한 경우 높은 완전회복을 보고하고 있기 때문에[12,84] 소아의 특성을 반영하여 발병 초기에 스테로이드를 주의 깊게 사용하는 것을 고려할 수 있다. 경구 스테로이드의 용량에 있어서 프레드니솔론 *prednisolone* 은 0.5~1.5 mg/kg/day, 프레드니손 *prednisone* 은 0.5~2 mg/kg/day를 사용하는 것으로 보고되고 있으며 기간 또한 다양하게 사용된다.[73] 보조적인 요법으로서 비타민, 혈액순환 개선제, 전기자극요법 등을 사용할 수 있다.[85] 소아 벨마비는 전반적으로 양호한 예후를 나타내지만, 난청이 동반되거나 신경학적 이상이 있는 경우, 안면신경의 한 분지만 침범한 경우, 3주 이상 서서히 진행한 경우, 재발성 안면마비, 이하선이나 두경부 종물이 있는 경우에는 벨마비가 아닐 가능성을 염두에 두고 추가적인 검사를 시행해야 한다.

급성 중이염

급성 중이염의 합병증으로 안면마비가 발생할 수 있는데 과거에는 높은 유병률로 인하여 중이염이 소아 안면마비의 주요 원인이었으나 최근에는 항생제의 사용으로 그 빈도가 줄어들고 있다.[86] 급성 중이염의 합병증으로 인한 안면마비는 전체 안면마비의 0.4~9%를 차지하며,[87] 급성 중이염의 측두골내 합병증의 22%를 차지한다.[88]

급성 중이염으로 인한 안면마비는 생후 2세 이전에 자주 생기는데 이 시기에 아직 외부 감염에 대한 면역반응이 활성화되어 있지 않기 때문으로 생각된다.[8] 급성 중이염에서 안면마비가 발생하는 기전은 여러 가지로 설명되고 있는데 중이강 내의 안면신경이나 고삭신경의 감염,[89] 중이염으로 인한 이차적인 바이러스의 재활성화,[90] 세균의 독소에 의한 안면신경의 탈수초화,[91] 정맥혈전을 동반한 신경염으로 인한 신경의 염증성 부종[92] 등이 있을 수 있다.

전형적으로 발열, 이통 등의 급성증상과 함께 일측의 말초성 안면마비가 발생하게 되는데 이때 고막은 발적, 팽륜되어 있으며 화농성 이루를 보이는 경우도 있다. 원인 균주를 찾기 위한 세균학적 검사가 필수적인데 흔히 발견되는 균주는 폐렴연쇄구균 *Streptococcus pneumoniae* 과 포도상구균종 *Staphylococcus species* 이다. 종양이나 융합유돌염 등을 감별하기 위하여 측두골 전산화 단층촬영을 해야 하며 고막절개술이나 중이 환기관 유치술을 시행하여 중이의 화농성 저류액을 제거하고 2, 3세대 세파 계열 항생제를 정맥투여해야 한다. 적절한 치료를 시행하여도 중이염의 급성 증상이 악화하거나 안면마비가 진행하는 경우 혹은 3주 이상 완전 마비가 지속되는 경우에는 유돌절제술과 안면신경 감압술을 고려할 수 있다.[86,93,94]

라임병 Lyme disease

라임병은 1975년 미국에서 처음 발견된 질환으로 북미와 유럽 지역에서 흔한 진드기 매개 질환이며 Borrelia burgdorferi에 감염된 진드기에 사람이 물려서 발병하게 된다. 진드기에 물린 수일~수 주 뒤에 세균이 진피층에 침입하여 특징적인 피부 병변인 만성이동홍반 *erythema chronicum migrans* 을 형성하고 다시 수 주~수개월 뒤에 10~15%의 환자들에서 신경계 증상이 발생하게 되는데 이때 말초성 안면마비가 흔하게 발생한다.[95] 유행지역인 경우에는 안면마비가 신경 보렐리아증의 유일한 증상인 경우도 흔히 볼 수 있다.

유병률은 지역에 따라 많은 차이를 보이며 유행지역에서는 소아 말초성 안면마비의 가장 흔한 원인으로 알려져 있다.[96] 말초혈액 내의 Borrelia IgM, IgG 항체 검사로 진단할 수 있지만, 혈액에서는 검출되지 않고 뇌척수액에서만 Borrelia가 검출되는 경우도 보고되고 있기 때문에 주의를 요한다.[97]

적절한 항생제 *doxycycline, amoxicillin* 와 스테로이드를 투여하여 치료하게 되는데 예후는 양호하다. 우리나라의 라임병은 매우 드물게 보고되고 있는데 국내의 실태를 조사한 Moon 등의 연구에 따르면 2005년에서 2012년 사이에 라임병은 총 16례가 발생하였으며 이 중 5례는 강원도 산악지역에서 감염된 것으로 생각되며 5례에서는 신경학적 이상을 보였다고 보고한 바 있다.[98]

종양

소아에서 종양으로 인한 안면마비는 백혈병, 기형종, 연조직 육종, 신경모세포종 등에 의하여 발생할 수 있는데,[8] 아주 드물기 때문에 안면신경 발병 초기에 가능성을 의심하고 세심한 진료를 하지 않으면 놓치기 쉬운 질환이다. May 등은 종양에 의한 소아 안면마비의 발생률을 2%로 보고한 바 있으며,[1] Evans 등은 35명의 소아 안면마비 환자 중 1례(2.86%)에서 종양이 원인임을 보고한 바 있다.[4] 안면마비는 재발성 소아백

혈병의 흔한 합병증인데 이는 백혈구들의 중추신경계 침범으로 인한 것으로 생각되며 이 경우에 안면마비는 대개 양측성으로 발생하게 된다. 종양에 의한 안면마비가 의심되는 경우에는 전산화 단층촬영과 뇌 자기공명영상촬영이 필수적이다.

측두골 골절

소아에서 측두골 골절은 소아 두개저 골절의 가장 흔한 형태로서 어린 나이에는 낙상이나 교통사고에 의하여 많이 발생하고 이후 연령에서는 자전거 사고나 외상에 의하여 발생한다. 소아 측두골 골절의 50%는 횡골절, 10%는 종골절, 40%는 혼합형이다.

감각신경성 난청, 전음성 난청, 뇌척수액 누출, 진주종, 뇌수막염, 안면마비 등을 유발할 수 있으며 이 중 안면마비는 대개 골절선이 이낭*otic capsule*을 침범하여 발생하게 되므로 종골절에서 흔하게 볼 수 있다.[99] 성인에서 발생하는 측두골 골절보다 안면마비를 초래하는 경우는 드문 것으로 알려져 있다.[100] 치료의 원칙은 성인과 다르지 않으며 스테로이드를 사용하면서 임상 증상의 변화 여부와 전기생리학적 검사결과를 바탕으로 수술적 치료 여부를 고려하게 된다.

References

1. May, M., T. J. Fria, F. Blumenthal and H. Curtin. Facial paralysis in children: differential diagnosis. Otolaryngol Head Neck Surg 1981; 89: 841-8
2. Cha, C. I., C. K. Hong, M. S. Park and S. G. Yeo. Comparison of facial nerve paralysis in adults and children. Yonsei Med J 2008; 49: 725-34
3. Grundfast, K. M., J. L. Guarisco, J. R. Thomsen and B. Koch. Diverse etiologies of facial paralysis in children. Int J Pediatr Otorhinolaryngol 1990; 19: 223-39
4. Evans, A. K., G. Licameli, S. Brietzke, K. Whittemore and M. Kenna. Pediatric facial nerve paralysis: patients, management and outcomes. Int J Pediatr Otorhinolaryngol 2005; 69: 1521-8
5. Falco, N. A. and E. Eriksson. Facial nerve palsy in the newborn: incidence and outcome. Plast Reconstr Surg 1990; 85: 1-4
6. Saini, A., P. Singhi, K. S. Sodhi and A. Gupta. Bell palsy in a neonate with rapid response to oral corticosteroids: a case report. J Child Neurol 2013; 28: 506-8
7. Drack, F. D. and M. Weissert. Outcome of peripheral facial palsy in children - a catamnestic study. Eur J Paediatr Neurol 2013; 17: 185-91
8. Ozkale, Y., I. Erol, S. Saygi and I. Yilmaz. Overview of pediatric peripheral facial nerve paralysis: analysis of 40 patients. J Child Neurol 2015; 30: 193-9
9. Manning, J. J. and K. K. Adour. Facial paralysis in children. Pediatrics 1972; 49: 102-9
10. Peitersen, E. Bell's palsy: the spontaneous course of 2,500 peripheral facial nerve palsies of different etiologies. Acta Otolaryngol Suppl 2002: 4-30
11. Ogita, S., K. Terada, T. Niizuma, Y. Kosaka and N. Kataoka. Characteristics of facial nerve palsy during childhood in Japan: frequency of varicella-zoster virus association. Pediatr Int 2006; 48: 245-9
12. Shih, W. H., F. Y. Tseng, T. H. Yeh, C. J. Hsu and Y. S. Chen. Outcomes of facial palsy in children. Acta Otolaryngol 2009; 129: 915-20
13. Shapiro, N. L., M. J. Cunningham, S. R. Parikh, R. D. Eavey and M. L. Cheney. Congenital unilateral facial paralysis. Pediatrics 1996; 97: 261-4
14. Zuker, R. M. Facial paralysis in children. Clin Plast Surg 1990; 17: 95-9
15. McHugh, H. E. Facial Paralysis in Birth Injury and Skull Fractures. Arch Otolaryngol 1963; 78: 443-55
16. Al Tawil, K., N. Saleem, H. Kadri, M. T. Rifae and H. Tawakol. Traumatic facial nerve palsy in newborns: is it always iatrogenic? Am J Perinatol 2010; 27: 711-3
17. Camus, M., G. Lefebvre and Y. Darbois. [Facial paralysis of obstetrical origin. Etiology, evolution]. Rev Fr Gynecol Obstet 1986; 81: 145-7
18. Ramsey, M. J., R. DerSimonian, M. R. Holtel and L. P. Burgess. Corticosteroid treatment for idiopathic facial nerve paralysis: a meta-analysis. Laryngoscope 2000; 110: 335-41
19. Kumari, S., S. K. Bhargava, P. Choudhury and S. Ghosh. Facial palsy in newborn: clinical profile and long-term follow-up. Indian Pediatr 1980; 17: 917-22
20. Smith, J. D., R. L. Crumley and L. A. Harker. Facial paralysis in the newborn. Otolaryngol Head Neck Surg 1981; 89: 1021-4
21. Baugh, R. F., G. J. Basura, L. E. Ishii, S. R. Schwartz, C. M. Drumheller, R. Burkholder, et al. Clinical practice guideline: Bell's palsy. Otolaryngol Head Neck Surg 2013; 149: S1-27
22. Muler, H., G. Cotin and J. Ray. [Persistent obstetrical facial paralysis. Clinical forms. Treatment]. Ann Otolaryngol Chir Cervicofac 1970; 87: 531-6
23. Bergman, I., M. May, H. B. Wessel and S. E. Stool. Management of facial palsy caused by birth trauma. Laryngoscope 1986; 96: 381-4
24. P, K. M., E. Kilinc, S. Oishi, I. R. A and A. K. L. Mobius Syndrome: A 35-Year Single Institution Experience. J Pediatr Orthop 2017;

25. Kuklik, M. Poland-Mobius syndrome and disruption spectrum affecting the face and extremities: a review paper and presentation of five cases. Acta Chir Plast 2000; 42: 95-103
26. Verzijl, H. T., B. van der Zwaag, J. R. Cruysberg and G. W. Padberg. Mobius syndrome redefined: a syndrome of rhombencephalic maldevelopment. Neurology 2003; 61: 327-33
27. Kumar, D. Moebius syndrome. J Med Genet 1990; 27: 122-6
28. Parker, D. L., P. R. Mitchell and G. L. Holmes. Poland-Mobius syndrome. J Med Genet 1981; 18: 317-20
29. Krueger, K. E. and D. Friedrich. [Familial congenital disorders of motility of the eye]. Klin Monbl Augenheilkd 1963; 142: 101-17
30. Legum, C., V. Godel and P. Nemet. Heterogeneity and pleiotropism in the Moebius syndrome. Clin Genet 1981; 20: 254-9
31. Tomas-Roca, L., A. Tsaalbi-Shtylik, J. G. Jansen, M. K. Singh, J. A. Epstein, U. Altunoglu, et al. De novo mutations in PLXND1 and REV3L cause Mobius syndrome. Nat Commun 2015; 6: 7199
32. Yoon, K., S. J. Yoo, D. C. Suh, Y. A. Lee, K. S. Kim and G. Choe. Mobius syndrome with brain stem calcification: prenatal and neonatal sonographic findings. Pediatr Radiol 1997; 27: 150-2
33. Miller, J. R. and R. E. Myers. Neuropathology of systemic circulatory arrest in adult monkeys. Neurology 1972; 22: 888-904
34. Lipson, A. H., W. S. Webster, P. D. Brown-Woodman and R. A. Osborn. Moebius syndrome: animal model--human correlations and evidence for a brainstem vascular etiology. Teratology 1989; 40: 339-50
35. Pedraza, S., J. Gamez, A. Rovira, A. Zamora, E. Grive, N. Raguer, et al. MRI findings in Mobius syndrome: correlation with clinical features. Neurology 2000; 55: 1058-60
36. Bianchi, B., C. Copelli, S. Ferrari, A. Ferri and E. Sesenna. Facial animation in patients with Moebius and Moebius-like syndromes. Int J Oral Maxillofac Surg 2010; 39: 1066-73
37. Levin, S. E., N. H. Silverman and S. Milner. Hypoplasia or absence of the depressor anguli oris muscle and congenital abnormalities, with special reference to the cardiofacial syndrome. S Afr Med J 1982; 61: 227-31
38. Ulualp, S. O. and R. Deskin. Congenital unilateral hypoplasia of depressor anguli oris. Case Rep Pediatr 2012; 2012: 507248
39. Cayler, G. G. Cardiofacial syndrome. Congenital heart disease and facial weakness, a hitherto unrecognized association. Arch Dis Child 1969; 44: 69-75
40. Lahat, E., E. Heyman, A. Barkay and M. Goldberg. Asymmetric crying facies and associated congenital anomalies: prospective study and review of the literature. J Child Neurol 2000; 15: 808-10
41. Akcakus, M., Y. Ozkul, T. Gunes, S. Kurtoglu, N. Cetin, A. P. Kisaarslan, et al. Associated anomalies in asymmetric crying facies and 22q11 deletion. Genet Couns 2003; 14: 325-30
42. Rioja-Mazza, D., E. Lieber, V. Kamath and R. Kalpatthi. Asymmetric crying facies: a possible marker for congenital malformations. J Matern Fetal Neonatal Med 2005; 18: 275-7
43. Lin, D. S., F. Y. Huang, S. P. Lin, M. R. Chen, H. A. Kao, H. Y. Hung, et al. Frequency of associated anomalies in congenital hypoplasia of depressor anguli oris muscle: a study of 50 patients. Am J Med Genet 1997; 71: 215-8
44. Udagawa, A., K. Arikawa, S. Shimizu, H. Suzuki, H. Matsumoto, S. Yoshimoto, et al. A simple reconstruction for congenital unilateral lower lip palsy. Plast Reconstr Surg 2007; 120: 238-44
45. Tulley, P., A. Webb, J. S. Chana, S. T. Tan, D. Hudson, A. O. Grobbelaar, et al. Paralysis of the marginal mandibular branch of the facial nerve: treatment options. Br J Plast Surg 2000; 53: 378-85
46. Isken, T., A. Gunlemez, B. Kara, H. Izmirli and H. Gercek. Botulinum toxin for the correction of asymmetric crying facies. Aesthet Surg J 2009; 29: 524-7
47. Marino, H. Paralysis of the muscles of the chin; surgical treatment. Surg Gynecol Obstet 1953; 96: 433-6
48. Hussain, G., R. T. Manktelow and L. R. Tomat. Depressor labii inferioris resection: an effective treatment for marginal mandibular nerve paralysis. Br J Plast Surg 2004; 57: 502-10
49. Conley, J., D. C. Baker and R. W. Selfe. Paralysis of the mandibular branch of the facial nerve. Plast Reconstr Surg 1982; 70: 569-77
50. Ueda, K., K. Harii and A. Yamada. Free vascularized double muscle transplantation for the treatment of facial paralysis. Plast Reconstr Surg 1995; 95: 1288-96; discussion 97-8
51. Okudo, J. and Y. Oluyide. Melkersson-Rosenthal Syndrome with Orofacial Swelling and Recurrent Lower Motor Neuron Facial Nerve Palsy: A Case Report and Review of the Literature. Case Rep Otolaryngol 2015; 2015: 214946
52. Ozgursoy, O. B., S. Karatayli Ozgursoy, O. Tulunay, O. Kemal, A. Akyol and G. Dursun. Melkersson-Rosenthal syndrome revisited as a misdiagnosed disease. Am J Otolaryngol 2009; 30: 33-7
53. Rivera-Serrano, C. M., L. X. Man, S. Klein and B. M. Schaitkin. Melkersson-Rosenthal syndrome: a facial nerve center perspective. J Plast Reconstr Aesthet Surg 2014; 67: 1050-4
54. Kuok, S. S., N. Ramli, C. T. Tan and K. J. Goh. Melkersson-Rosenthal syndrome with involvement of masticatory muscles. Clin Neurol Neurosurg 2015; 130: 8-10
55. Zeng, W., S. Geng, X. Niu and J. Yuan. Complete Melkersson-

Rosenthal syndrome with multiple cranial nerve palsies. Clin Exp Dermatol 2010; 35: 272-4

56. Desai, S. D., P. Dumraliya and D. Mehta. Melkersson-Rosenthal syndrome. J Neurosci Rural Pract 2014; 5: S112-4
57. Kanerva, M., K. Moilanen, S. Virolainen, A. Vaheri and A. Pitkaranta. Melkersson-Rosenthal syndrome. Otolaryngol Head Neck Surg 2008; 138: 246-51
58. Herbert, A. A. and J. H. Berg. Oral mucous membrane diseases of childhood: I. Mucositis and xerostomia. II. Recurrent aphthous stomatitis. III. Herpetic stomatitis. Semin Dermatol 1992; 11: 80-7
59. Cabrera-Gomez, J. A., N. Echazabal-Santana, Y. Real-Gonzalez, K. Romero Garcia, M. Junior Sobrinho, M. A. Gil Ocana, et al. Hereditary Melkersson-Rosenthal syndrome and multiple sclerosis. Mult Scler 2005; 11: 364-6
60. De Maria, A., A. Zolezzi, G. Passalacqua, M. Leva, F. Tarchino, P. Spaggiari, et al. Melkersson-Rosenthal syndrome associated with parvovirus B19 viraemia and haemophagocytic lymphohistiocytosis. Clin Exp Dermatol 2009; 34: e623-5
61. Tan, Z., Y. Zhang, W. Chen, W. Gong, J. Zhao and X. Xu. Recurrent facial palsy in Melkersson Rosenthal syndrome: total facial nerve decompression is effective to prevent further recurrence. Am J Otolaryngol 2015; 36: 334-7
62. Talabi, O. A. Melkerssons-Rosenthal syndrome: a case report and review of the literature. Niger J Clin Pract 2011; 14: 477-8
63. Wang, J., P. Li, X. Jin, Y. Xu and X. Zhang. Outcomes of recurrent facial palsy in Melkersson Rosenthal syndrome. Ann Otol Rhinol Laryngol 2015; 124: 232-4
64. Dai, C., J. Li, S. Yang, L. Zhao, S. Feng, Y. Li, et al. Subtotal facial nerve decompression for recurrent facial palsy in Melkersson Rosenthal syndrome. Acta Otolaryngol 2014; 134: 425-8
65. Gorlin, R. J., K. L. Jue, U. Jacobsen and E. Goldschmidt. Oculoauriculovertebral Dysplasia. J Pediatr 1963; 63: 991-9
66. Ibhanesebhor, S. E. Goldenhar syndrome (oculo-auriculo-vertebral dysplasia): report of two cases. East Afr Med J 1995; 72: 333-4
67. Baum, J. L. Goldenhar's syndrome. Arch Ophthalmol 1992; 110: 750-1
68. Wang, R. Y., D. L. Earl, R. O. Ruder and J. M. Graham, Jr. Syndromic ear anomalies and renal ultrasounds. Pediatrics 2001; 108: E32
69. Goret-Nicaise, M., G. Baertz, P. Saussoy and A. Dhem. Oculo-auriculo-vertebral spectrum: cranial and vertebral malformations due to focal disturbed chondrogenesis. J Craniofac Genet Dev Biol 1997; 17: 35-42
70. Jackson, C. G. and P. G. von Doersten. The facial nerve. Current trends in diagnosis, treatment, and rehabilitation. Med Clin North Am 1999; 83: 179-95, x
71. Rowlands, S., R. Hooper, R. Hughes and P. Burney. The epidemiology and treatment of Bell's palsy in the UK. Eur J Neurol 2002; 9: 63-7
72. Pavlou, E., A. Gkampeta and M. Arampatzi. Facial nerve palsy in childhood. Brain Dev 2011; 33: 644-50
73. Pitaro, J., S. Waissbluth and S. J. Daniel. Do children with Bell's palsy benefit from steroid treatment? A systematic review. Int J Pediatr Otorhinolaryngol 2012; 76: 921-6
74. Adour, K. K., F. M. Byl, R. L. Hilsinger, Jr., Z. M. Kahn and M. I. Sheldon. The true nature of Bell's palsy: analysis of 1,000 consecutive patients. Laryngoscope 1978; 88: 787-801
75. Murakami, S., M. Mizobuchi, Y. Nakashiro, T. Doi, N. Hato and N. Yanagihara. Bell palsy and herpes simplex virus: identification of viral DNA in endoneurial fluid and muscle. Ann Intern Med 1996; 124: 27-30
76. Danielidis, V., A. Skevas, P. Van Cauwenberge and B. Vinck. A comparative study of age and degree of facial nerve recovery in patients with Bell's palsy. Eur Arch Otorhinolaryngol 1999; 256: 520-2
77. Wong, V. Outcome of facial nerve palsy in 24 children. Brain Dev 1995; 17: 294-6
78. Micheli, R., C. Telesca, F. Gitti, L. Giordano and A. Perini. [Bell's palsy: diagnostic and therapeutical trial in childhood]. Minerva Pediatr 1996; 48: 245-50
79. Eidlitz-Markus, T., A. Gilai, M. Mimouni and A. Shuper. Recurrent facial nerve palsy in paediatric patients. Eur J Pediatr 2001; 160: 659-63
80. Jenke, A. C., L. M. Stoek, M. Zilbauer, S. Wirth and P. Borusiak. Facial palsy: etiology, outcome and management in children. Eur J Paediatr Neurol 2011; 15: 209-13
81. Pitts, D. B., K. K. Adour and R. L. Hilsinger, Jr. Recurrent Bell's palsy: analysis of 140 patients. Laryngoscope 1988; 98: 535-40
82. Salman, M. S. and D. L. MacGregor. Should children with Bell's palsy be treated with corticosteroids? A systematic review. J Child Neurol 2001; 16: 565-8
83. Unuvar, E., F. Oguz, M. Sidal and A. Kilic. Corticosteroid treatment of childhood Bell's palsy. Pediatr Neurol 1999; 21: 814-6
84. Wang, C. H., Y. C. Chang, H. M. Shih, C. Y. Chen and J. C. Chen. Facial palsy in children: emergency department management and outcome. Pediatr Emerg Care 2010; 26: 121-5
85. Dhiravibulya, K. Outcome of Bell's palsy in children. J Med Assoc Thai 2002; 85: 334-9
86. Gaio, E., G. Marioni, C. de Filippis, A. Tregnaghi, S. Caltran and A. Staffieri. Facial nerve paralysis secondary to acute otitis media in infants and children. J Paediatr Child Health 2004; 40: 483-6
87. Kvestad, E., K. J. Kvaerner and I. W. Mair. Otologic facial palsy:

etiology, onset, and symptom duration. Ann Otol Rhinol Laryngol 2002; 111: 598-602

88. Goldstein, N. A., M. L. Casselbrant, C. D. Bluestone and M. Kurs-Lasky. Intratemporal complications of acute otitis media in infants and children. Otolaryngol Head Neck Surg 1998; 119: 444-54
89. Kamitsuka, M., K. Feldman and M. Richardson. Facial paralysis associated with otitis media. Pediatr Infect Dis 1985; 4: 682-4
90. Joseph, E. M. and N. M. Sperling. Facial nerve paralysis in acute otitis media: cause and management revisited. Otolaryngol Head Neck Surg 1998; 118: 694-6
91. Elliott, C. A., G. H. Zalzal and W. R. Gottlieb. Acute otitis media and facial paralysis in children. Ann Otol Rhinol Laryngol 1996; 105: 58-62
92. Jacobsson, M., O. Nylen and A. Tjellstrom. Acute otitis media and facial palsy in children. Acta Paediatr Scand 1990; 79: 118-20
93. Makeham, T. P., G. R. Croxson and S. Coulson. Infective causes of facial nerve paralysis. Otol Neurotol 2007; 28: 100-3
94. Shargorodsky, J., H. W. Lin and Q. Gopen. Facial nerve palsy in the pediatric population. Clin Pediatr (Phila) 2010; 49: 411-7
95. Kindler, W., H. Wolf, K. Thier and S. Oberndorfer. Peripheral facial palsy as an initial symptom of Lyme neuroborreliosis in an Austrian endemic area. Wien Klin Wochenschr 2016; 128: 837-40
96. Hines, E. M., L. E. Nigrovic, M. I. Neuman and S. S. Shah. Adjustment of cerebrospinal fluid protein for red blood cells in neonates and young infants. J Hosp Med 2012; 7: 325-8
97. Polat, E., V. Turhan, M. Aslan, B. Musellim, Y. Onem and B. Ertugrul. [First report of three culture confirmed human Lyme cases in Turkey]. Mikrobiyol Bul 2010; 44: 133-9
98. Moon, S., Y. Hong, K. J. Hwang, S. Kim, J. Eom, D. Kwon, et al. Epidemiological features and clinical manifestations of Lyme borreliosis in Korea during the period 2005-2012. Jpn J Infect Dis 2015; 68: 1-4
99. Williams, W. T., B. Y. Ghorayeb and J. W. Yeakley. Pediatric temporal bone fractures. Laryngoscope 1992; 102: 600-3
100. Ghorayeb, B. Y., J. W. Yeakley, J. W. Hall, 3rd and B. E. Jones. Unusual complications of temporal bone fractures. Arch Otolaryngol Head Neck Surg 1987; 113: 749-53

CHAPTER

8 Bell's palsy

경희의대 여승근

1830년 Charles Bell이 편측성 안면신경마비를 보고한 이래 원인불명의 급성 말초성 안면신경마비를 벨마비라고 명명하게 되었다.[1] 벨마비는 임상적으로 진단이 쉽고 환자의 생명이나 수명에는 영향이 없으며 대개 예후가 좋은 병이다. 그러나 아직까지도 이 병에 대한 명확한 원인과 발병기전 및 치료방법은 정립되지 않았다. 발생률은 인구 10만 명당 20~30명 정도이며 연령이 증가함에 따라 발생률도 증가하나 남녀 및 좌우측 간에 발생률의 차이는 없다. 대부분 일측성이며, 불완전마비 형태로 발생한다. 양측에 함께 발생하는 경우는 0.3%이며 9%는 과거 특발성 안면신경마비의 기왕력이 있으며 8%는 안면신경마비 가족력이 있다.[2] 안면마비는 다양한 원인에 의해 발생하는데 그중 벨마비는 급성 안면신경마비의 모든 가능한 원인을 배제한 후 진단하게 되므로 특발성 안면신경마비라고 불린다(표 8-1).

진단은 안면신경마비를 유발하는 다른 질환들을 배제함으로써 가능하나 최소한의 진단 기준으로는 편측의 모든 안면 근육의 불완전 혹은 완전 마비가 있고, 갑자기 발생해야 하며, 중추신경계질환, 이과질환, 소뇌 교각 질환이 없으면 특발성 안면신경마비로 진단할 수 있다.[3] 벨마비의 특징적인 소견이 아닌 증상들이 있다면 다른 원인 질환에 대한 감별이 필요하다. 마비가 점진적으로 진행한다면(72시간 이상) 진주종이나 안면신경종양, 뇌기저부종양, 이하선종양 등에 의해 신경의 압박이 일어날 수 있다. 마비가 이마부위에 생기지 않거나 반부전마비 *hemiparesis*가 동반되는 경우 뇌경색 등의 중추성 질환에 대한 감별이 필요하다. 다발신경병증 *polyneuropathy*은 중추성 질환이나 뇌기저부 종양과 관련이 있을 수 있다. 안면신경마비가 발생 4개월 이후에 전혀 호전이 없다면 안면신경 분지별로 나타나거나 이하선 종양과 같은 붓꼭지구멍(경유돌공) *stylomastoid foramen* 이후의 병변을 의심해볼 수 있다. 이전에 암 질환의 병력이 있다면 암의 전이성 병변에 대한 추가적인 검사가 필요하다.

표 8-1 안면신경마비의 감별진단

급성마비	만성 혹은 진행성마비
다발신경염 *polyneuritis*	암 *malignancies*
벨마비 *Bell's palsy*	이하선 종양 *primary parotid tumor*
대상포진 *herpes zoster*	전이 종양 *metastatic tumor*
Guillain-Barre syndrome	양성 종양 *benign tumors*
자가면역병 *autoimmune disease*	신경집종 *schwannoma*
Lyme disease	사구종양 *glomus tumor*
HIV infection	진주종 *cholesteatoma*
Kawasaki disease	
외상 *trauma*	
측두골 골절 *temporal bone fracture*	
압력손상 *barotrauma*	
분만 외상 *birth trauma*	
중이염 *otitis media*	
급성 세균성 *acute bacterial*	
만성 세균성 *chronic bacterial*	
진주종 *cholesteatoma*	
사르코이드증 *sarcoidosis*	
멜커슨 로젠탈 증후군 *Melkersson-Rosenthal syndrome*	
Neurologic disorder	
HIV infection	
뇌혈관질환 *cerebrovascular disorder*	
중추성 혹은 말초성 *central or peripheral*	

(Mattox DE. Clinical Disorders of the facial nerve)

불완전 마비 형태의 특발성 안면신경마비는 치료하지 않으면 전체 환자의 6%에서만 경미한 마비를 남기고 완전 회복되고, 완전안면마비의 경우는 완전 회복이 71%, 중등도 및 고도의 안면신경 장애가 16%, 경미한 장애가 13%로 알려져 있다.[4,5]

Ⅰ. 원인

벨마비의 원인으로는 바이러스 감염, vasa nervorum의 미세혈액순환장애, 허혈성 신경장애, 자가면역반응 등이 알려져 있다.[6~8] 30여 년간의 여러 연구 결과를 바탕으로 바이러스 감염이 현재까지는 가장 유력한 이론으로 받아들여진다.

바이러스성 원인

단순 헤르페스 바이러스*herpes simplex virus, HSV*, 대상포진 바이러스*varicella zoster virus, VZV*, 아데노바이러스*adenovirus*, 인플루엔자 바이러스*influenza virus*, 거대세포바이러스*cytomegalovirus* 등이 벨마비의 원인 바이러스로 알려져 있다. 환자의 혈청에서 바이러스가 분리되지는 않았지만, 임상 증상과 바이러스 항체 역가의 변화로 추정해볼 때 바이러스 감염이 원인일 것으로 생각하고 있다. HSV-1은 구강점막 또는 입술의 재발성 수포를 일으키는데 보통 이른 청소년기에 발생하며 대부분 증상이 없고, 치은 구내염을 일으킨다. HSV-1은 신경친화성 바이러스로 잠복감염의 비율이 높으며 이러한 HSV-1의 특징을 고려해볼 때 벨마비의 가장 흔한 원인으로 생각해볼 수 있다.[9]

1972년 McCormick은 슬신경절*geniculate ganglion*에서 활성화된 HSV가 벨마비의 원인일 것이라 처음으로 주장하였다.[4] 이후 많은 연구들이 HSV 가설의 증거를 찾기 위해 시도되었는데 보체결합검사*complement fixation*를 통해 정상인에 비해 벨마비 환자에서 HSV 항체가 높은 것을 증명하였다. 하지만 바이러스성 원인의 증거가 될 수 있는 급성 또는 회복기에서의 HSV 항체 역가의 변화를 발견하지는 못하였다.[10]

Mulkens는 처음으로 안면신경 감압술을 시행하면서 채취한 안면신경 신경외막*epineurium*에서 HSV-1을 배양하여 벨마비와 HSV-1의 관계를 주장하였다.[11] Murakmi는 벨마비, Ramsay-Hunt 증후군 환자에서 신경내막액*endoneurial fluid*과 후이개근육의 조직을 채취하여 PCR을 시행하였으며 벨마비 환자 79%에서 HSV-1 유전자를 검출하였고, Ramsay-Hunt syndrome 환자 89%에서 VZV 유전자를 검출하였다. HSV-1, VZV는 일반적으로 안면신경의 슬신경절에 잠복해 있으므로 재활성화되지 않았다면 신경내막액이나 이개근육에서 검출되지 않을 것이므로 HSV-1과 VZV와 안면마비 발생 관계가 있음을 시사하였다.[12] 또 다른 연구에서는 벨마비가 발생하고 6일 뒤 사망한 환자의 병변측 슬신경절에서 HSV 유전자를 증폭하여 검출하여 벨마비의 원인으로 HSV의 가능성을 뒷받침하였다.[13]

여러 동물 실험에서 HSV가 벨마비를 일으킨다는 여러 연구 결과들이 있었지만 그 결과는 일정하지 않았다. Kumagami 는 HSV를 이용하여 안면마비의 동물 모델을 처음 개발하였는데, HSV를 토끼의 붓꼭지구멍에 있는 안면신경에 직접 주사 후 바이러스 접종 6일 내에 19마리의 동물 중 16마리에서 안면마비를 발생시키는 데 성공하였다. 이 연구에서 223일의 경과관찰 기간 동안 한 마리를 제외한 나머지 동물은 안면신경마비가 개선되지 않았다.[14] 다른 연구에서는 HSV-1을 쥐의 혀에 주입하여 안면운동신경핵을 포함한 다양한 뇌간지역에서 바이러스 항원을 확인하였지만, 안면신경마티 모델을 만드는 데는 실패하였다.[15]

그 이후 1995년 Sugita는 4주 된 암컷 쥐의 이개에 HSV-1의 KOS strain을 주입하여 57%의 쥐에서 급성 및 일시적인 안면마비 동물 모델을 만드는 데 성공하였다. 안면마비는 바이러스 주입 후 6~9일 후에 발생하였으며, 14일 내에 저절로 호전되었다. 쥐에서 조직병리학적 소견은 신경의 부종, 염증세포의 침윤, 공포변성*vacuolar degeneration*등으로 벨마비 환자에서 알려진 소견과 비슷하였다(그림 8-1).[16]

또 다른 연구에서는 HSV-1로 유발된 신경염에 복합적인 신경손상이 있는 것을 눈깜박임반사검사*blink reflex test*와 전기생리 검사, 조직학적 검사 등을 이용하여 다양한 신경 손상 병변이 있는 것을 확인하였으며 안면신경마비의 회복에 비해 신경전도의 회복이 지연되는 것을 확인하였다(그림 8-2).[17] 다른 연구에서는 HSV 주입 후 이개에서부터 안면신경, 뇌간까지의 이동 주행을 추적하였으며 쥐의 안면신경마비의 원인으로 HSV-1 감염 역할을 확인하였다. 이 연구를 통해 안면신경마비가 바이러스와 관련된 세포 말이집탈락*cellular demyelination*보다는 직접적인 바이러스 손상에 의한 것임을 시사하였다.[18] 벨마비는 슬신경절에 존재하는 잠복 HSV-1의 재활성화에 의한 것으로 생각되는 질환으로 이 연구의 연구 모델은 HSV-1에 의한 1차 감염에 의해 생긴 문제점이 있었다.

이후 재활성화 모델로 HSV-1 감염 모델을 개발하였는데 쥐의 세포매개면역을 억제한 후 안면신경마비 회복 8주 후 이전 HSV-1 접종과 동일한 영역에 바늘로 귓바퀴 피부를 긁은 후 안면마비가 20%에서 발생했으며 HSV-1 genome은 안면신경의 67%에서 발견되었다.[19] 이 연구를 통해 HSV-1의 재활성화가 벨마비와 유사한 안면신경마비를 일으킬 수 있음을 확인하였고, HSV-1의 재활성화가 항상 안면마비의 증상을 유

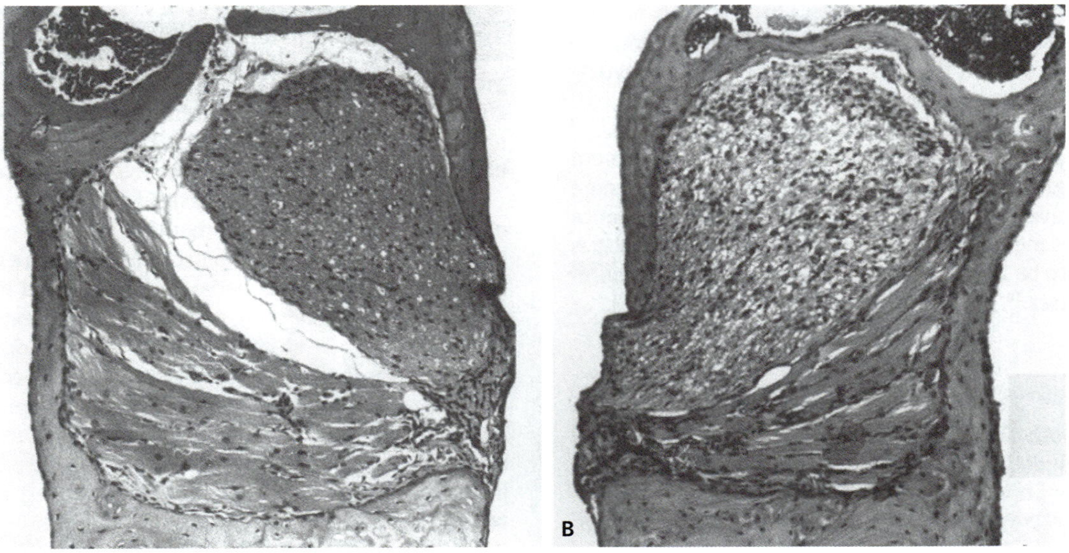

그림 8-1 생쥐의 측두골 내 안면신경의 횡단면. 안면신경 손상이 있는 측에는 안면신경과 안면신경관 사이에 충분한 공간이 있지만(A), 손상이 없는 측은 공간이 보이지 않는다(B). (출처: Murakami S. Bell palsy and Ramsay Hunt Syndrome)

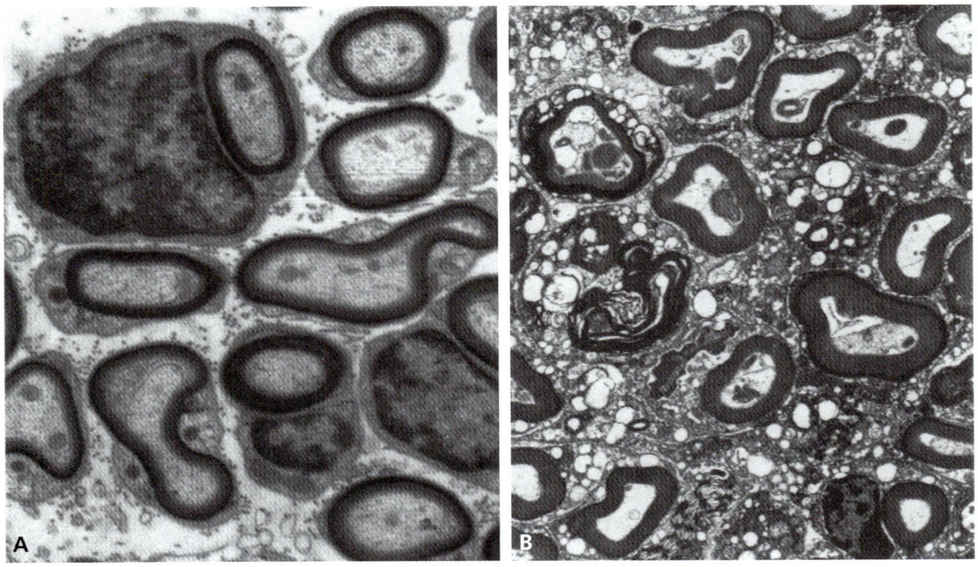

그림 8-2 생쥐 측두골내 안면신경의 전자현미경 소견. 안면신경이 손상된 측은 신경퇴화가 있는 반면(A), 손상되지 않은 측은 신경퇴화가 관찰되지 않는다(B). (출처: Murakami S. Bell palsy and Ramsay Hunt Syndrome)

발하지는 않는 것을 확인하였다. 삼차신경절에 잠복해 있는 HSV는 입술헤르페스 *labial herpes* 를 수차례 일으킬 수 있다고 알려져 있으나 안면신경의 슬신경절에서 HSV-1이 재활성화 되더라도 안면마비가 항상 나타나지 않을 수 있다는 것을 설명한다. 이는 감각신경과 운동신경에서 발생하는 증상의 발현 및 빈도가 다를 수 있으며 안면신경의 해부학적 구조와 같은 요인들이 안면마비의 병태생리에 관여할 것으로 생각된다.

허혈 ischemia

안면신경은 미로동맥 *labyrinthine artery*, 중경막동맥 *middle meningeal artery*, 붓꼭지구멍에서 혈액공급을 받는다. Vasa nervorum의 미세혈액순환장애는 벨마비의 원인에 가장 전통적인 가설이다. 1944년 Denny-Brown은 신경 전도의 손실을 동반한 신경섬유의 말이집탈락과 붕괴는 축삭원형질 흐름 *axoplasmic flow* 의 직접적인 압박보다는 신경에 공급되는 동맥의 압박으로 인한 허혈성 손상에 의한 것이라 설명했다.[20] 그 후 Hilger는 벨마비가 구역 세동맥 경련*segmental arteriolar spasm* 으로 인한 허혈성 신경염이라 생각하였다.[5] 중경막동맥의 색전술 후 일측성 안면마비가 발생한 증례를 통해 안면신경 고실분절의 허혈이 안면마비의 원인이 될 수 있다는 발표도 있었다.[21] Kumoi 등은 고양이의 내, 외 위턱동맥*internal and external maxillary artery* 의 색전술을 시행하여 허혈성 안면마비의 동물 모델을 만들었는데 이 동물 모델에서 안면신경마비는 색전술 직후에 발생하여 2개월 후에 자연적으로 회복되었다.[22]

자가면역 손상 autoimmune injury

말이집 성분*myelin component* 에 대한 자가면역반응은 Guillain-Barré syndrome이나 다발성경화증*multiple sclerosis* 질환에서 말초신경 말이집탈락의 원인으로 생각된다. 벨마비 환자의 말초혈액에서 림프구가 말초신경 말이집에 있는 human basic protein에서 큰 변화가 관찰되었다.[8] 또 다른 연구에서는 신경 내에 혈관 수축 물질을 주입한 후 비감작된 개보다 과면역된 개에서 더 심한 안면마비와 조직학적 신경의 손상이 일어나는 것을 확인하였다. 추가 진행된 연구에서 비만세포 탈과립 억제물질인 cromolyn sodium이 안면신경 신경외초 공간*perineural space* 에 말의 혈청을 주입하였을 때 신경변성을 막는 것을 확인하여 보체 또는 특정 항원에 의해 활성화된 비만세포의 탈과립이 신경 부종이나 허혈, 마비를 유도한다고 보고하였다.[23]

벨마비 환자에서 신경 손상의 세포성, 체액성 자가면역 기전에 대한 증거는 꾸준히 보고되어 왔다. Jonsson은 안면마비 환자에서 interferon-γ의 농도가 증가하는 것을 밝혔으나 안면마비의 급성기와 회복기에서의 interferon 농도의 차이를 확인하는 데는 실패하였다.[24] Yimaz는 벨마비 환자 23명에서 혈청의 시토카인을 검사하였는데 대조군에 비해 벨마비 환자에서 interleukin-6, interleukin-8, TNF-α의 값이 더 높은 것을 발견하였다.[25] 혈중의 높은 interleukin-6은 별아교세포 astrocyte 손상이 복구되는 것을 의미하며 혈청의 높은 TNF-α 농도가 HSV 복제 및 바이러스로 유도되는 말이집탈락의 염증 과정을 유도할 것으로 보았다. 반면 다른 연구에서는 T세포림프구 활성을 반영하는 혈청 interleukin-2 수용체의 농도가 벨마비 환자와 대조군 간에 차이가 없음을 보고하여 벨마비에서 T세포 림프군의 활성은 특징적인 소견이 아니라고 보았다.[26] 여러 가지 연구 결과 종합해보면 면역반응이 안면신경마비의 병인에 중요한 역할을 하지만 자가면역반응은 바이러스, 세균, 기생충 혹은 다른 물질들에 의해서 일어날 수도 있고 그렇지 않을 수도 있기 때문에 벨마비의 초기 원인은 아닐 것으로 생각된다.

II. 벨마비의 발생 기전

mechanism of facial nerve palsy in Bell palsy

성인의 사체에서 얻은 슬신경절에서 HSV 유전자가 73%, VZV 유전자가 69%에서 확인되었다. 그리고 HSV-1의 잠복감염은 신경세포에서 확인되는 반면 VZV는 주로 신경세포가 아닌 위성세포에서 발견되었다. 이를 통해 신경세포에서 HSV의 활성화가 벨마비를 일으킨다고 생각해볼 수 있겠다. 아직까지 HSV의 재활성화가 일어나는 정확한 메커니즘에 대해서는 밝혀져 있지 않지만 바이러스에 감염된 세포의 수, 신경절의 바이러스 유전자의 수, 바이러스의 종류, 개인의 세포 면역상태가 바이러스의 재활성에 중요한 요소로 생각된다.[27] 벨마비를 일으키는 유발인자가 바이러스의 재활성화를 일으키는 요인으로도 알려져 있는데 상기도 감염이나 열, 치아 발치, 생리, 추위에 노출되면 슬신경절에서 잠복된 HSV가 활성화된다. 바이러스가 활성화된 후에는 신경절을 파괴하고 신경내막액으로 퍼져 슈반세포를 감염시키고 안면신경의 말이집탈락과 염증반응을 일으킨다.[28] 바이러스 감염으로 인한 염증변화로 안면신경의 부종이 발생하여 안면신경관내에서 신경이 압박되어 안면신경마비가 발생한다고 생각되며 특히 미로분절과 내이도 분절에서 가장 심하다.[29] 신경내 압력의 증가가 정맥환류를 막고 혈액의 울혈을 야기하게 되어 안면신경의 부종과 압박, 허혈의 악순환이 안면마비의 나쁜 예후와 관계된 중요한 요소로 생각된다(그림 8-3).

III. 치료

눈관리 eye care

벨마비의 경우 눈이 완전히 감기지 않으면 눈을 깜빡거리거나, 눈물이 줄어들게 되고 이로 인해 각막이 건조해지면 각막병증이 생길 수 있고 이를 치료하지 않으면 영구적인 시각 장애가 생길 수 있다. 그래서 중등도 이상의 완전안면마비 환자

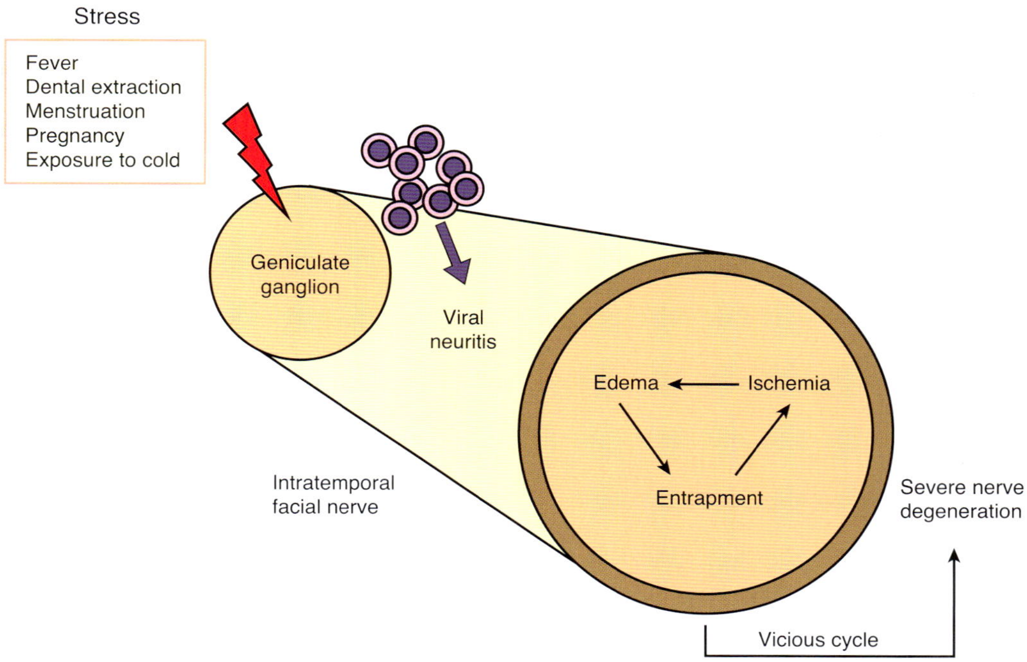

그림 8-3 바이러스성 안면신경마비의 병리기전. 슬신경절에서 단순포진 바이러스의 재활성화는 바이러스성 신경염을 일으켜 부종, 허혈 및 안면신경관내 안면신경 죄임의 악순환을 일으키는데 이는 심한 신경퇴행을 초래하게 된다. (출처: Murakami S. Bell palsy and Ramsay Hunt Syndrome)

의 경우 눈에 대한 보호가 우선 고려되어야 한다. 만약 눈이 불완전하게 감긴다면 방부제가 포함되지 않은 인공눈물을 이용한 적극적인 수분 공급이 필요하며 수면 시에는 연고 및 테이핑, 패치 등을 사용할 수 있다. 테이핑이나 패치 시 각막 감각이 저하된 환자의 경우 밑으로 눈꺼풀이 말려들어가면서 각막 찰과상이 생길 수 있으므로 주의를 요한다. 안구통증, 화끈거림, 시각 변화 등의 증상이 있을 경우에는 즉시 안과 의사의 자문을 구해야 한다.[30]

약물요법

1) 경구 스테로이드

벨마비의 치료 목표는 회복 시간을 단축시키고 안면신경의 기능 회복을 빠르게 하는 데 있다. 안면신경의 염증과 부종이 안면신경관 내에서 안면신경의 압박을 일으키는 것이 벨마비의 발생 기전으로 알려져 있다.[31] 스테로이드의 항염증 작용이 안면신경의 부종을 감소시켜 안면신경의 기능 회복에 도움을 주는 것으로 추정하고 있다. 스테로이드 치료 시작시점은 안면마비 발생 후 72시간 내에 시행해야 하며 용량 및 기간은 prednisolone 50 mg을 10일간 사용하거나, prednisolone 60 mg을 5일간 사용 후 5일간 감량하여 총 10일간 사용하는 것을 권고하고 있다.[32] 경구 스테로이드제의 부작용으로는 위장기능장애, 궤양의 악화, 혈당 조절 장애, 혈압 상승, 부종, 정신착란, 피부발진, 불면증, 대퇴골 무혈성 괴사 등이 알려져 있다. 그러므로 당뇨병 환자나 임산부와 같이 스테로이드의 부작용이 클 것으로 생각되는 경우에는 환자의 상태에 따라 치료 방법을 결정해야 한다.[33]

2007년에 발표된 무작위 비교 연구에서는 551명을 대상으로 steroid + acyclovir, placebo + acyclovir, steroid + placebo, placebo군으로 분류하여 3개월, 9개월에 H-B 등급을 이용하여 회복률을 평가하였다. 스테로이드군이 placebo군에 비해 3개월 때 83%와 63.6%, 9개월 때 94.4%와 81.6%로 회복률이 의미 있게 높았다.[34] 2008년에 발표된 다른 무작위 비교 연구에서는 839명을 대상으로 placebo군, steroid + placebo군, valacyclovir + placebo군, steroid + valacyclovir군으로 나누어서 12개월까지 회복률을 평가하였으며 12개월째 회복률이 스테로이드군(72%)이 비스테로이드군(57%)에 비해 회복률이 좋았으며, 스테로이드를 쓴 군이 그렇지 않은 군에 비해서 더 빨리 완전 회복을 보였다.[35]

소아 벨마비에서 스테로이드의 사용에 대해서는 아직까지 논란의 여지가 많다. 치료하지 않은 소아 벨마비 환자에서도 예후가 좋았고, 치료하지 않은 회복률이 성인보다 높아 스테로이드의 필요성에 대해서는 아직 정립되지 않았다.[36,37] 하지만 성인과 소아의 벨마비의 병태 생리가 유사하고 유익성과 위험성 *benefit-harm ratio* 을 감안할때 소아 벨마비 환자에서도 경구용 스테로이드의 사용을 고려해 보아야 하겠다.

2) 항바이러스 단독요법

벨마비의 원인에 대해서는 여러 가지 설이 있지만, 안면신경절 내에서의 바이러스의 활성화가 주요 원인으로 생각된다.[38] 지금까지 벨마비의 치료에 대한 연구가 많이 이루어진 항바이러스제는 acyclovir와 valacyclovir, famciclovir이며, 약물 용량 스케줄이 더 쉽고 생체 이용률 *bioavailability* 이 높아서 valacyclovir와 famciclovir가 더 선호된다.[30] 항바이러스제의 부작용으로는 오심, 구토, 설사를 포함하는 위장기능장애, 두드러기, 기관지경련, 혈관부종, 간장애, 신장장애 등이 알려져 있다.[33]

2008년 무작위 연구에서 12개월 후에 회복률을 비교하였을 때 valacyclovir를 사용한 군(61~70%)과 사용하지 않은 군(59~69%) 간에 통계적으로 유의한 회복률의 차이는 없었다.[30] 2015년 Cochrane review의 메타 분석상 항바이러스제 단독치료와 placebo군 간에 유의한 차이는 없었으며, 스테로이드 단독 치료가 항바이러스제 단독치료에 비해 높은 회복률을 보였다.[34] 메타 분석 시 항바이러스제의 종류, 용량, 약 투여 시기 등이 달라 이질성이 존재하나 벨마비의 치료에 항바이러스제 단독 요법은 일관되게 효과가 없었다. 결론적으로 항바이러스제 단독 요법은 현재 사용 가능한 약물 중에서는 치료효과가 없으며 불필요한 비용을 지불해야 하고 부작용의 가능성이 있어 벨마비 치료에 사용하지 말 것을 권고하고 있다.

3) 스테로이드 + 항바이러스제 병합요법

일반적으로 항바이러스제는 바이러스의 재활성화가 있기 전에 투여될 때 좋은 효과가 있다. 벨마비와 같이 임상 증상이 나타난 후에 투여하면 바이러스 복제가 이미 진행 중이므로 효과가 감소한다. 증상이 시작된 후 시간이 지연될수록 숙주 면역 반응에 의한 바이러스 복제가 이루어지며 따라서 효과적으로 치료하기 위해서는 가능한 빠른 시점에 항바이러스제를 복용해야 한다.[40] 현재까지 발표된 2개의 무작위 연구에서 벨마비 발생 후 72시간 내에 시행한 스테로이드와 항바이러스제 병합요법은 스테로이드 단독 요법과 비교할 때 통계적으로 유의한 회복률의 차이를 보이지 않았다.[34,35] 하지만 몇몇 연구에서는 장기간 안면신경 회복을 비교하였을 때 병합요법이 스테로이드 단독요법에 높은 회복률을 보였다.[41,42] 18개의 연구를 대상으로 메타 분석을 시행한 연구에서는 병합요법을 시행하였을 때 불완전 회복되는 것을 25% 낮추는 효과를 보였다.[43] 2007년에 일본에서 발표된 연구에서는 221명을 대상으로 steroid + valacyclovir, steroid + placebo군으로 분류하여 6개월에 Yanagihara 점수로 회복률을 평가하였는데, steroid + valacycovir군(96.5%)의 회복률이 steroid 단독군(89.7%)에 비해 의미 있게 높았다.[42] 국내에서는 Yeo 등의 연구에서도 병합요법이 스테로이드 단독요법에 비해 높은 회복률을 보였으며, 특히 초기에 생긴 당뇨나 고혈압이 없는 심한 안면마비 환자에서 병합요법을 시행하였을 때 스테로이드 단독치료군에 비해 높은 회복률을 보고하였다.[44]

Turgeon 등이 최근 발표한 메타 분석에서는 완전 회복 *complete recovery* 을 기준으로 회복률을 분석하였을 때는 두 군 간에 차이가 없었으나 만족할 만한 회복 *satisfactory recovery* 을 기준으로 분석하였을 때 두 군 간에 통계적으로 유의한 회복률의 차이를 보였다.[45] 하지만 미국 신경과학회 *American Academy of Neurology, AAN* 에서 발표한 벨마비 지침에서는 스테로이드에 항바이러스제를 추가 사용하는 것이 안면신경기능의 확률을 7% 이상 증가시키지 못한다 하여 병합 요법에 대해 강력한 근거가 부족하다 판단하였다.[46]

2015년 Cochrane review 메타 분석에서는 placebo에 비해 병합요법이 통계적으로 유의한 회복률의 차이를 보였으나(RR 0.46, 95% CI 0.41 to 0.76) 스테로이드 단독요법과 병합요법을 비교하였을 때 통계적으로 유의한 차이를 보이지 않았다(RR 0.69, 95% CI 0.47 to 1.02). 하지만 House-Brackmann grading scale 5 이상의 완전 마비 환자를 대상으로 메타 분석을 시행하였을 때는 두 군 간에 유의한 회복률의 차이를 보였다(RR 0.64, 95% CI 0.41 to 0.99).[39] 현재까지의 연구 결과를 종합하여 판단해볼 때 16세 이상의 안면마비 환자에게 마비가 생긴 후 72시간 내에 경구용 스테로이드를 처방하여야 하며, 벨마비 환자에게 단독으로 경구용 항바이러스제를 처방해서는 안 된다. 또한 72시간 내에 발생한 벨마비 환자에게 경구용 스테로이드에 추가하여 항바이러스제를 처방할 수 있으며 특히 완전 마비의 경우에는 치료를 시행하는 것이 좋겠다(그림 8-4).

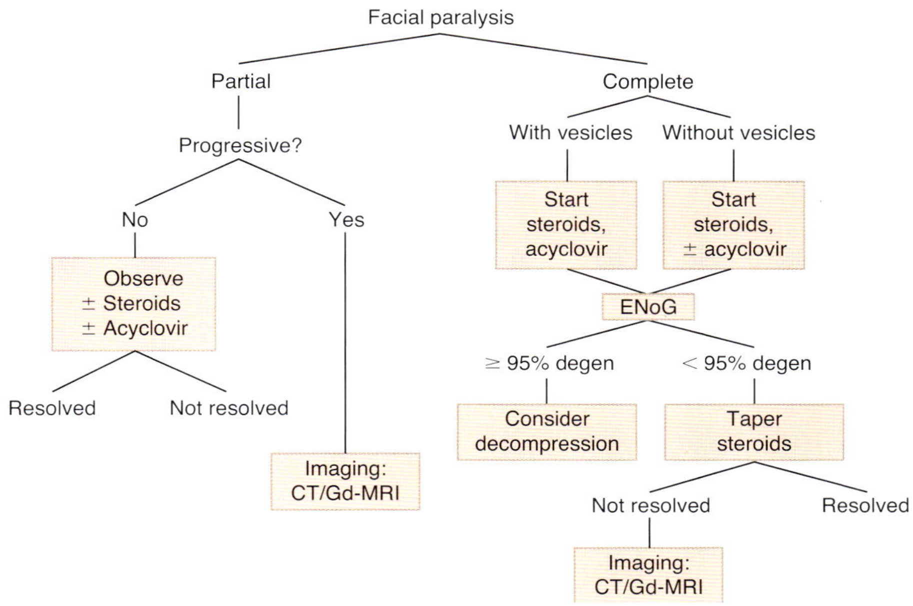

그림 8-4 안면마비의 치료 알고리듬 (출처: Mattox DE. Clinical Disorder of the Facial Nerve)

3) 보조치료 adjunctive therapies

2008년 Cochrane review 내에서 언급된 6개의 연구에서 전기자극, 안면마사지, 바이오피드백 등의 안면신경의 재활을 위한 물리치료가 대조군에 비해 효과가 있다는 것을 입증할 수 없어서 벨마비에서 물리치료는 이득이 없다고 판단하였다.[47] 또한 4개의 무작위 대조군 연구를 분석한 연구에서도 물리치료의 효과를 판정하기에는 근거가 미약하다고 보고하였다.[48] 따라서 현재까지 물리치료는 안면신경마비의 회복 과정에 통상적으로 사용되고는 있으나 근거중심적으로 증명할 수 있는 자료는 부족한 현실이다. 또한 2009년 Cochrane review 내에 언급된 6개 연구에서 침 치료가 효과가 있다는 보고도 있으나 결론에 이르기에는 근거수준이 약하다고 평가하였다.[49] 현재까지 발표된 연구가 대부분 중국에서 진행되었으며 대조군 선정이나 치료효과 판정에 있어서 기존 연구들과 많은 차이가 존재하므로 일반적인 근거의 기준에 의해 침을 포함한 한방치료의 효과를 판단하는 것은 어려운 실정이다.[50]

Reference

1. The Nervous System of the Human Body. Lodon: Longman, Rees, Orme, Brown, and Green; 1830
2. Hughes GB. Practical management of Bell's palsy. Otolaryngol Head Neck Surg 1990;102:658-663
3. Taverner D: The prognosis and treatment of spontaneous facial palsy. Proc R Soc Med 52:1077, 1959
4. Peitersen E. Bell's palsy: the spontaneous course of 2,500 peripheral facial nerve palsies of different etiologies. Acta Otolaryngol Suppl 2002;:4-30
5. Yanagihara N. Incidence of Bell's palsy. Ann Otol Rhinol Laryngol Suppl 1988;137:3-4
6. McCormick DP. Herpes-simplex virus as a casue of Bell's palsy. Lancet 1972;1(7757):937-939
7. Hilger JA. The nature of Bell's palsy. Laryngoscope 1949;59:228-235
8. Abramsky O, Webb C, Teitelbaum D, Arnon R. Cellular immune response to peripheral nerve basic protein in idiopathic facial paralysis. J Neurol Sci 1975;26(1):13-20
9. Group P. Bell's palsy and herpes simplex infection. BMJ 1977;2(6090):829-30
10. Adour KK, Bell DN, Hilsinger RL Jr. Herpes simplex virus in idiopathic facial paralysis (Bell palsy). JAMA 1975;233:527-530
11. Mulkens PS, Bleeker JD. Schroder, et al. Bell's palsy: a virus disease? An experimental study. In: Portmann M, ed. Facial Nerve. New York: Masson; 1985:248-252
12. Murakami S, Mizobuchi M, Nakashiro Y, Doi T, Hato N, Yanagihara N. Bell palsy and herpes simplex virus: identification of viral DNA in endoneurial fluid and muscle. Ann Intern Med 1996;124:27-30
13. Burgess RC, Michaels L, Bale JF Jr, Smith RJH. Polymerase chain reaction amplification of herpes simplex viral DNA

from the geniculate ganglion of a patient with Bell's palsy. Ann Otol Rhinol Laryngol 1994;103:775-779

14. Kumagami H. Experimental facial nerve paralysis. Arch Otolaryngol 1972;95:305-312
15. Thomander L, Aldskogius H, Vahlne A, Kristensson K, Thomas E. Invasion of cranial nerves and brain stem by herpes simplex virus inoculated into the mouse tongue. Ann Otol Rhinol Laryngol 1988;97:554-558
16. Sugita T, Murakami S, Yanagihara N, Fujiwara Y, Hirata Y, Kurata T. Facial nerve paralysis induced by herpes simplex virus in mice: ana animal model of acute and transient facial paralysis. Ann Otol Rhinol LAryngol 1995;104:574-581
17. Honda N, Hato N, Takahashi H, et al. Pathophysiology of facial nerve paralysis induced by herpes simplex virus type 1 infection. Ann Otol Rhinol Laryngol 2002;111:616-622
18. Hato N, Hitsumoto Y, Honda N, Murakami S, Yanagihara N. Immunologic aspects of facial nerve paralysis induced by herpes simplex virus infection in mice. Ann Otol Rhinol Laryngol 1998;107:633-637
19. Takahashi H, Hitsumoto Y, Honda N, et al. Mouse model of Bell's palsy induced by reactivation of herpes simplex virus type 1. J Neuropathol Exp Neurol 2001;60:621-627
20. Denny-Brown D, Brenner C. Paralysis of nerve induced by direct pressure and by tourniquet. Arch Neurol Psychiatry 1944;51:1-26
21. Calcaterra TC, Rand RW, Benston JR. Ischemic paralysis of the facial nerve: a possible etiologic factor in Bell's palsy. Laryngoscope 1976;86(1):92-97
22. Kumoi T, Iritani H, Nishimura Y, Minatogawa T. Animal model for ischemic facial nerve paralysis with selective vascular embolization. Ann Otol Rhinol Laryngol 1992; 101:423-429
23. McGovern FH, Estevez J, Jackson R. Immunological concept for Bell's palsy:further experimental study. Ann Otol Rhinol Laryngol 1977;86:300-305
24. Jonsson L, Alm G, Thomander L. Elevated serum interferon levels in patients with Bell's palsy. Arch Otolaryngol Head Neck Surg 1989;115:37-40
25. Yimaz M, Tarakcioglu M, Bayazit N, Bayazit YA, Namiduru M, Kanlikama M. Serum cytokine levels in Bell's palsy. J Neurol Sci 2002;197(1-2):69-72
26. Bujia J, Kim C, Bruegel F. Soluble interleukin 2 receptors in patients with Bell's palsy. Allergol Immunopathol (Madr)1996; 24:112-115
27. Sawtell NM, Poon DK, Tansky CS, Thompson RL. The latent herpes simplex virus type 1 genome copy number in individual neurons is virus strain specific and correlates with reactivation. J Virol 1998;72:5343-5350
28. Townsend JJ, Collins PK. Peripheral nervous system demyelination with herpes simplex virus. J Neuropathol Exp Neurol 1986;45(4):419-425
29. Fisch U, Esslen E. Total intratemporal exposure of the facial nerve. Pathologic findings in Bell's palsy. Arch Otolaryngol 1972;95:335-341
30. Orlando GL, Barry M. Facial Nerve Disorders and Diseases: Diagnosis and Management Georg Thieme Verlag KG 2016;118
31. Liston SL, Kleid MS. Histopathology of Bell's palsy. Laryngoscope 1989;99(1):23-26
32. Baugh RF, Basura GJ, Ishii LE et al. Clinical practice guideline: Bell's palsy. Otolaryngol Head Neck Surg. 2013 Nov;149(3 Suppl):S1-27
33. Sweetman SC, ed. Martindale: The Complete Drug Reference. 34th ed.London, UK: Pharmaceutical Press; 2004
34. Sullivan FM, Swan IR, Donnan PT, et al. Early treatment with prednisolone or acyclovir in Bell's palsy. N Engl J Med. 2007; 357:1598-1607
35. Engstrom M, Berg T, Stjernquist-Desatnik A, et al. Prednisolone and valaciclovir in Bell's palsy: a randomised, double-blind, placebo-controlled, multicentre trial. Lancet Neurol. 2008;7:993-1000
36. Pitaro K, Waissbluth S, Daniel SJ. Steroids in pediatric Bell palsy: a systematic review. Otolaryngol Head Neck Surg. 2011;145:246
37. .Salman MS, MacGregor DL. Should children with Bell's palsy be treated with corticosteroids? A systematic review. J Child Neurol. 2001;16:565-568
38. Kawaguchi K, Inamura H, Abe Y, et al. Reactivation of herpes simplex virus type 1 and varicella-zoster virus and therapeutic effects of combination therapy with prednisolone and valacyclovir in patients with Bell's palsy. Laryngoscope. 2007;117:147-156
39. Gagyor I, Madhok VB, Daly F, Somasundara D et al. Antiviral treatment for Bell's palsy (idiopathic facial paralysis). Cochrane Database Syst Rev. 2015 Nov 9;:CD001869
40. Wall SH, Ramey SJ, Wall F. Famciclovir as antiviral prophylaxis in laser resurfacing procedures. Plast Reconstr Surg 1999;104:1103-1108, discussion 1109
41. Numthavaj P, Thakkinstian A, Dejthevaporn C, Attia J.Corticosteroid and antiviral therapy for Bell's palsy: a network meta-analysis. BMC Neurol. 2011;11:1
42. Hato N, Yamada H, Kohno H, et al. Valacyclovir and prednisolone treatment for Bell's palsy: a multicenter, randomized, placebo-controlled study. Otol Neurotol. 2007;28:408-413
43. de Almeida JR, Al Khabori M, Guyatt GH, et al. Combined

corticosteroid and antiviral treatment for Bell palsy: a systematic review and meta-analysis. JAMA. 2009;302:985-993

44. Lee HY, Byun JY, Park MS, Yeo SG. Steroid-antiviral treatment improves the recovery rate in patients with severe Bell's palsy. Am J Med. 2013 Apr;126:336-41
45. Turgeon RD, Wilby KJ, Ensom MH. Antiviral treatment of Bell's palsy based on baseline severity: a systematic review and meta-analysis. Am J Med. 2015 Jun;128:617-28
46. Gronseth GS, Paduga R; American Academy of Neurology. Evidence-based guideline update: steroids and antivirals for Bell palsy: report of the Guideline Development Subcommittee of the American Academy of Neurology. Neurology. 2012 Nov 27;79:2209-13
47. Teixeira LJ, Soares BG, Vieira VP, Prado GF. Physical therapy for Bell's palsy (idiopathic facial paralysis). Cochrane Database Syst Rev 2008;(3):CD006283
48. Cardoso JR, Teixeira EC, Moreira MD, Fávero FM, Fontes SV, Bulle de Oliveira AS. Effects of exercises on Bell's palsy: systematic review of randomized controlled trials. Otol Neurotol 2008;29:557-60
49. Chen N, Zhou M, He L, Zhou D, Li N. Acupuncture for Bell's palsy. Cochrane Database Syst Rev 2010:CD002914
50. Lee JD, Cho YS, Jand KH, Lee HK, Kwon KH. Acute Inflammatory Facial Nerve Paralysis. Kor J Oto H & N Surg 2011;54:386-391

CHAPTER

9 Herpes zoster oticus

인제의대 백무진

Ⅰ. 서론

귀대상포진 *herpes zoster oticus, HZO*은 슬상신경절 *geniculate ganglion, GG*에 잠복해 있던 수두대상포진바이러스 *varicella zoster virus, VZV*의 재활성화 *reactivation*에 의해 발생하는 이개 수포, 말초성 안면마비, 이통을 동반하는 비교적 드문 증후군이다.[1] 발생률이 0.3~18% 정도이고 전체 안면마비의 약 12%를 차지한다.[2] 양측 발생이 보고된 경우도 있지만 대부분 일측으로 발생하며 치료하지 않은 경우는 완전 회복되는 경우는 약 20% 이내이다.[2] 모든 연령대에서 발생할 수 있지만 소아에서는 드물고 주로 고령 환자(60세 이상)에서 발생하고 연령이 증가할수록 세포성 면역계의 기능 저하로 인하여 발생 빈도나 중증도는 증가한다. 남녀 비슷한 발병률을 보인다.[3,4] VZV의 감염 후 척수 혹은 뇌신경절에서 평생 존재하게 되며 이 부위에서 복제 및 재활성을 통해 신경절의 감각신경을 통해 해당 피부부위 *dermatome*를 따라 분포하게 되며 이곳의 케라틴 생성 세포 *keratinocyte*에서 추가적인 복제가 이루어지면서 본 질환의 주 병변인 통증을 동반하는 수포성 피부 병변이 발생한다. 피부 증상 이외에 신경계의 침범으로 인한 합병증을 일으킬 수 있다. 벨마비 *Bell's palsy, BP*와는 달리 발생 시 안면마비가 더 심한 경우가 많고 완전 회복이 되는 경우가 적다.[5,6]

말초성 안면신경마비를 동반하는 HZO는 herpes virus (HV)의 신경절 침범과 귀의 감각운동장애의 연관성을 밝혀낸 James Ramsay Hunt의 이름을 따라 Ramsay-Hunt syndrome (RHS)으로 명명한다.[1] 증상과 합병증을 조기에 인지하고 즉시 치료에 임하는 것이 질병의 악화를 막고 예후를 좋게 할 수 있다. 특히 안면마비, 이개 수포, 이통과 같은 증상으로 이비인후과 의사들의 진료를 볼 수밖에 없는 상황에서 본 질환이 야기할 수 있는 여러 신경학적 증상 및 합병증에 대한 이해와 지식이 성공적인 치료와 관리를 위해 필수적이다.

Ⅱ. 본론

정의

20세기 초, James Ramsay Hunt는 이개강 *cavum concha*이나 구강 점막에 발생하는 헤르페스성 병변과 뇌신경장애가 함께 발생하는 증례들을 보고하였다. Malin et al.은 Ramsay-Hunt syndrome을 다음과 같이 정의하고 있다(표 9-1).[7,8]

발병빈도

VZV의 재활성화에 의해 발생하는 질환을 herpes zoster라 명명한다. 1992년에서 1993년까지 Ansbach/Bavaria, Paul and Thiel 지역에서 발생한 herpes zoster 감염에 대한 연구가 이루어졌으며, 발생률은 10,000명당 22.6명으로 보고하였고 연령에 따라서는 50대에 증가하고 80대에 가장 발생률이 높았다. 그중에 뇌신경 침범은 13%에서 나타났으며, 연령이 증가할수록 뇌신경 침범이 많았고, 남성에서 18%, 여성에서

표 9-1 Definition of RHS by Malin JP[8]

* Zoster oticus(드물지만 동측의 연구개 병변도 동반할 수 있다)
* 말초성 안면신경마비, 미각장애, 눈물 분비의 감소를 동반한다.
* 삼차신경이 지배하는 안면부위의 감각 이상(V1 and V3)
* Cervical dermatome의 감각 이상(대개 C2~C4)
* 청신경의 병변
* 전정신경의 병변

8%로 남성에서 뇌신경을 침범하는 비율이 높게 나타났다. 다른 연구에서도 연령이 올라갈수록 뇌신경을 침범하는 경우가 높게 나타났다.[7] 그 외의 연구들에서 herpes zoster 감염 중 안신경을 침범하는 경우는 10~20%, 안면신경을 침범하는 경우는 1%로 나타났다. 안면신경에서 VZV의 재활성이 일어나면서 HZO가 발생할 경우 87~91%에서 안면신경마비가 발생한다. 안면마비를 동반하는 HZO가 여성에서 20% 정도 더 많이 발생하였고, 60대에서 가장 많이 발생했다고 보고하였다.[9]

임상 양상

HZO에서의 피부 증상은 주로 Hunt's zone이라 불리는 고막, 외이도, 이개강에서 발생한다. 반수 이상의 환자에서 Hunt's zone의 급성 통증이 가장 먼저 발생하는 증상이다. 약 80% 이상에서 수포성 병변이 발생하며 소아의 경우도 비슷하다. 안면신경의 각 신경섬유들은 Hunt's zone의 감각신경의 분포도 담당한다. Hunt's zone의 수포성 병변은 다양하게 나타나며, 침범된 안면신경, 다른 뇌신경(V) 혹은 경부의 감각신경 섬유(C2~C4)들과의 연접이나 다수의 신경절 침범으로 인해 병변은 광범위하게 나타날 수 있다. HZO로 인해 발생하는 급성 통증 역시 Hunt's zone에 발생하며 인접한 안면 혹은 경부에도 발생할 수 있고 대부분 이통을 호소한다.[7] 수포는 농포 *pustule* > 궤양 *ulcerate* > 가피 *crust* 순으로 변화해간다. 구강 점막을 침범하는 경우 동측의 혀나 구개의 전방 2/3에서 발생하게 되며, 안면신경의 고삭신경섬유가 설신경과 상악신경과 연접하는 경우에 발생할 수 있다.

VZV가 GG에서 재활성화되면 안면신경이 염증, 압박, 혹은 손상으로 안면마비가 발생할 수 있다. 말초 안면신경마비로 인해 이마에 주름을 만들 수 없으며, 아랫눈꺼풀이 처지면서 위-아랫눈꺼풀의 거리가 증가한다. Orbicularis oculi muscle의 마비로 인해 완전하게 눈을 감는 것이 힘들어진다. 입꼬리 역시 처지게 되며, 입술의 중앙축이 침범한 부위의 반대측으로 편위된다. 치아를 보이도록 하거나 휘파람을 불거나 입을 좌우로 벌리도록 할 때, 침범한 쪽은 마비로 인해 움직이지 않으며, 건측만 움직이게 된다. 이는 orbicularis oris muscle, zygomatic muscle, mentalis muscle의 침범으로 발생하게 된다. 안면 비대칭의 정도는 말할 때 심하게 나타나며, 마비는 침범한 쪽의 눈물, 비강 점막 및 침 분비를 감소시킨다. 안면신경마비가 발생할 경우 등골근의 마비도 발생할 수 있는데, 고막긴장근 *tensor tympani muscle* 의 과도한 수축으로 고막에 비정상적인 장력이 가해지며, 이로 인해 소음에 과민한 증상, 즉 청각과민 증상이 발생하게 된다. 안면신경의 감각신경 섬유의 손상은 미각장애를 유발하며, 침범한 쪽의 혀 전방 2/3의 미각장애가 발생한다(그림 9-1 Case 1).[7]

안면마비와 수포는 항상 동시에 발생하지는 않는다. 성인에서는 안면마비가 수포 발생 전에 생기는 경우가 9%, 동시에 생기는 경우 47%로 가장 많았고, 마비 후에 수포가 발생하는 경우가 34%라 보고하였다. 초기에 수포가 없을 시에 BP로 오진할 수 있고 보고에 따르면 BP의 약 8~25%가 실제는 RHS이었다. 이와 같이 피부병변 없이 VZV에 의해 급성 안면마비만 유발될 수 있는데 이 경우를 zoster sine herpete *ZSH* (zoster without vesicle)라 하며 임상적으로 HZO를 진단할 피부병변이 없거나 방사통만 있는 경우 혈청학적 검사에서 VZV 항체가(anti-VZV IgM/G Ab titer)의 상승이나 침, 구인강 swab에서 PCR을 통해 바이러스 DNA를 증명하는 것으로 진단할 수 있다.[10] 한 연구에서는 BP라 진단된 56%의 환자에서 혈청학적 검사 및 PCR에서 VZV 재활성화가 확인되어 예상된 것보다 ZSH의 빈도가 높은 것으로 보고하였다. 치료적인 측면에서도 VZV가 HSV에 비해 독성이 강하고 약제에 대한 감수성이 달라서 BP에 비해서 RHS이나 ZSH의 예후는 좋지 않다.[11,12] 따라서 피부병변이 없어도 안면마비 정도가 심하거나 이개 통증이 있는 경우는 HZO에 준하는 치료를 시행하는 것이 바람직하다.

III~XII까지 뇌신경 침범 가능하고 주로 VII, VIII 신경과 V, IX, X, XI, XII 신경 침범이 가능하나 드물다. 40~50%의 환자에서 VIII 뇌신경인 전정와우신경의 침범을 동반하며 전정신경 침범 시 구역이나 구토 증상을 보이게 되며 보행 장애나 환측으로 치우치거나 쓰러지는 경향, 현훈 및 자발 안진 역시 발생할 수 있다. 와우신경 손상 시 이명, 청각과민과 난청이 발생할 수 있다.[13,14] 청력검사상 미로성 및 후미로성 난청이 확인되며 동시에 침범하는 것도 가능하다. 난청의 빈도는 보고자에 따라 차이가 많은데 적게는 7%에서 많은 경우는 85%까지 보고된 것도 있다.[15] 이는 진단 기준의 차이도 있고 이개 수포나 안면마비와는 달리 전정와우기능 저하는 증상이 매우 모호한 경우가 많기 때문이다. 어지럼은 역시 흔히 동반되는 증상으로 72~85%의 환자에서 나타난다고 보고하였다. 와우신경 침범보다는 전정신경 침범이 3~4배 정도 높고 대부분 동시에 침범하여 이명, 난청, 청각과민 및 어지럼을 유발한다. 삼차신경(V) 침범 시는 저작근의 근력 감소와 침범한

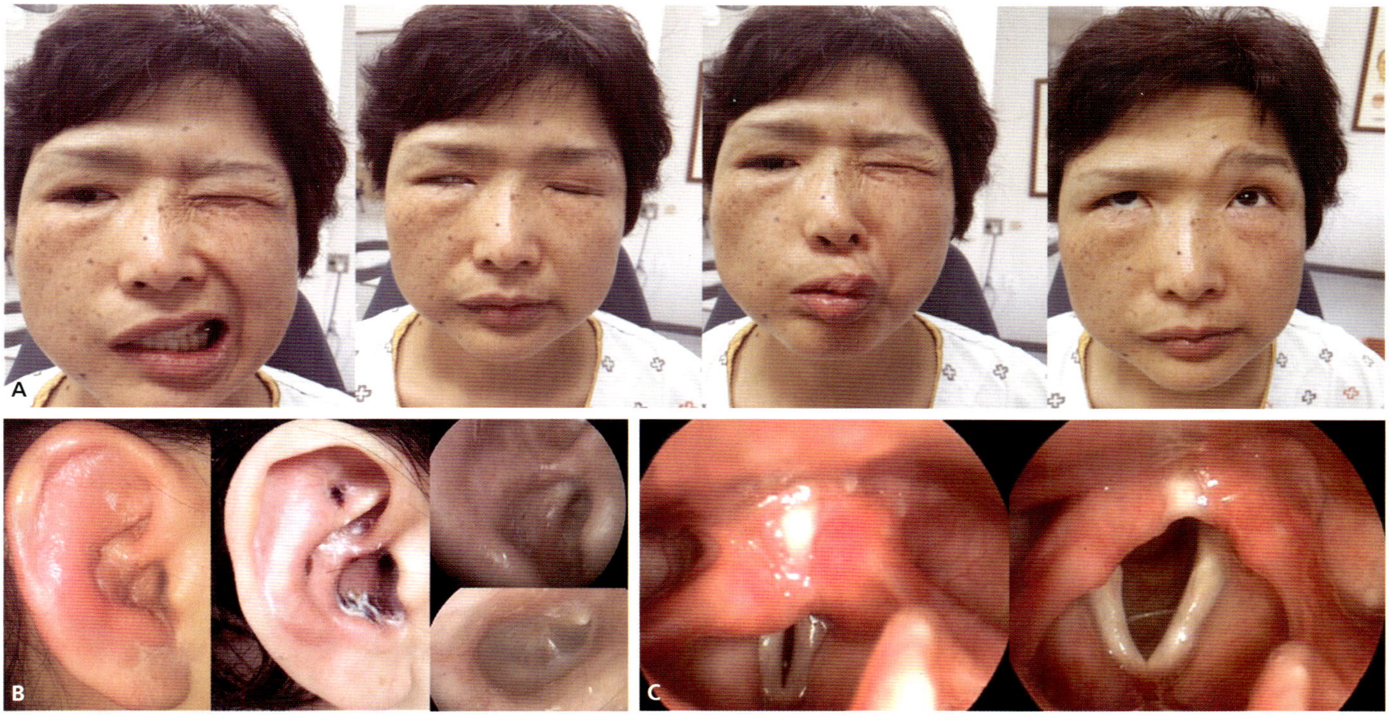

그림 9-1 Case 1. A. The facial photograph shows decreased movement of right face (facial palsy, right). B. Multiple vesicular eruptions are seen on the right (at admission). Crust formation and decreased redness (HD 7). Healed state of skin leseion (HD 15). C. Tele-laryngoscopic view shows the fixation of the right vocal cord.

쪽의 감각저하 혹은 감각과민, 통각과민으로 나타나는 감각장애 및 미각장애가 나타날 수 있다. 외전신경(VI) 침범 시 복시, 설인두신경(IX) 혹은 미주신경(X) 침범 시 연하곤란이나 미각장애가 나타날 수 있고, 혈관미주신경반사의 장애로 부정맥이 발생할 수 있다. 미주신경(X), 설하신경(XII) 마비가 오면 심한 연하장애가 올 수 있는데 이는 인두벽과 성대의 마비(X), 후두거상부전(XII)으로 발생한다.[13,16~23] HZO 환자의 안면마비 및 이과적 증상으로 인해 이비인후과 의사들이 주로 치료를 하게 되는데 특히 연하 및 기도 방어작용에 문제가 있을 때 다발성 뇌신경침범의 가능성을 항상 염두에 두고 있어야 HZO의 합병증의 치료와 평가를 하는 데 중요하다.

그러나 이러한 안면마비 없이 이개 피부 병변 및 IX, X, XII 신경 침범, VZA 항체가 상승하여 HZO에 준하는 치료 후 경과가 호전된 경우도 보고된 바 있다(그림 9-2 case 2).

소아 HZO

소아 안면마비 원인 중 RHS가 차지하는 비율이 16.7% 정도이며 이는 비외상성 안면마비 원인 중 2번째이다. 16세 이하가 14%, 6세 이하가 4.9%로 나이가 어릴수록 빈도가 낮다. 임신 시에 산모가 varicella virus에 감염되면 태아 역시 감염되게 되고, HZO가 태아기에 발병할 수 있다. RHS은 대개 이통으로 증상 발현이 시작되며, 1~3일 정도 지속된다. 이개, 외이도 및 고막, 구강, 혀에 3일 이내 수포가 발생하게 되며, VIII 뇌신경 감염으로 인한 구역감 및 어지러움, 이명, 청력저하 역시 동반될 수 있다. RHS 환아의 약 80% 정도에서 수포가 발생한다. 성인에서는 보통 안면마비 이전 혹은 동시에 수포가 나타나지만 소아에서는 안면마비 후 며칠 뒤 수포가 나타나게 된다. 따라서, 초기에 수포가 없을 시에 BP로 오진할 위험이 따르며, 추후에 항바이러스 제재를 적절하게 추가하여야 한다.[23,24]

진단

HZO의 진단은 문진, 병력과 임상적 양상이 중요하고 이를 뒷받침할 수 있는 검사실 소견들이 중요하다. 항체 역가를 검사하거나 PCR을 이용하여 침, 눈물, 중이강 저류액, 혈액 내 mononuclear cell에서 VZV를 확인하는 것이다.

15명의 RHS 환자의 눈물, 침 등 102개 샘플에서 VZV DNA를 분석한 결과 12명 환자(80%)의 40개 샘플(39%)에

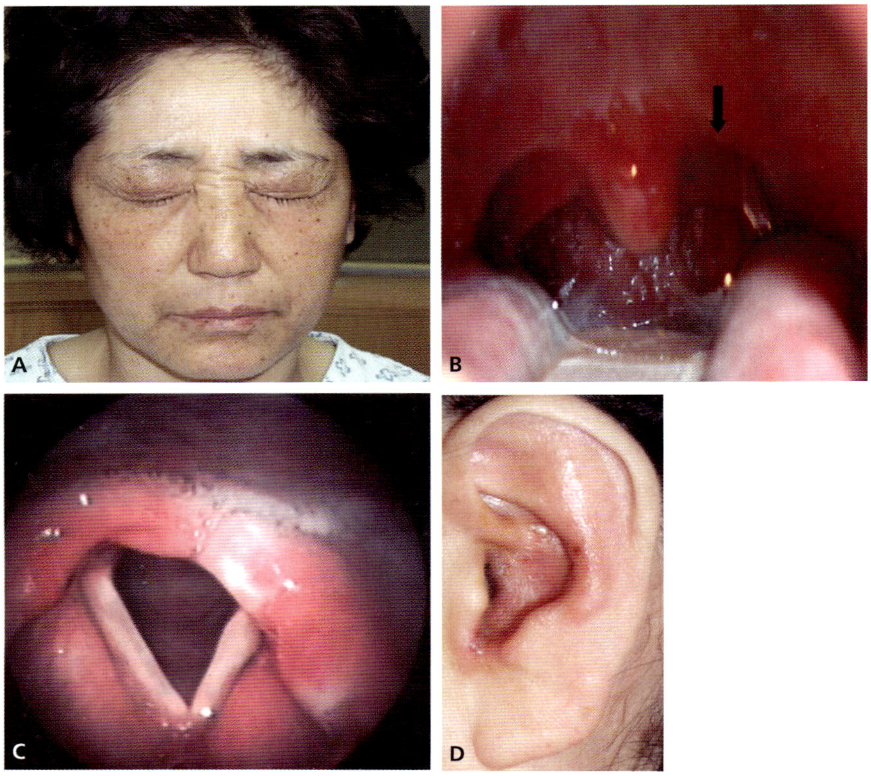

그림 9-2 Case 2. A. The facial photograph shows no evidence of facial palsy. B. The soft palate is deviated to the right side during pronation. The arrow indicates paralysis of the left soft palate. C. Tele-laryngoscopic view shows the fixation of the left vocal cord and the saliva pooling of the left piriform sinus with whitish patch on the left arytenoid tubercle. D. Multiple vesicular eruptions are seen on the left auricle.

서 검출되었다. 부위별로는 악하선 침에서는 72%, 이하선 침에서 57%, 눈물에서 27%가 검출되었다. 이하선 침에서 VZV DNA 검출은 주로 병의 초기 샘플에서 검출되었고 눈물이나 악하선 침에서는 병 발생 후 2주 후 샘플에서 검출률이 높았다. 이는 RHS 환자에서 눈물과 침으로 VZV DNA가 분비된다는 것을 확인하였다. 다른 시간에 모은 샘플에서 VZV DNA의 검출률이 차이가 나는 것은 RHS에서 VZV 재활성을 증명하는 것이다.[10,25] 최근 MRI를 통해 안면신경의 손상 정도를 파악하기도 하며 비정상적 조영증강이 관찰되는 타 질환 즉 안면신경초종, 혈관종, 종양의 침범 등 감별할 때 유용하다. 조영증강이 되는 위치나 신경을 토대로 BP인 경우는 안면신경, HZO인 경우는 안면신경 및 전정와우신경에서도 조영증강이 보일 수 있음이 감별점이 될 수 있다.

치료

조기 진단과 적절한 치료가 회복을 촉진시키고 가능한 합병증을 예방할 수 있다. 안면신경 기능회복, 포진 후 신경통 완화, 2차적인 세균감염방지 등이 주 치료의 목적이다. 치료에는 경구 스테로이드제, 혈관확장제, 비타민제 *multivitamins* 와 항바이러스제 등이 흔히 사용되는 약제들이다. 가장 중요한 치료법은 항바이러스제와 경구 스테로이드제의 병합투여요법으로 스테로이드제의 항염 작용으로 회복을 촉진시키며 항바이러스제는 herpes zoster virus의 전파를 억제하여 질병의 진행을 막고 예후를 향상시킨다. 스테로이드제의 종류, 용법, 용량은 다양하나, 최근에는 하루에 1 mg/kg로 대부분 사용하고 있다. 항바이러스제와 경구 스테로이드 치료에 회복되지 않았던 환자에서 고용량의 methylprednisolone을 정맥주사(1 g/day for 5days) 요법으로 grade I까지 회복되었다.[26] 항바이러스제인 acyclovir는 활발하게 증식하는 herpes zoster virus에 효과적인 치료약이다. 이 약제 자체가 균을 파괴하는 것은 아니고 DNA 복제를 억제한다. 최근 acyclovir에 대한 저항균의 빈도가 증가하여 valacyclovir, famciclovir, penciclovir, brivudine 등의 새로운 약제들이 사용되고 있다. acyclovir IV 제재는 하루에 800 mg~900 mg 정도 사용하지만, acyclovir PO 제재는 하루에 4000 mg을 복용해야 한다. 그 이유는 위장관에서 흡수되어 혈관에 이르는 비율이 15~18% 정도이기 때문이다.[26] acyclovir IV와 PO 투여 방법에 따른 치료결과의 차이는 관찰되지 않았다. 통상적으로 acyclovir 정맥주사와 부신피질 스테로이드의 병용치료가 추천되는데,[27] prednisone과 acyclovir 중 하나만을 단독으로 실시해서 치료 효과의 우위를 비교한 연구는 없다. 하지만 부신피질 스테로이드 단독용법보다는 부신피질 스테로이드와 항바이러스 제재를 같이 사용하는 복합치료가 예후에 더 좋을 것으로 생각하고 있다.[28] 지금까지의 연구보고들에서 치료 개시 시점이 발병 3일 이내에 치료한 환자의 75%가 회복되었으며, 발병 7일 후에 치료한 환자는 약 30% 정도 회복되었다. 이것은 빠른 진단과 치료가 HZO 예후에 영향을 줄 것으로 보인다. 따라서 치료에서는 항바이러스제 acyclovir의 정맥주사와 스테로이드의 병용투여가 권고되며, 충분한 진통치료 역시 필요하다. 치료가 빠를수록 안면마비의 높은 호전율을 보였다. 청력저하가 동반된 경우 역시 치료 시기가 빠를수록 높은 호전율을 보였다.[29] 고령의 환자에서는 VZV 백신의 접종이 VZV에 대한 세포매개면역성을 증가시켜 VZV에 대한 내성을 높이고 herpes zoster의 위험을 줄이기 위한 생백신이 현재 사용 가능하며 60세 이상의 성인에게 예방약으로 권장된다. 백신은 herpes zoster와 post-herpetic neuralgia의 발생률을 현저하게 감소시키는 것으로 보고되고 있다. 기타 치료 방법은 타 질환에 의한 안면마비 발생 시와 비슷하며 마비 정도에 따라 결정된다. 안면마비가 신경전도 검사에서 건측에 비해 90% 이상의 변성을 보이는 경우 중두개와 접근법을 통한 신경감압술을 시행할 수 있으며, 안면마비에 대한 재활치료는 전기자극, infrared radiation, facia l neuromuscular exercise (automassage, relaxation exercise, co-ordinary exercise, emotional expression exercise) 등이 있다.

예후

안면마비는 BP보다 HZO에서 예후가 좋지 않으며, BP에 비해서 HB grade가 더 높고 50% 이상의 환자가 초진 시 grade V 이상인 경우가 많았고 3개월 경과 관찰 시 회복률도 감소하였다. HZO의 예후 인자(당뇨, 고혈압, 동반 증상, 나이)들에 대하여 비교적 드문 질환으로 큰 집단을 대상으로 시행한 연구는 드물다. 환자의 치료방법(steroid alone, antiviral alone, combination), 치료 시작 시점(증상 발현으로부터 치료 개시일 early treatment group/late treatment group으로 분류), 환자의 동반 증상(안면 감각 저하, 이상 감각, 눈물 과다, 안구 건조, 미각 저하, 이상 미각, 복시, 청력 저하, 이명, 청각 과민, 어지러움, 삼킴 장애, 목소리 변화)과 수포의 분포 등을 분석한 보고에서 HB grade V & VI 환자에서는 1년 후 grade II or III로 회복되었고, grade III & IV 환자에서는 grade I or II로 회복되었다. 증상으로 눈물 분비 저하로 인한 안구 건조(GSPN의 침범을 의미)가 동반된 환자의 경우 나쁜 예후를 보였으며 복시와 연하장애는 일반적으로 동반되는 경우가 드물지만 나쁜 예후와 관계가 있었는데 이는 VZV가 뇌를 침범하거나 안면신경 이외 다른 뇌신경 침범이 있었기 때문으로 생각된다.[30] 그 이외 전정와우증상 *vestibulocochlear symptoms*들은 나쁜 예후와 상관관계를 보이지 않았다. 항바이러스제와 스테로이드제 병합치료가 각각의 단일 요법 치료보다 예후가 좋았으며 증상 발현부터 5일 후에 치료를 시작한 환자에서 이전에 치료를 시작한 군에 비해 예후가 좋지 않았다. 이는 VZV로 인한 안면신경의 late degeneration을 방지하는 것이 예후에 영향을 미친 것으로 생각된다.

Ⅲ. 결론

조기 진단과 적절한 치료가 회복을 촉진시키고 합병증을 예방할 수 있다. 치료에는 스테로이드, 혈관확장제, multivitamins와 항바이러스제 등이 가장 흔히 사용되는 약제들이다. 스테로이드제는 항염 작용으로 회복을 촉진시키며 항바이러스제는 herpes zoster virus의 전파를 억제하여 질병의 진행을 막고 예후를 향상시킨다.

Reference

1. Sweeney CJ, Gilden DH. Ramsay Hunt syndrome. Journal of neurology, neurosurgery, and psychiatry. 2001;71(2):149-54.
2. Marziali S, Picchi E, Di Giuliano F, Pisani A, Mercuri NB, Floris R, et al. Facial diplegia resembling bilateral Ramsay Hunt Syndrome. Journal of the neurological sciences. 2017;376:109-11.
3. Haginomori S, Ichihara T, Mori A, Kanazawa A, Kawata R, Tang H, et al. Varicella-zoster virus-specific cell-mediated immunity in Ramsay Hunt syndrome. The Laryngoscope. 2016;126(1):E35-9.

4. Gondivkar S, Parikh V, Parikh R. Herpes zoster oticus: A rare clinical entity. Contemporary clinical dentistry. 2010;1(2):127-9.
5. Cai Z, Li H, Wang X, Niu X, Ni P, Zhang W, et al. Prognostic factors of Bell's palsy and Ramsay Hunt syndrome. Medicine. 2017;96(2):e5898.
6. Kim CH, Choi H, Shin JE. Characteristics of hearing loss in patients with herpes zoster oticus. Medicine. 2016;95(46):e5438.
7. Wagner G, Klinge H, Sachse MM. Ramsay Hunt syndrome. Journal der Deutschen Dermatologischen Gesellschaft = Journal of the German Society of Dermatology : JDDG. 2012;10(4):238-44.
8. Malin JP, Weissenborn K, Heinze HJ. Das Ramsay-Hunter-Syndrome. Verhandldtsh Ges Neurol 1985;3:658-61.
9. Robillard RB, Hilsinger RL, Adour KK. Ramsay Hunter facial paralysis: clinical analysis of 185 patients. Otolaryngol Head Neck Surg 1986;95:292-7.
10. Hiroshige K, Ikeda M, Hondo R. Detection of varicella zoster virus DNA in tear fluid and saliva of patients with Ramsay Hunt syndrome. Otology & neurotology : official publication of the American Otological Society, American Neurotology Society [and] European Academy of Otology and Neurotology. 2002;23(4):602-7.
11. Melvin TA, Limb CJ. Overview of facial paralysis: current concepts. Facial plastic surgery : FPS. 2008;24(2):155-63.
12. Ryu EW, Lee HY, Lee SY, Park MS, Yeo SG. Clinical manifestations and prognosis of patients with Ramsay Hunt syndrome. American journal of otolaryngology. 2012;33(3):313-8.
13. Shim HJ, Jung H, Park DC, Lee JH, Yeo SG. Ramsay Hunt syndrome with multicranial nerve involvement. Acta oto-laryngologica. 2011;131(2):210-5.
14. Montague SJ, Morton AR. Ramsay Hunt syndrome. CMAJ : Canadian Medical Association journal = journal de l'Association medicale canadienne. 2017;189(8):E320.
15. Kaberos A, Balatsouras DG, Korres SG, Kandiloros D, Economou C. Audiological assessment in Ramsay Hunt syndrome. The Annals of otology, rhinology, and laryngology. 2002;111(1):68-76.
16. Volpi A. Severe complications of herpes zoster. Herpes : the journal of the IHMF. 2007;14 Suppl 2:35-9.
17. Boemo RL, Navarrete ML, Garcia-Arumi AM, Copa SL, Graterol D, Scherdel EP. [Ramsay Hunt syndrome: our experience]. Acta otorrinolaringologica espanola. 2010;61(6):418-21.
18. Zainine R, Sellami M, Charfeddine A, Beltaief N, Sahtout S, Besbes G. Ramsay Hunt syndrome. European annals of otorhinolaryngology, head and neck diseases. 2012;129(1):22-5.
19. Coleman C, Fozo M, Rubin A. Ramsay Hunter Syndrome with severe dysphagia. J Voice. 2012;26:e28.
20. Shin DH, Kim BR, Shin JE, Kim CH. Clinical manifestations in patients with herpes zoster oticus. European archives of oto-rhino-laryngology : official journal of the European Federation of Oto-Rhino-Laryngological Societies (EUFOS) : affiliated with the German Society for Oto-Rhino-Laryngology - Head and Neck Surgery. 2016;273(7):1739-43.
21. Kim CH, Jeong KH, Ahn SH, Shin DH, Kim YW, Shin JE. Vibration- and hyperventilation-induced nystagmus in patients with Ramsay Hunt syndrome with vertigo. Otolaryngology--head and neck surgery : official journal of American Academy of Otolaryngology-Head and Neck Surgery. 2015;152(5):912-8.
22. Lee HL, Yeo M, Choi GH, Lee JY, Kim JS, Shin DI, et al. Clinical characteristics of headache or facial pain prior to the development of acute herpes zoster of the head. Clinical neurology and neurosurgery. 2017;152:90-4.
23. Aydogdu I, Atac E, Salturk Z, Atar Y, Ozdemir E, Uyar Y, et al. Pediatric Ramsay Hunt Syndrome: Analysis of Three Cases. Case reports in otolaryngology. 2015;2015:971249.
24. Kansu L, Yilmaz I. Herpes zoster oticus (Ramsay Hunt syndrome) in children: case report and literature review. International journal of pediatric otorhinolaryngology. 2012;76(6):772-6.
25. Donati D, De Santi L, Ginanneschi F, Cerase A, Annunziata P. Successful response of non-recovering Ramsay Hunt syndrome to intravenous high dose methylprednisolone. Journal of the neurological sciences. 2012;318(1-2):160-2.
26. Lampee KF, editor. Acyclovir sodium. AMA Drug Evaluations, Sixth edition. Chicago: American Medical Association, 1986:1623-5.
27. Wagner G, Klinge H, Sachse MM. Ramsay Hunt syndrome. J Dtsch Dermatol Ges. 2012;10:238-44.
28. M. Kinishi, M. Amatsu, M. Mohri, et al. Acyclovir improves recovery rate of facial nerve palsy in Ramsay Hunt syndrome. Auris Nasus Larynx. 2001;28(3):223-6.
29. Murakami S, Hato N, Horiuchi J, Honda N, Gyo K, Yanagihara N. Treatment of Ramsay Hunt syndrome with acyclovir-prednisone: significance of early diagnosis and treatment. Ann Neurol. 1997;41:353-7.
30. Monsanto RD, Bittencourt AG, Bobato Neto NJ, Beilke SC, Lorenzetti FT, Salomone R. Treatment and Prognosis of Facial Palsy on Ramsay Hunt Syndrome: Results Based on a Review of the Literature. International archives of otorhinolaryngology. 2016;20(4):394-400.

CHAPTER

10 Facial weakness as a complication of otologic disease

서울의대 이준호 · 이상연

I. 서론

안면신경마비는 이비인후과영역에서 비교적 흔하지 않은 질환이나, 대부분 일측성으로 발생하여 얼굴의 비대칭성과 균형 및 기능적 소실을 가져와 이로 인하여 환자에게 상당한 신체적, 정신적인 후유증을 남길 수 있다. 해부학적으로 안면신경 자체는 측두골내의 골관을 통해 대부분 일정한 주행을 취하나, 일부 예에서는 이상 주행을 볼 수 있고 또한 정상 주행이라 하더라도 신경관의 결손*dehiscence*을 난원창 상부, 슬신경절*geniculate ganglion*부위 등에서 자주 볼 수 있어서 중이 및 측두골 수술, 외상, 또는 감염 등으로 인하여 쉽게 손상을 받을 수 있다. 또한, 안면신경의 종양 혹은 전신질환에 의해서 이차적으로 안면신경마비가 일어날 수도 있다. 그 외에 드물게는 선천성 기형에 안면신경마비가 동반되기도 하는 등 여러 가지 원인이 안면신경마비를 일으키고 있다.

안면신경마비의 원인 요소로 우리나라에서는 Park 등에 의하면 외상, 원인불명, 감염, 종양, 선천성 마비의 순이라 하였고,[1] 대개 만성 중이염을 포함한 중이염에 의한 발생은 전체 안면신경마비의 12.3% 정도로 보고되었다. 외국의 보고인 May 등에 의하면 원인불명, 외상성, Ramsay-Hunt 증후군, 종양, 중이염의 순이라 하였는데 중이염에 의한 경우는 4.3% 정도라 하여 다양한 중이염에 의한 발생률이 보고되고 있었다.[2] 특히 소아에서는 원인불명, 외상성, 중이염, 선천성, 종양 순이나 중이염에 의한 경우가 13%로 성인에 비해 많은 원인이 되나 급성 중이염이 대부분을 차지하였고, 성인에서는 만성 중이염 특히 진주종성 중이염에 의한 경우가 더 많은 것으로 보고되었다.[3] 측두골내에서 발생한 염증성 질환인 급성 중이염, 또는 만성 중이염에 의한 안면신경마비는 항생제가 발달된 근래에도 종종 보고되고 있다.

이에 저자는 바이러스 질환 외의 급성 중이염, 만성 중이염 등의 염증성 질환에 의해 생기는 안면마비의 특성과 치료방법을 소개하고, 서서히 진행되는 안면마비의 경우에 의심할 수 있는 안면신경종양에 대해 간단히 소개하고자 한다.

II. 염증성 원인에 의한 안면신경마비

안면근육의 기능장애는 측두골내 안면신경 주위 구조물에 직간접적으로 발생되는 염증성 병변에 의해서 나타날 수 있다. 가장 흔한 염증성 원인은 원인불명의 벨마비*Bell's palsy*와 Ramsay-Hunt 증후군으로 이들은 바이러스에 의한 염증으로 전체 원인의 57%와 7%를 각각 차지한다. 중이를 침범하는 세균 감염은 모두 안면신경마비를 유발할 수 있으며, 임상적으로 급성 화농성 중이염, 만성 화농성 중이염, 유양돌기염, 악성 외이도염 등에 의한 안면신경마비를 호소하는 환자들을 임상에서 종종 볼 수 있다. 염증성 원인에 의한 안면신경마비는 안면신경관의 결손*dehiscence*부위에 대한 압박, 안면신경을 감싸는 주변 골조직의 골염, 진주종의 종괴에 의한 압박, 농양의 안면신경관 안으로의 침습, 염증성 반응에 의한 이차 세균 침입에 속발하는 신경의 부종 혹은 파괴 등이 중요한 역할을 한다고 볼 수 있다.

급성 중이염에 의한 안면신경마비

급성 중이염으로 인한 안면신경마비는 항생제 도입 이후 급격히 감소되었으며, 주로 소아에 발생하고 전체 안면신경마비의 약 5%를 차지한다. 아직까지 소아에서는 골파괴가 동반된 만성 화농성 중이염보다는 농성 저류액이 동반되는 급성 중이염이나 급성 유양돌기염 시 안면신경마비가 더 많이 발생하며, 급성 중이염의 초기 증상으로 안면신경마비가 드물게 나타날 수도 있다. 소아뿐만 아니라 성인에서도 급성 중이염 이후 안면신경마비가 동반이 되는데, May 등에 의하면 44%에서 18세 이상을 보였고 80세에서도 볼 수 있다 하여 연령층은 다양하게 보고된다.[2] 이 환자들의 50% 이상에서 안면신경관의 골 결손을 볼 수 있는데 pyramidal genu 상부의 고실분절 부위가 가장 많고, 임상 경과로서 안면신경마비는 염증 후 약 2주 내에 갑자기 혹은 서서히 진행되는데 완전 마비보다는 부분 마비가 많아서 대부분 만족할 만한 회복을 보인다.

1) 병인

1. 안면신경관의 선천적 결손(가장 흔한 원인)
2. 안면신경관에 염증반응의 직접 전파
3. 중이와 안면신경관 사이의 생리적 소관*physiologic canaliculi*
4. 중이강 내 염증성 산물 및 농 분비물의 신경압박

2) 안면신경관의 결손 및 이상주행

안면신경관의 가장 흔한 기형은 신경관 결손으로 고실 및 유양분절 내 0.4 mm 이상의 안면신경관내에 병적이 아닌 틈*gap*을 말하며, 측두골 연구에 따르면 6~57%로 다양하게 나타난다 하였다.[4] Baxter 등은 측두골 연구결과 55%에서 안면신경관 결손이 있으며, 그 외에 난원창 주위, cochleariform process 부위, 유양수직분절, genu 부위순이라 하였다. 25%에서는 신경이 등골판 부위에 걸쳐 있음을 볼 수 있으며, 신경관 결손의 평균 폭은 난원창 부위 0.92 mm, 수직분절부위 0.75 mm라고 보고하였다.[5] 그 외에, 고실 및 유양동의 다른 안면신경 기형으로는 난원창 부위에서 신경의 bifurcation, 난원창과 정원창 사이로 지나는 와우각 주변의 신경주행의 deviation, 고삭신경의 중복 등이 보고되었다.[6]

3) 경과

안면신경마비는 염증 후 약 2주 이내에 갑자기 혹은 서서히 진행되는데 완전 마비보다는 불완전 마비가 많아 예후는 양호한 편이다. 안면신경의 손상 정도는 신경무전도증*neuropraxia*이 대부분이며 신경 변성으로 진행하는 경우는 드물다.[7]

4) 치료

치료는 중이강 및 유양동의 염증을 가능한 조기에 제거하는 것이 필요하다.

1. 그람양성구균과 Hemophilus에 대한 경험적 항생제의 사용
2. 고막절개술 및 저류액내 균배양 및 감수성 검사
3. 완전 마비 시 신경전기 검사*ENoG*로 매일 추적 검사하여 6일 이내에 90% 이상 변성되면 유양동삭개술 및 육아종이 신경관내에 있는 경우 안면신경감압술을 시행해볼 수 있다.
4. 신경초의 개방 여부는 신경관내로 화농염증의 진전 여부로 결정되나 급성 염증성 반응이 심한 경우에 있어 신경초 개방 후 신경에 염증반응이 더 진전될 수 있는 경로가 된다고 수술에 대해 반대하는 연구들도 있다.[8]

5) 결과

급성 중이염에 따른 안면신경마비의 치료는 전기자극에 따른 반응이 가장 믿을 만한 예후 결정인자로서, 최대 자극 시의 반응이 정상범위이면 고막절개술 자체만으로 대부분의 경우 만족스런 완전 회복을 보인다. 반면, 전기자극에 대한 반응이 감소하거나 없을 때는 발병 후 10일 이내에 수술적 안면신경감압술을 고려해보아야 하고, 안면신경 변성 정도에 따라 회복되는 기간 및 회복 정도가 다양하다.[9] May 등에 의하면 급성 중이염 후에 발생된 안면신경마비 36례 중 27례가 발병 후 2주 내에 시작하여 6개월 정도 지난 후 24례(89%)에서 만족할 만한 완전 회복을 보였으나, 3례(11%)에서 불완전 회복을 보여 동시안면운동*synkinesis*을 보인다 하였다.[10]

만성 중이염에 의한 안면신경마비

항생제 사용 전에는 2.3%의 만성 중이염 발생률이 보고되었으나 최근에는 매우 감소되어 1% 이내의 발생률을 보인다. 성인에서는 급성 중이염보다는 만성 화농성 중이염의 급성 악화시나 주로 진주종에 속발하여 신경관의 골미란으로 생기며 진주종 없이 발생하는 발생률은 0.16%라고 보고되고 있다. 발견 즉시 이학적 검사, 신경전기 검사, 전산화단층촬영 검사 등을 거친 후 전기생리 검사를 시간별로 계속하여 안면신경의 손상이 진행성인지 알아내는 것이 중요하고 조기에 수술적 가료를 취함이 바람직하다.[11] 또한, 중이염에 의한 안면신경마비 중 23%가 만성 중이염에 의한 것이고 이 중 80%가 진주종과 동반되었으며, 연령은 2~81세로 다양하여 평균연령은 40세라 하였다. 소아의 경우는 진주종이 동반되지 않은 만성 중이염에서 오히려 호발한다고 알려져 있다.[12] 병변 부위는 고실분절, 고실분절과 유양분절 동시침범, 유양분절의 순이고, 신경

의 압박이나 포착성 신경병증 *entrapment neuropathy* 이 있으면 압박부위에서 해당 분절의 변성이 일어난다.[13]

1) 병인

1. 안면신경의 신경외적 압박: 특히 cochleariform process와 pyramidal process 부위
2. 안면신경관에 염증반응이 직접 전파
3. 신경독성에 의한 것 중 압박
4. 진주종에 의한 압박

더 자세히 알아보면, 진주종 없이 발생하는 만성 중이염에 의한 안면신경마비는 골염, 골미란, 부종으로 인한 압박보다는 중이염이 신경에 직접 파급되어 염증에 의한 2차 현상이라고 생각되는데 그 이유는 염증반응과 동측에서 마비가 발병하고, 만성염증의 급성 악화 시기와 마비 발현 시기가 대개 일치한다는 점이다. Harker 등에 의하면 진주종 없이 발생한 신경마비 6례 중 4례에서 고실분절 신경관의 결손으로 신경외막이 염증조직과 직접 접촉되어 있으므로 진주종 없이 생기는 마비는 선천성 골결손이 있는 안면신경부위에 직접적인 신경염증이 원인 요소라고 하였다.[14] 실질적으로 부종이나 안면신경관내에 육아조직, 진주종에 의한 외부 신경압박과 신경내 침윤의 감별진단은 어려우나 초기에는 압박이나 독성으로 신경파괴 없이 신경전 장애가 오나 염증세포가 침윤되면 신경섬유의 파괴를 가져온다고 추정된다. 염증파급의 저항에 있어서 신경외막은 별 역할을 하지 못하고 신경주막은 매우 유효한 저항의 역할을 하여 신경주막이 파괴되면 염증은 신경다발 내에서 매우 급속히 파급되어 신경다발 안에 육아조직의 형성으로 다발 내 압력이 증가되어 신경주막에 남아있는 신경섬유까지 압박되어 안면신경마비는 더욱 심해진다. 그래서 일부 학자는 신경주막에 절개를 가해서 감압하는 것이 바람직하나 정상 신경주막을 절개하면 염증의 방어역할이 없어져서 더욱 심한 마비를 가져올 수도 있다.[9]

2) 진단

1. 전기신경 검사로 신경변성 정도를 확실히 파악함이 수술시기 및 수술방법 결정에 많은 도움이 된다. 안면신경의 손상 정도는 MST *maximal stimulation test*, ENoG, EMG 등의 전기신경생리 검사를 시간별로 계속하여 진행성 여부를 판단하는데 MST상 진행성 손상 및 ENoG상 90% 이상의 손상을 보이거나, EMG상 voluntary action potential이 사라지면 수술을 고려해야 한다.
2. 고해상도 측두골 전산화단층촬영 *HR-TBCT*: 신경관 손상부위의 확인과 중이 병변의 진전 정도를 파악하는 데 매우 중요하며 수술 전 진단에 매우 유용하다.

3) 경과

지난 10년간 시행한 서울대병원 본원에서 시행한 만성 중이염 수술 54,990례 중 251례에서 안면신경마비를 보여 0.46%의 발생률을 보였고, 진주종성 중이염 시는 1.1%, 진주종이 동반되지 않은 중이염 시는 0.19%의 발생률을 보여 진주종성 중이염 시 7배의 높은 발생률을 보였다. 만성 중이염에 따른 안면신경마비를 보인 환자들에서 수술 시 발견된 안면신경관의 결손 및 이상주행에 대해 서울대병원의 경험은 표 10-1과 같다. 조사가 가능하였던 235례 중 143례(60.9%)에서는 안면신경관의 결손 및 이상소견을 볼 수 없다 하였고, 91례(38.7%)에서 결손 및 이상소견을 보였는데 이 중 고실분절이 61례(67%)로 가장 많았고, 고실 및 유양분절 동시 8례(9%), 유양분절이 7례(8%), 고실 및 추체분절 동시 5례(6%)의 순이었다.

중이염 후 안면마비변성에 대한 병태생리학적 특성은 다음과 같다. 만성 화농성 중이염 및 진주종에 의해 발생된 안면신경마비가 1년 정도 지나면 신경관이 파괴된 부위의 신경은 염증세포로 침윤되어 있고 원위부는 심한 섬유화 및 유수신경섬유와 Schwann cell tube가 소실되는 변성을 보여 측두골 골절, 수술손상 후에 볼 수 있는 병변과 거의 유사한 5도 손상

표 10-1 Deficiency or aberrant course of facial nerve canal observed during chronic otitis media surgery

Anomaly type	No.
Tympanic dehiscence	61
Mastoid dehiscence	8
Tympanic & Mastoid dehiscence	7
Tympanic & Pyramidal dehiscence	5
Pyramidal dehiscence	4
Aberrant course	3
Total facial canal erosion	3
Tumor	1
Non-specific	143
Total	**216**

인 신경절단증*neurotmesis*을 일으키며, 염증세포와 세균독소가 평상시 방어역할을 하는 신경주막*perineurium*을 넘어 신경내 공간*intraneural space*에 침범하여 신경을 손상시키는 소견을 보이고 Bungner band가 보이지 않아 신경 재지배는 불가능하다. 3개월 정도 지속된 안면신경마비 예에서는 섬유화가 아직 안 일어나 가능한 빨리 신경감압을 시행하면 회복을 기대할 수 있으나 조직소견상 신경주막이 화농성 반응을 막지 못하고 신경내강*endoneural space*에 염증이 파급이 관찰되면 신경초의 개방이 필요하나 이는 임상적으로 아직 논란 중이다.[15] 만성 중이염으로 인한 안면신경마비가 발생하였던 환자들의 측두골 검사소견의 특징들을 정리하면 다음과 같다.[11,16]

1. 대개 미로분절은 양호하며 일부에서는 골미란 소견을 보인다.
2. 안면신경 전장에 걸쳐서 염증성 세포인 구세포*round cell*가 증식된다.
3. 고실분절이 가장 많은 침범을 보이며 신경관을 싸는 병적 조직과 신경 사이에 염증소견이 매우 많다.
4. 신경외막 조직은 중등도 섬유화를 보이며 신경 자체는 변성과 염증소견을 많이 관찰된다.
5. 축삭*axon*의 해체*disorganization*나 부분적 소실이 가끔 보인다.
6. 부종, 세포침윤, 신경내막 혈관충혈을 전 신경관 내에서 볼 수 있고, 전자현미경소견을 보면 신경내막에 재생 축삭*regeneration axon*이 전혀 보이지 않고 교원질 축적*collagen deposition*이 매우 심한 섬유화 현상을 보인다.

4) 치료

1. 균배양 및 감수성 검사와 정맥내 항생제 투여
2. 조기 또는 응급 중이 수술로 측두골 내 병변의 완전한 제거와 더불어 신경감압술을 시행하는데 측두골 함기화가 불량한 경우 modified radical mastoidectomy (canal down mastoidecotmy)가, 함기화가 양호한 경우는 intact canal wall mastoidectomy가 바람직하다. 수술 시 진주종은 완전히 제거하여야 하며, 안면신경에 붙어있는 육아조직은 무리해서 제거하지 않도록 하며 과거에는 가능한 고실성형술은 시행치 않는 것이 좋다 하였으나 항생제가 발달된 최근에는 동시에 시행하는 경향이 많다. 만성 중이염에 따른 안면신경마비를 보인 조사가 가능하였던 216례의 환자들에 대한 중이 병변의 수술방법은 서울대병원의 경험을 바탕으로 표 10-2에 정리하였다. 216례의 환자 중 100례(46%)에서 개방동 유양동수술*canal down tympanomastoidectomy, modified radical mastoidectomy*, 58례(27%)에서 외이도 후벽보존 유양동수술*canal up tympanomastoidectomy, intact canal wall mastoidectomy*, 54례(25%)에서 중이근치술이 시행되었다.
3. 또한, 만성 중이염에 따른 안면신경마비를 보인 조사가 가능하였던 214명의 환자들에서 안면신경마비 치료방법에 대한 서울대병원의 경험은 표 10-3에 정리하였다. 안면신경감압술이 185례(78%)에서 시행되었고, 48례(20%)에서는 중이 및 유양동수술만 시행한 후 보존적 요법을 시행하였으며, 신경이식은 3례(1%)에서 시행하였고, 2례(1%)에서 설하신경-안면신경 문합이 시행되었다. 신경관감압술 시 신경외막 근처의 염증조직은 넓고 편평한 기구로 제거하는 것이 바람직하고, 병변 부위의 근위부와 원위부 각각 5~10 mm 감압하나 염증조직이 신경관내로 침범되지 않았으면 신경관 개방은 불필요하고, 진주종이나 육아종이 신경관내 침범 시 신경관을 열어 신경주막을 다치지 않도록 유의하며 육아조직을 제거한다.
4. 신경초*nerve sheath*의 개방 여부인 neurolysis는 논란이 많아 원인 요소 제거는 바람직하나, 술후 부종이 더욱 심해져

표 10-2 Surgical options with regard to middle ear pathology

Operation type	No.
MRM (OC)	100
ICW	58
Radical	54
Middle fossa approach	3
Total petrosectomy	1
Total	**216**

표 10-3 Treatment strategies on facial nerve paralysis

Management	No.
Decompression	185
Mastoidectomy only with conservative Tx	48
Nerve graft	3
Hypoglossal nerve anastomosis	2
Total	**238**

신경압박이 더 심해질 수 있다.

5. 신경감압술 후 신경이 육아조직으로 완전히 둘러싸여 있으면 가능한 대부분의 육아조직을 제거하고 초기에는 신경을 제거치 않는 것이 바람직하나 섬유화가 되어 있거나 변성이 심한 경우는 greater auricular nerve 등을 이용한 신경이식이 바람직한 치료법이다.
6. 전상고실에서 추체첨부 쪽으로 진행된 진주종은 경유양동 혹은 중두개와법이나 경미로법으로 진주종 sac exteriorization이나 완전제거가 바람직하다.
7. 수술방법에 관계없이 술 중 안면신경의 monitoring이 필요하다.
8. 수술 후 packing은 너무 많이 하지 않도록 조심해야 한다.

5) 결과

만성 중이염에 의한 안면신경마비는 대개 마비 후 6일 이내에 90% 이상의 운동성 섬유가 변성되므로 10일 이내에 전기반응이 정상인 상태에서 수술받은 예는 완전한 회복을 보이나, 발병 후 3주 이후 수술을 시행한 예에서는 대개 심한 동시안면운동 *synkinesis* 과 안면근 수축 *facial spasm* 이 동반되는 불량한 결과를 보여 조기 수술적 가료가 바람직하다. 수술 후 안면신경 기능은 70%에서 동시안면운동 없이 정상 근육운동을 보이는 완전 회복, 24%에서 안정 시 경미한 불균형 보이나 수의 근육운동 시 마비를 보이는 부분 회복, 6%에서 안정 시 불균형 보이고 근육운동은 조금 회복되었으나 수축 *contracture*, 편측 안면연축 *hemifacial spasm*, 동시안면운동을 보이는 회복불능을 보인다 하였다.[12,13]

악성 외이도염에 의한 안면신경마비

즉각적이고 적극적인 처치가 필요한 응급질환으로 장기간 당뇨병 기왕력이 있는 노령기에 많으며 다른 뇌신경 장애가 안면신경마비와 동반될 수 있다. 악성 외이도염은 녹농균 *Pseudomonas aeruginosa* 에 의한 경우가 가장 많고 외이도 내에 질병의 병소가 존재하고 Santorini 열 *fissure of Santorini* 혹은 경유돌공 *stylomastoid foramen* 으로 염증이 파급되어 안면신경마비가 발생한다.[17] 진행되면 두개저부에 골수염을 가져와서 9, 10, 11, 12번 뇌신경과 안면신경의 마비가 동반되나 조기에만 발견되면 약물요법으로 좋은 결과를 얻을 수 있다.[18]

1) 진단

1. Technetium을 이용한 방사성동위원소 촬영 시 골반응의 증가를 확인
2. 치료경과를 확인하기 위해서는 gallium을 이용한 방사성동위원소 촬영

2) 치료

치료방법으로는 병소의 괴사 조직을 외과적으로 절제하고 항생제를 사용한다.

1. 초기에는 Pseudomonas aeruginosa에 적합한 항생제인 ceftazidime을 최소 6주 정도 사용한다.
2. 필요 시에는 육아조직과 괴사조직의 국소 제거 시행하나 유양동삭개술은 그리 흔히 시행치 않는다.
3. 안면신경감압술은 의미가 적으나 감압술 시행 시 육아조직과 신경의 구분이 안되고, 신경에 손상을 더 줄 수 있으므로 제거 시 주의를 요한다. 신경의 괴사가 심할 경우는 2차적으로 facial nerve reanimation 또는 hypoglossal-facial nerve anastomosis를 하는 것이 더욱 바람직하다.[19]

Ⅲ. 종양에 의한 안면신경마비

종양에 의한 안면신경마비는 안면신경에서 직접 발생한 경우와 주위 조직에서 발생한 종양이 안면신경 기능의 장애를 초래하는 경우로 크게 구분할 수 있다. 안면신경마비 환자의 5% 정도는 종양 발생이 원인이다. 서서히 발생하는 불완전 혹은 완전 안면마비, 4개월 이상 지속되는 안면마비, 편측에 반복되는 안면마비, 감각신경성 난청이 동반된 안면마비, 다발성 뇌신경 마비와 함께 발생한 안면마비, 악성 종양의 기왕력이 있을 때 종양으로 인한 안면신경마비를 의심해야 한다. 두개내의 양성 종양도 주변조직을 압박하여 신경 증상을 악화시킬 수 있다.[20]

양성 종양

1) 안면신경초종 facial nerve schwannoma

안면신경에서 드물게 발생하는 종양인 안면신경초종은 서서히 자라며, 안면신경의 모든 부위에 발생하나 안면신경관슬

facial canal geniculum 부위에 가장 많다.[21]

2) 청신경종 acoustic neuroma

청신경종은 대개 소뇌 교각 또는 내이도에 발생하고 뇌수막종은 소뇌 교각에 많다. 선천성 진주종은 측두골 또는 소뇌 교각에 발생하며 서서히 진행하는 안면신경마비를 일으켜 불수의적인 연축 또는 완전 이완성 마비를 보이고 대개 내이도 분절 또는 미로분절의 안면신경을 침범한다. 청신경종이 소뇌 교각에 발생한 경우 다른 종양과 감별해야 하고, 수술적 제거로 안면신경마비가 회복되는 경우도 있다.[22]

3) 이하선종양 parotid tumor

두개 외에 발생한 양성 종양으로 안면신경마비를 유발하는 것은 대부분 이하선에서 기원한다. 양성 종양의 85%가 이하선에서 발생하며 다형성 선종 *pleomorphic adenoma* 이 대다수로 이하선 부위에 서서히 성장하는 무통성 종물로 발생한다. 이하선의 양성 종양도 드물게는 연조직을 압박하여 안면신경마비와 타액선 분비장애를 일으키기도 하므로 세침흡인세포 검사로 악성 종양과 감별 진단한다. 이하선에 발생한 양성 종양은 종양의 위치, 범위에 따라 이하선천엽적출술 *superficial parotidectomy* 또는 이하선전적출술 *total parotidectomy* 로 치료한다.[23]

4) 기타

안면신경 이외의 부위에 발생하면서 안면신경마비를 유발하는 소뇌 교각 *cerebellopontine angle* 의 양성 종양으로는 수막종 *meningioma* (2.5%), 선천성 진주종 *congenital cholesteatoma* (2.5%), 혈관종, 지주막낭 *arachroid cyst* 등이 있으며, 중이강 내에 잘 발생하는 사구종양 *glomus tumor* 도 안면신경마비를 유발할 수 있다.

악성 종양

악성 종양은 주로 이하선에서 발생하여 안면신경마비를 유발할 수 있고 세침흡인세포 검사로 병리조직을 채취해 진단해야 한다. 이하선 악성 종양의 12~15%에서 안면신경마비가 발생한다. 안면신경마비를 일으키는 가장 흔한 이하선 암종은 점액표피양암종 *mucoepidermoid carcinoma* 이다. 선양낭성암종 *adenoid cystic carcinoma* 은 안면신경을 침범하는 경향이 있고 안면신경의 침범은 불량한 예후를 시사한다. 수술 시 악성 세포가 침윤된 안면신경을 제거해야 하고 즉시 신경이식술을 시행하며 술 후 방사선 치료와 항암화학 요법을 추가한다.[23,24]

전이성 종양

안면신경과 연관되어 발생하는 악성 종양 이외에 폐, 유방, 신장 등에서 원발한 악성 종양의 전이로 인하여 안면신경마비가 발생할 수 있으나 빈도는 매우 희박하다. 주로 이하선을 침범하며 측두골을 침범하는 경우는 극히 드물다. 대부분 안면신경 주변의 전이성 종양이 안면신경을 압박해 마비가 발생한다.[25]

Ⅳ. 결론

최근 안면신경의 생리연구 및 미세수술방법의 도입과 각종 청력검사 및 전기신경생리 검사와 영상기법의 발달로 안면신경마비 환자의 진단 및 치료에 많은 진보가 있었으나 아직까지 안면신경은 해부학적 특성 및 수술 시 손상 위험성 등으로 이과를 전공하는 의사에게 많은 주의를 요한다. 특히 많은 원인들 중에 항생제 사용에도 불구하고, 전국적인 조사를 통해 0.46%의 발생률을 보이는 급성 중이염 혹은 만성 중이염에 의한 안면신경마비는 적절한 중이 및 유양동의 병변을 해결함으로써 예방할 수 있을 뿐 아니라 발생 후에도 조기에 적절한 치료를 받으면 회복의 가능성이 높으므로 조기진단 및 수술이 매우 필요하고, 이비인후과 의사는 항시 중이염에 따른 안면신경마비의 발생 가능성을 염두에 두어야 한다. 현재 여러 가지 안면신경마비의 치료방법이 소개되어 있으나 아직도 치료에는 많은 난제가 있고 해결하여야 할 분야가 많으므로 더욱 많은 임상 및 기초연구가 이루어져야 할 것이다.

References

1. Park CW, Ahn KS, Choi SJ, Muhn DS. A clinical study of facial nerve paralysis. Korean Journal of Otolaryngology-Head and Neck Surgery 1998; 41:430-435.
2. May M, Klein SR. Facial nerve decompression complications. The Laryngoscope 1983; 93:299-305.
3. Joseph EM, Sperling NM. Facial nerve paralysis in acute otitis media: cause and management revisited. Otolaryngology—Head and Neck Surgery 1998; 118:694-696.
4. Beddard D, Saunders WH. Congenital defects in the fallopian canal. The Laryngoscope 1962; 72:112-115.

5. Baxter A. Dehiscence of the fallopian canal an anatomical study. The Journal of Laryngology & Otology 1971; 85:587-594.
6. Di Martino E, Sellhaus B, Haensel J, Schlegel J-G, Westhofen M, Prescher A. Fallopian canal dehiscences: a survey of clinical and anatomical findings. European Archives of Oto-Rhino-Laryngology and Head & Neck 2005; 262:120-126.
7. de Zinis LOR, Gamba P, Balzanelli C. Acute otitis media and facial nerve paralysis in adults. Otology & neurotology 2003; 24:113-117.
8. Shapira Y, Migirov L, Kronenberg J. Facial nerve decompression. Harefuah 2006; 145:557-560, 632.
9. Goldstein NA, Casselbrant ML, Bluestone CD, Kurs-Lasky M. Intratemporal complications of acute otitis media in infants and children. Otolaryngology-Head and Neck Surgery 1998; 119:444-454.
10. May M, Fria TJ, Blumenthal F, Curtin H. Facial paralysis in children: differential diagnosis. Otolaryngology--Head and Neck Surgery 1981; 89:841-848.
11. Yetiser S, Tosun F, Kazkayas M. Facial nerve paralysis due to chronic otitis media. Otology & neurotology 2002; 23:580-588.
12. Altuntas A, Unal A, Aslan A, Ozcan M, Kurkcuoglu S, Nalca Y. Facial nerve paralysis in chronic suppurative otitis media: Ankara Numune Hospital experience. Auris Nasus Larynx 1998; 25:169-172.
13. Kangsanarak J, Fooanant S, Ruckphaopunt K, Navacharoen N, Teotrakul S. Extracranial and intracranial complications of suppurative otitis media. Report of 102 cases. The Journal of Laryngology & Otology 1993; 107:999-1004.
14. Harker LA, Pignatari SS. Facial nerve paralysis secondary to chronic otitis media without cholesteatoma. Otology & Neurotology 1992; 13:372-374.
15. Kimura J, Rodnitzky RL, Okawara S-h. Electrophysiologic analysis of aberrant regeneration after facial nerve paralysis. Neurology 1975; 25:989-989.
16. Djeric D, Savić D. Otogenic facial paralysis. European Archives of Oto-Rhino-Laryngology 1990; 247:143-146.
17. Carfrae MJ, Kesser BW. Malignant otitis externa. Otolaryngologic Clinics of North America 2008; 41:537-549.
18. Mani N, Sudhoff H, Rajagopal S, Moffat D, Axon PR. Cranial nerve involvement in malignant external otitis: implications for clinical outcome. The Laryngoscope 2007; 117:907-910.
19. Hammerschlag PE. Facial reanimation with jump interpositional graft hypoglossal facial anastomosis and hypoglossal facial anastomosis: evolution in management of facial paralysis. The Laryngoscope 1999; 109:1-23.
20. Falcioni M, Russo A, Taibah A, Sanna M. Facial nerve tumors. Otology & neurotology 2003; 24:942-947.
21. Marzo SJ, Zender CA, Leonetti JP. Facial nerve schwannoma. Current opinion in otolaryngology & head and neck surgery 2009; 17:346-350.
22. Samii M, Matthies C. Management of 1000 vestibular schwannomas (acoustic neuromas): the facial nerve-preservation and restitution of function. Neurosurgery 1997; 40:684-695.
23. Eneroth C-M. Facial nerve paralysis: a criterion of malignancy in parotid tumors. Archives of Otolaryngology 1972; 95:300-304.
24. Spiro RH, Huvos AG, Berk R, Strong EW. Mucoepidermoid carcinoma of salivary gland origin: a clinicopathologic study of 367 cases. The American Journal of Surgery 1978; 136:461-468.
25. Streitmann MJ, Sismanis A. Metastatic carcinoma of the temporal bone. Otology & Neurotology 1996; 17:780-783.

CHAPTER

11 Trauma of the facial nerve

계명의대 남성일

I. 서론

외상에 의한 안면신경 손상은 안면마비 원인 중 특발성 안면신경마비 다음으로 두 번째로 흔하며, 말초 안면마비의 약 17%를 차지한다.[1] 측두골 골절로 인해 약 7~10%가 안면마비가 발생한다.[2] 측두골 외상이 발생하면 안면신경은 혈종이나 조각뼈에 눌려지거나 심지어는 절개될 수 있다(그림 11-1). 이로 인해 안구 합병증, 언어 장애, 수유 장애 및 표정을 통한 감정 전달 능력을 포함하여 신체적, 정서적, 사회적으로 치명적인 결과를 초래할 수 있다. 치료시기가 환자 회복 정도에 큰 영향을 미칠 수 있기 때문에 이비인후과 의사는 안면신경 외상 치료 원칙을 철저히 이해하는 것이 중요하다. 치료에서 수술이 적응이 된다면 어떤 시점에 어떤 수술 방법을 선택해야 하는지를 결정해야 한다.

II. 본론

외상성 안면마비의 원인

외상성 안면신경 손상은 크게 둔기 *blunt* 손상, 관통 *penetrating* 손상 그리고 의인성 *iatrogenic* 손상으로 나뉠 수 있다. 안면신경 손상의 가장 흔한 원인은 측두골 골절에서 오는 경우이다.[3] 자동차 사고는 또한 안면신경을 손상시킬 수 있는 둔기 외상의 흔한 원인이다. 안면신경 손상을 일으킬 수 있는 관통 외상의 전형적인 예로는 자상 또는 총상 폭발 사고가 있다. 그 외에도 신생아 출생 시에도 안면신경 손상이 발생할 수 있으며, 뇌진탕, 중추신경외상 등이 원인이 될 수 있다.

의인성 안면신경마비 iatrogenic facial nerve paralysis

안면신경에 대한 손상은 의인적으로 발생할 수 있으며 타액선 및 중이 수술 중에 자주 발생한다. 수술 중 발생하는 안면신경 손상은 매우 드물지만 중이 수술에서는 고실 분절에서 가장 많이 발생한다. 이하선, 경부 종양 및 청신경종양 등을 제거하면서 안면신경을 희생시키는 경우는 수술 시 확인이 즉시 가능하므로 적절한 처치, 즉 직접 신경문합술 *direct nerve anastomosis* 혹은 신경간치이식술 *interpositional nerve graft*을 시행한다.

수술 중 사용한 국소마취제에 의한 마비는 대부분 2시간 이내 효과가 감소함으로 이 기간 동안 관찰할 필요가 있으며, 마비가 지속되는 경우 충전물 *packing*에 의해 안면신경관 결손 부위에 압박 가능성이 있으므로 일단 충전물을 일부 제거해야 한다. 불완전 마비가 발생한 경우 경미한 외상, 부종에 의하여 발생한 경우이므로 스테로이드를 사용하면서 경과를 관찰한다.

완전 마비가 발생한 경우 안면신경을 수술 시 확인하지

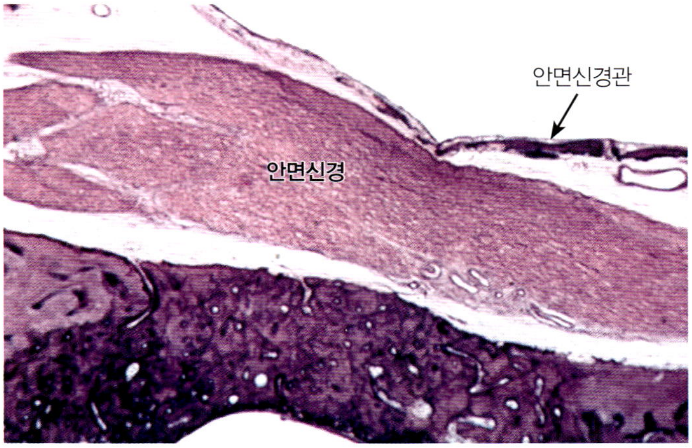

그림 11-1 안면신경관의 부분 골절

못한 경우나 안면신경 손상의 가능성이 있으면 가능한 속히 재수술을 시행해야 한다.

측두골내 안면신경 손상 intratemporal facial nerve injury

일반적으로, 두부 손상으로 인해 4~30%는 두개저 골절이 발생될 수 있으며, 이 중 18~40%는 측두골 골절을 일으킨다.[4~6] 측두골 골절의 흔한 원인으로는 자동차 사고, 폭행, 낙상이 있으며 그 외 총상 및 스포츠 사고의 결과로 발생한다. 측두골 골절의 분류는 크게 2가지인 otic capsule violating과 otic capsule sparing으로 나눌 수 있으며, 고전적 형태 분류로 종골절 *longitudinal fracture*, 횡골절 *transverse fracture* 그리고 혼합 골절 *mixed fracture*이 있다. 60~90%는 종골절이고, 10~30%가 횡골절이다(그림 11-2).[5,7~11]

측두골내에는 혈관, 신경 및 특수 감각 구조물들이 포함되어 있어 심각한 합병증과 장기간 후유증을 일으킬 수 있다. 임상적으로 중요한 합병증으로 안면신경마비, 지속적 뇌척수액 누출 및 청력소실이며 그 외 뇌수막염, 뇌혈관손상, 고막 천공, 이소골 손상, 이명, 혈고실, 전정 기능장애 등이 있다. 안면신경마비는 일반적으로 측두골 골절의 7~9%에서 발생되며,[12~14] 외이도나 비강을 통한 뇌척수액 누출의 빈도는 15~20%이다.[7,8,15]

평가 및 진단

병력청취, 이학적 검사, 신경학적 영상 및 안면신경 검사로부터 얻은 세부 정보는 치료를 결정하는 데 필요한 데이터를 제공할 수 있다. 병력청취에는 외상 후 안면마비의 발현 시기(즉각성, 지연성), 마비 정도(완전 마비 , 불완전 마비), 외상 유형(둔기, 관통, 의인성), 안면신경 상태 그리고 안면마비의 기간이 포함되어야 한다.

안면부 및 두부 외상의 경우도 다른 중요한 외상의 모든 경우와 마찬가지로 환자의 기도, 호흡 및 순환 평가로 시작 한다. 상처는 깨끗하게 충분히 세척하며, 항생제 치료와 필요한 파상풍 예방 접종을 해야 한다. 안면 움직임에 대한 검사 즉, 눈썹 운동, 안정 시 및 완전한 노력을 통한 눈 감기, 안면 움직임 등의 자세한 검사를 수행하여 안면마비가 완전 혹은 불완전한 건지 안면신경마비등급을 평가한다. 비디오 또는 일련의 사진을 통해 문서화하는 것도 평가에 도움이 될 수 있다. 환자가 완전한 안면마비가 있는 것으로 확인되면 이 마비가 즉각적으로 나타나는지 또는 발병이 지연되었는지를 판단해야 한다.

1) 전기신경 검사

Electroneuronography *ENoG*와 electromyography *EMG*는 외상성 안면신경 손상에 수술적 치료 여부를 고려할 때 필요한 전기신경 검사이다. 불완전한 안면마비나 분절성 마비에서는 전기신경 검사가 필요하지 않고, 완전 마비인 경우 혹은 완전히 절단된 신경에서도 Wallerian 퇴화가 발생하지 않기 때문

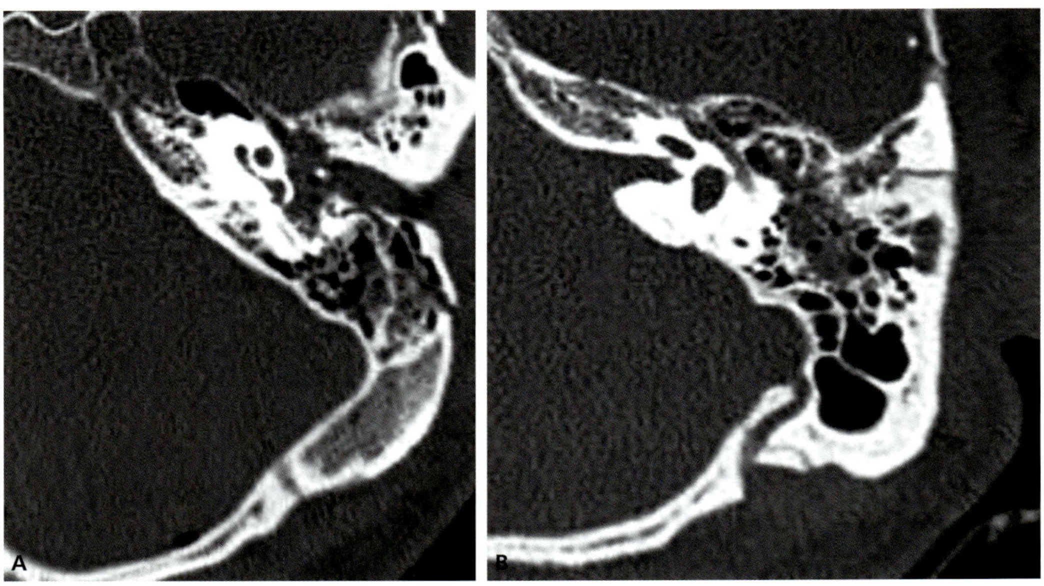

그림 11-2 측두골 골절. A. 종골절. B. 횡골절

에 상해 후 처음 3일 동안에는 이 검사는 도움이 되지 않는다. 수상 6일 이내 ENoG상 90% 이상 변성이 있는 경우는 예후가 좋지 않아 안면신경 감압술의 적응증이 된다.[16]

수상후 2~3주 후 EMG는 신경이 회복과정에 있는지를 평가하는 데 도움이되는 전기생리학적 검사이다. 다상성 신경재지배 활동전위 *polyphasic nerve reinnervation action potential*는 변성되었던 신경의 재생을 의미하며, 좋은 예후를 기대할 수 있다.

2) 영상검사

두개골 외상 환자에서 완전한 안면마비인 경우 측두골을 통한 박편기법영상(1 mm 슬라이스)을 사용한 고해상도 전산화 단층촬영은 안면신경관의 손상을 평가하는 데 유용할 수 있다. 연관된 혈관 손상에 대한 우려가 없으면 조영제는 대체적으로 사용되지 않는다. 만약 골절 선이 분명하지 않은 경우에는 슬신경절 *geniculate ganglion fossa, GGF* 주위의 영역을 면밀히 검사해야 하는데, 왜냐하면 안면신경을 감압 시 종종 슬신경절 주위에서 부종, 섬유증, 조각뼈가 발견되기 때문이다.

치료

1) 약물치료 및 경과 관찰

외상에 의한 안면 손상이 불완전 마비, 지연성 마비, 측두골외 안면신경의 둔기 외상 그리고 가쪽눈구석 *lateral canthus*의 내측 손상인 경우는 일단 약물치료 및 경과 관찰을 한다. 하지만 외상 후 6개월 이내에 호전이 없다면 안면근육의 만성 위축을 예방하기 위해 수술적 개입을 고려해야 한다.

(1) 불완전 마비

손상이나 부종에의해 발생된 이차적 안면마비는 신경차단 *neuropraxia* 나 축삭 절단증 *axonotmesis* 와 연관이 있다. 부종을 최소화하고 바이러스 감염을 예방하기 위해 스테로이드를 사용하면서 경과를 관찰한다.[17]

(2) 지연성 마비

완전 혹은 불완전 마비의 발병 지연은 신경이 해부학적으로 손상되지 않은 것을 시사하므로, 신경차단 혹은 축삭 절단증을 의미한다. 이 진단은 직접적인 검사 또는 초기 외상 진단팀 또는 가족 구성원으로부터 명확한 병력을 얻음으로써 부상 직후 안면 기능이 손상되지 않았다는 확신을 필요로 한다. 지연되어 발생한 마비가 완전 마비인 경우에는 3~14일 사이에 ENoG를 검사해 손상되지 않은 쪽에 비해 95% 이상 상실된 경우는 외과적 안면신경 감압을 고려해야 한다.[16]

(3) 측두골외 안면신경 extratemporal facial nerve 의 둔기 외상

일반적으로 보존적 치료로 회복이 가능하지만 6개월 후에 호전이 없으면 수술을 고려할 수 있다.

(4) 가쪽눈구석 lateral canthus의 내측 손상(그림 11-3)

얼굴 중앙부에는 안면 기능의 자발적인 회복을 가능하게하는 신경 교차 연결이 풍부하기 때문에, 가쪽눈구석의 내측에 손상된 경우 안면마비는 거의 발생하지 않는다.[18,19] 하지만 마비가 발생하게 되면 시험적 신경 관찰을 고려해야 한다.

(5) 외상성 분만

분만 외상으로 인한 안면신경마비는 출생 직전 또는 출생 시 안면신경에 대한 압박으로 인해 발생한다. 대부분 90% 이상이 후유증 없이 자발적으로 호전된다.[20]

2) 초기 즉각적인 수술적 치료

(1) 즉시 발생된 완전 마비

두부 및 안면부 외상이 즉각적인 완전 마비로 나타나면 신경이 압궤 손상으로 인해 신경절단증 *neurotmesis*을 의미하므로 초기에 수술적 치료가 필요하다.

신경의 손상된 부위가 두개외(예, 이하선내) 신경 손상인

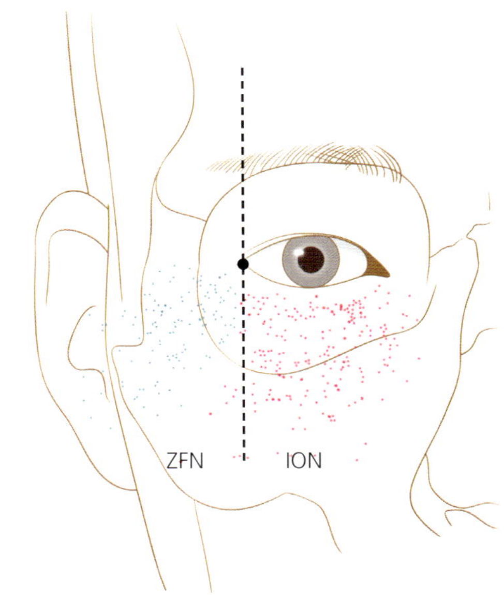

그림 11-3 가쪽눈구석 *lateral canthus* 의 내측 손상인 경우는 임상적 마비는 드물게 발생함

경우인 경우는 수술 현미경하에 직접 신경문합술로 좋은 결과를 얻을 수 있다. 신경 결함이 2 cm 미만인 경우 직접 신경연결술로 복원이 가능하며, 2 cm 이상의 심한 신경 손상인 경우는 신경간치이식술 *interpositional nerve graft*을 시행한다. 주로 많이 사용하는 공여 신경은 장딴지 신경 *sural nerve*, 큰귓바퀴신경 *great auricular nerve*이다.

측두골 골절에 의한 즉각적인 안면마비인 경우, 시험적 신경 감압과, 신경을 관통하는 골편의 제거 및 차단된 신경 회복을 위한 신경연합술 *neurorrhaphy*을 시행한다. 내이도를 포함한 종골절은 중두개와 접근법으로, 안면신경의 수직 부분의 골절은 경유양동 접근법이 그리고 혼합 골절인 경우에는 두 가지 접근법이 함께 필요할 수 있다.

두개내 *intracranial* 신경 손상인 경우 신경간치이식술이 수행될 수 있다. 흔하게 사용되는 신경으로는 반대편 안면신경, 설하신경, 교근신경, 척추 부신경이다.[21,22]

3) 비가역적 안면신경 수술적 치료

비가역적인 수술 방법은 신경이식술, 안면신경이식술, 신경치환술 등이 있으며, 자연회복이 불가능 시기에 시행한다. 근위전위술은 1년 이상 안면신경마비가 지속되어 안면근육 위축이 심한 경우에 측두근 *temporalis muscle*, 이복근 *digastric muscle* 그리고 교근 *massester muscle*을 이용해 시행하며 신경교차술과 동시에 시행할 수도 있다. 근전위술은 동적 재건술에 해당되며, 정적 재건법은 안면마비의 부위별로 시행할 수 있으며 주로 fascia lata나 tendon을 이용하거나 안구보호를 위한 금판 이식술 등이 있다.

Ⅲ. 결론

안면신경 외상은 기능 상실과 심리적 고통을 초래하는 치명적인 손상이다. 외상성 안면신경 손상 환자의 최선의 치료를 결정하는 것은 쉬운 일은 아니다. 신경이 해부학적으로 손상되지 않았거나 부상이 말초 부분의 내측 부분에 국한되어 있는 경우, 치료는 일반적으로 약물치료 및 경과 관찰이며, 모니터링을 위한 전기생리학적 검사가 가능하다. 신경이 절단되면 직접 단단문합 신경연합술이 가장 좋은 술식이다. 손상된 신경 분절이 큰 경우 신경간치이식술을 고려해야 된다. 돌이킬 수 없는 손상 또는 광범위하게 오래 사용되지 않는 안면 위축증이 있는 안면근육의 경우, 역동적 재건술이 최선의 선택이다. 치료의 종류에 관계없이 예방 가능한 합병증을 예방하기 위해서는 안구 보호가 가장 중요하다. 외상성 안면신경 손상의 치료는 다양하고 역동적인 과정일 수 있지만, 진단 및 치료 알고리즘을 명확하게 이해하면 이러한 환자에게 의미 있는 회복 기회를 극대화할 수 있을 것이다.

Reference

1. Chang CY, Cass SP. Management of facial nerve injury due to temporal bone trauma. Am J Otol 1999;20:96–114.
2. May M, Schaitkin BM. History of facial nerve surgery. Facial Plast Surg 2000;16: 301–7.
3. Chang CY, Cass SP. Management of facial nerve injury due to temporal bone trauma. Am J Otol 1999;20:96–114.
4. Cannon CR, Jahrsdoerfer RA1. Temporal bone fractures. Review of 90 cases. Arch Otolaryngol 1983;109(5):285–8.
5. Dahiya R, Keller JD, Litofsky NS, Bankey PE, Bonassar LJ, Megerian CA. Temporal bone fractures: otic capsule sparing versus otic capsule violating clinical and radiographic considerations. J Trauma 1999;47(6):1079–83.
6. Johnson F, Semaan MT, Megerian CA. Temporal bone fracture: evaluation and management in the modern era. Otolaryngol Clin North Am 2008;41(3):597–618.
7. Aguilar 3rd EA, Yeakley JW, Ghorayeb BY, Hauser M, Cabrera J, Jahrsdoerfer RA. High resolution CT scan of temporal bone fractures: association of facial nerve paralysis with temporal bone fractures. Head Neck Surg 1987;9(3):162–6.
8. Brodie HA, Thompson TC. Management of complications from 820 temporal bone fractures. Am J Otol 1997;18(2):188–97.
9. Ghorayeb BY, Yeakley JW. Temporal bone fractures: longitudinal or oblique? The case for oblique temporal bone fractures. The Laryngoscope 1992;102 (2):129–34.
10. Ishman SL, Friedland DR. Temporal bone fractures: traditional classification and clinical relevance. Laryngoscope 2004;114(10):1734–41.
11. Nosan DK, Benecke Jr. JE, Murr AH. Current perspective on temporal bone trauma. Otolaryngol Head Neck Surg 1997;117(1):67–71.
12. Harker LA, McCabe BF. Temporal bone fractures and facial nerve injury. Otolaryngol Clin North Am 1974;7(2):425–31.
13. Ulug T, Arif Ulubil S. Management of facial paralysis in temporal bone fractures: a prospective study analyzing 11 operated fractures. Am J Otolaryngol 2005;26(4):230–8.
14. Yalciner G, Kutluhan A, Bozdemir K, Cetin H, Tarlak B, Bilgen AS. Temporal bone fractures: evaluation of 77 patients and

a management algorithm. Ulus Travma Acil Cerrahi Derg 2012;18(5):424–8.

15. Montava M, Mancini J, Masson C, Collin M, Chaumoitre K, Lavieille JP. Temporal bone fractures: sequelae and their impact on quality of life. Am J Otolaryngol 2015;36(3):364–70.
16. Gantz BJ, Rubinstein JT, Gidley P, Woodworth GG. Surgical management of Bell's palsy. Laryngoscope. 1999 Aug;109(8):1177-88.
17. Hadlock T. Facial paralysis: research and future directions. Facial Plast Surg 2008;24:260–7.
18. Coker NJ. Acute paralysis of the facial nerve. In: Bailey BJ, editor. Head and neck surgery – otolaryngology. Philadelphia: J.B. Lippincott; 1993. p. 1711–28.
19. Clark JM, Shockley WW. Management and reanimation of the paralyzed face. In:Papel ID, editor. Facial plastic and reconstructive surgery. New York: Thieme Medical Publishers; 2002. p. 660–85.
20. Smith JD, Crumley RL, Harker LA. Facial paralysis in the newborn. Otolaryngol Head Neck Surg 1981;89:336–42.
21. Collar RM, Byrne PJ, Boahene KD. The subzygomatic triangle: rapid, minimally invasive identification of the masseteric nerve for facial reanimation. Plast Reconstr Surg 2013;132(1):183–8.
22. Poe DS, Scher N, Panje WR. Facial reanimation by XI-VII anastamosis without shoulder paralysis. Laryngoscope 1989;99:1040–7.

CHAPTER

12 Primary tumor of the facial nerve

성균관의대 조양선

I. 서론

안면신경의 원발성 종양은 매우 드물지만 이 중에서는 안면신경초종이 가장 흔하게 발생한다. 그 외에 슬신경절 혈관종 *geniculate ganglion hemangiomas, GGH*, 그리고 안면신경의 사구체 종양 *glomus faciale* 이 발생할 수 있다. 안면신경 종양은 주위에 복잡한 해부학적 구조로 인해 진단이 어려울 수 있고 수술적 치료로 인한 안면신경 손상의 가능성이 높으므로 치료도 쉽지 않으며 흔한 질병이 아니므로 치료에 대해 확고하게 합의된 의견도 아직 만들어지지 않은 상태이다. 이 장에서는 안면신경 종양의 병태생리, 증상, 진단 그리고 최신 치료의 경향에 대해 기술하였다.

II. 안면신경초종 Facial nerve schwannoma

가장 흔한 안면신경 종양인 안면신경초종의 유병률에 대한 연구로는 600개의 측두골에서 5례를 발견하여 0.83%로 보고된 적이 있으며[1] 임상적으로는 0.15~0.8% 정도로 알려져 있고 이는 말초성 안면신경마비의 원인의 5% 정도를 차지한다.[2] 남녀 비는 여성에서 호발하는 것으로 알려져 있었지만,[3] 최근 보고에서 성별차이는 없다고 하였다.[4]

전형적인 증상은 진행성의 안면신경마비와 청력장애로 나타나지만 종종 안면신경마비가 없는 상태에서 발견이 되기도 한다. 안면신경 종양의 90%는 측두골 내에서 생기며 대개는 여러 개의 분절을 침범한다.[5]

안면신경초종은 안면신경의 어느 분절에서나 생길 수 있으며, 가장 많이 침범되는 부위는 슬상신경절로 60~68%에서 침범되며 그 다음으로 미로분절(50.6~60%), 고실분절(43~53%), 내이도(34%), 유돌분절(29%), 소뇌 교각분절(22%) 그리고 측두골외 부분(7%)의 순서로 발생한다.[6] 대부분의 종양은 1개 이상의 분절을 침범하며 종양 사이에 정상적인 신경이 있는 skip lesion은 영상검사에서 "beads on a string" 모양으로 보일 수 있으며 20%에서 나타난다.[7]

전정신경초종과 마찬가지로 안면신경초종도 슈반 *Schwann* 세포에서 기원하며 Antoni A, Antoni B, 또는 섞인 형태의 조직학적 소견을 보이는데 조직학적 형태와 임상적 특징과는 관련이 없는 것으로 알려져 있다.

안면신경초종의 증상

안면신경초종의 증상은 종양의 크기와 위치에 따라 다양하게 나타날 수 있는데, 안면신경 환자 중 50~60%가 다양한 정도의 안면마비를 보이며 그중 20%는 일시적인 안면신경마비이다.[2] 대부분이 진행성의 안면신경마비를 보이지만 16%에서는 갑작스러운 완전 마비로 나타나기도 한다.[3] 난청은 33~78.6%, 이명이 7~51.8%, 그리고 현훈이 46%에서 나타나는데 난청은 전음성, 감각신경성, 그리고 후미로성 난청으로 모두 나타날 수 있으며 종양이 자라면서 와우에 누공을 만들어서 감각신경성 난청 및 현훈을 일으킬 수 있다.[2] 이처럼 증상이 다양하게 나타날 수 있으므로 오진이 흔한 편이며 32례의 안면신경초종을 분석한 연구에서는 50%가 오진이 된 적이 있으며 가장 흔한 진단명은 벨마비라고 하였다.[8] 그러므로 처음에 벨마비로 생각되었던 환자들도 6개월이 지나도 회복되지 않거나 반복적인 안면신경마비를 보이는 경우 종양을 의심하여 검사를 해보아야 한다. 안면경련 *facial spasm* 은 17%에서 나타나며 이 증상도 종양을 강력하게 시사한다. 안면신경초종은 측두골내나 두개내에 위치한 종양에 비해 측두골 외

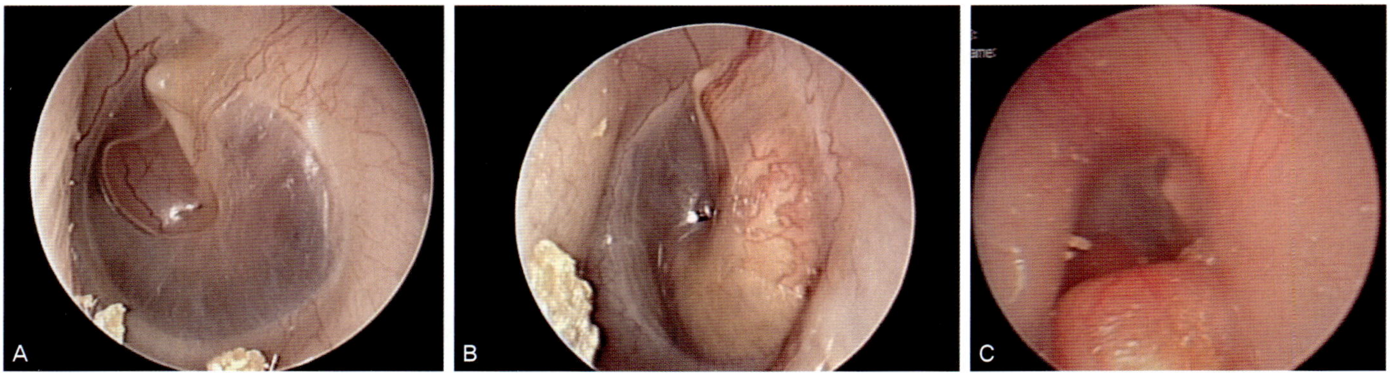

그림 12-1 안면신경초종 환자에서 종양이 중이 및 외이도로 자랐을 때 보이는 다양한 고막 소견

종양에서 증상이 경미하므로 종양의 위치와 증상은 어느 정도 관련이 있지만 종양의 크기는 증상과 관련이 없다.[3]

안면신경초종의 진단

안면신경초종을 가진 환자들은 별다른 증상을 호소하지 않는 경우도 많다. 따라서 미세한 마비나 경련과 같은 안면신경 기능의 이상을 포함한 철저한 검사가 필요하다. 안면신경의 고실분절이나 유양분절에 큰 종양이 있을 때에는 고막의 뒤쪽이나 외이도에서 커지는 종물을 발견할 수 있다(그림 12-1A~C).

청력검사를 시행하였을 때 종양이 침범한 부위에 따라 다양한 정도의 전음성/감각신경성 난청을 보인다.

안면신경초종은 방사선학적 검사로 최종 진단을 할 수 있는데 T1 강조영상에서 안면신경의 주행을 따라 밝게 조영증강이 되며(그림 12-2A~B), 특히 슬신경절을 중심으로 원위부와 근위부를 침범하였을 때에는 전형적인 hourglass 모양을 보일 수 있으며(그림 12-2C), "skip lesions"로 보일 수도 있다(그림 12-2D).[9]

그러나 내이도 및 근위부에서 생긴 안면신경초종과 전정신경초종 *vestibular schwannoma* 을 구분하는 것은 매우 어려운데 수술 전에 전정신경초종으로 진단된 경우가 22~64.2%로 보고되고 있다.[2,10] 또한 슬신경절 및 고실분절에만 있는 초기 종양은 정상적인 조영증강과 구분이 어려울 수도 있다. CT는 MRI에 보조적으로 진단에 도움을 줄 수 있는데 종물 이외에도 반대편과 비교해서 확장되어 있는 안면신경관 및 종물을 확인하여 진단에 도움을 줄 수 있다(그림 12-2E).

진단을 위한 생검 *biopsy* 은 안면마비의 가능성이 매우 높으므로 대부분의 경우에 하지 않는 것이 좋다.[11]

안면신경초종의 치료

안면신경 종양에 대한 치료의 목적은 안면신경기능을 가능한 한 오래 유지하면서 다른 기능들도 보존하는 것이다. 치료방법은 경과관찰, 방사선 치료 그리고 수술적 치료의 3가지 방법으로 분류할 수 있으며 수술적 치료는 감압술 *decompression*, 안면신경을 보존하면서 종양을 제거하는 debulking 또는 stripping, 그리고 완전 제거 및 안면신경 재건의 방법이 있다. 치료방법의 결정은 진단 시의 안면신경기능, 종양 성장의 속도, 술자의 경험 그리고 환자 선호도에 따라 결정되지만, 그 중 수술적 제거가 궁극적인 치료방법이라고 할 수 있다.

1) 경과 관찰

안면신경 종양은 대개 양성이며 성장속도는 1년에 0.85~1.5 mm로 느린 성장을 보인다.[12,13] 따라서 다른 증상이 없고 안면신경기능이 House-Brackmann *H-B* grading scale III보다 좋은 상태로 유지된다면 안면신경기능을 최대한 길게 유지하는 것이 선호되며 영상학적 검사를 통해 종양의 성장을 파악하면서 관찰하는 것이 권유되고 있다. 경과관찰을 하면서 안면신경초종에 대해 치료를 시작하기까지는 5년 이상의 시간이 걸리는 것으로 보고되고 있으며 관찰기간에는 안면신경의 기능과 청력이 유지되었다고 하였다.[2,13]

2) 방사선 치료

안면신경초종에 대한 정위적 방사선 치료 *stereotactic radiosurgery, SRS* 를 비롯한 방사선 치료의 장기적인 결과는 아직 보고가 되고 있지 않다. SRS를 받은 소뇌 교각 종양 중 안면신경초종으로 진단을 받은 11례를 분석한 보고에서는 평균 39개

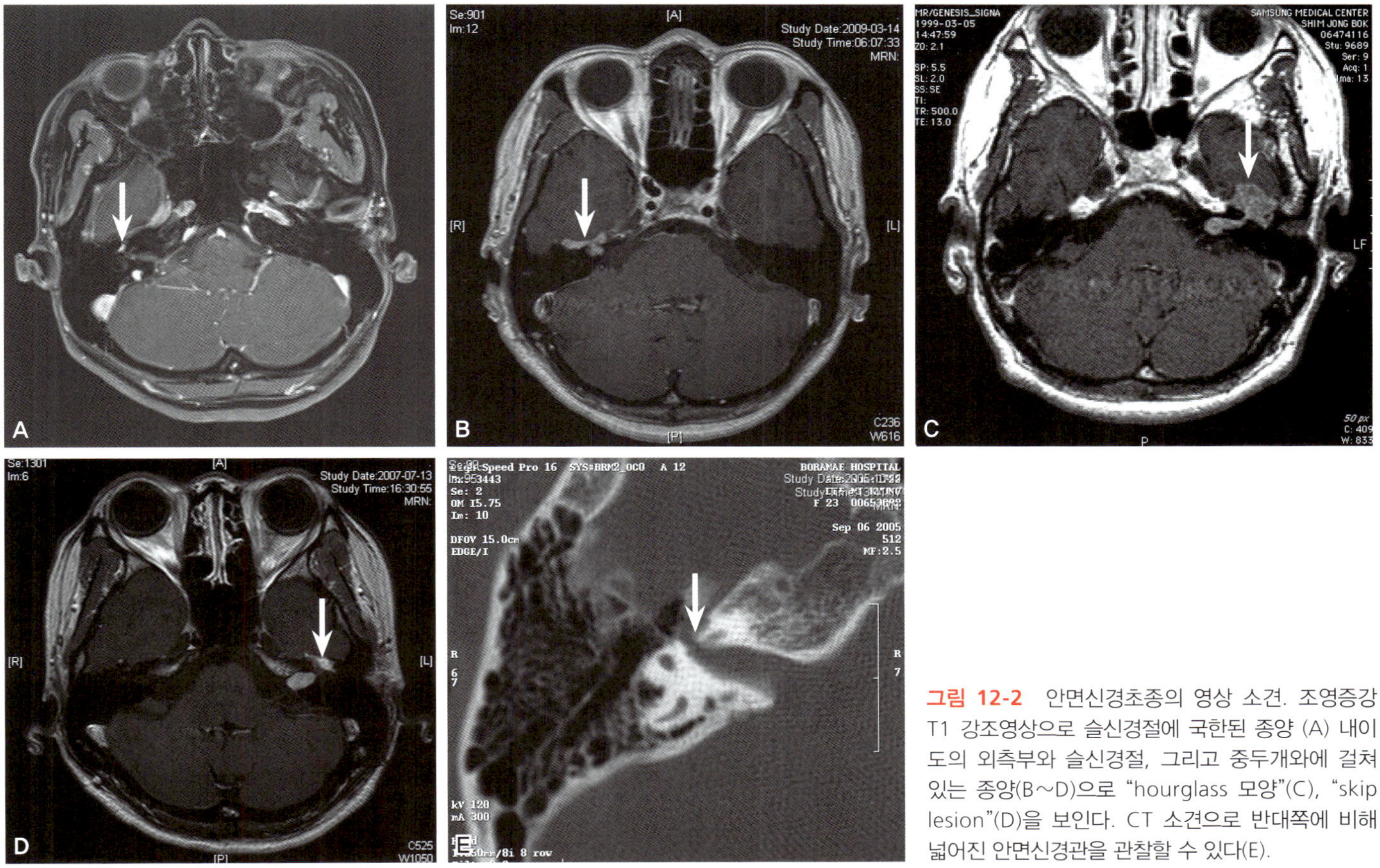

그림 12-2 안면신경초종의 영상 소견. 조영증강 T1 강조영상으로 슬신경절에 국한된 종양 (A) 내이도의 외측부와 슬신경절, 그리고 중두개와에 걸쳐 있는 종양(B~D)으로 "hourglass 모양"(C), "skip lesion"(D)을 보인다. CT 소견으로 반대쪽에 비해 넓어진 안면신경관을 관찰할 수 있다(E).

월동안 10례에서 종양이 조절이 되었고 안면신경마비가 심해진 사례는 없었다고 하면서 작거나 중간크기의 안면신경초종에서 SRS는 처음으로 고려해야 할 치료방법이라고 하였다.[14] McRackan 등이 10개 보고에서 45명의 2년 이상의 결과를 분석한 meta-analysis에서는 42명(93.3%)에서 종양이 조절되었는데 50%에서는 자라지 않았고, 43.3%에서는 크기가 줄어 들었으며, 6.7%에서만 종양이 자랐다. 이 환자들의 안면신경기능은 26명(66.6%)에서 유지되었으며, 8명(20.5%)에서는 안면기능이 호전되었고, 5명(12.8%)에서만 악화되었다고 하였다. 청력도 64.3%에서 보존되었고 36.7%에서는 악화가 되었다고 보고하면서 SRS는 안면신경초종을 조절하는 데 효과적이라고 하였지만,[15] 부분절제 및 정위적 방사선 치료를 하고 10년 후에 생긴 악성 종양에 대한 보고도 있다.[16]

3) 수술적 치료

(1) 감압술

보존적인 수술적 치료방법으로 종양이 있는 안면신경관을 감압시켜주는 방법이다(그림 12-3A). 종양 주위의 골조직을 제거함으로써 종양이 자라더라도 신경에 손상을 주지 않으면서 axonal flow를 호전시켜서 신경손상을 덜 주면서 안면신경기능을 유지할 수 있게 해준다.[17] 감압술을 받은 19명의 환자를 6년간 분석한 연구에서는 4명(21%)에서만 안면기능이 악화되었으며 종양이 자라는 속도도 관찰만 한 군에 비해서 유의하게 느려졌다고 하였다.[13] University of Iowa에서 행해진 비슷한 연구에서도 2년 이상 정상적인 안면기능이 유지되었다.[18] 이러한 결과에서 볼 때 안면신경 감압술은 측두골내에 국한된 안면신경초종에서 안면기능이 악화될 때 선택할 수 있는 좋은 방법 중에 하나이다.

(2) Debulking or Stripping

1972년에 Pulec이 보고[5]한 이 방법은 정상적인 안면신경으로부터 종양만 제거하는 수술방법인데 개념적으로는 가장 이상적인 방법이지만 조직학적 소견에서 종양의 가운데로 안면신경이 지나가는 것을 고려할 때[19] 이 수술 방법에 대해서는 논란이 많다. 성공적인 결과를 보고한 연구에서는 안면신경 감시기술이 발달함에 따라 자극이 되지 않는 부분은 안전하게 제거할 수 있다고 하지만 종양을 제거한 후의 안면신경 자극소견으로 수술 후 결과를 예측할 수 없다는 보고도 있다.[2] Mowry 등은 내이도와 소뇌 교각에 국한된 11례의 안면신경 초종에 대해 debulking을 시행하여 9례(81.8%)에서 종양의 95%를 제거하였다고 하였다.[18] Park 등은 18례의 stripping 수술 경험을 분석하여 2 cm 이내의 종양, 2개 이하의 분절에 있는 종양, 그리고 슬신경절이나 그 근위부에 생긴 종양에서 H-B grading scale I-II의 좋은 결과를 보일 가능성이 많다고 하였는데, 표본숫자의 제한으로 통계적인 유의성은 증명하지 못하였다.[10]

(3) 종양의 완전절제 및 안면신경의 재건

이미 안면신경기능이 떨어져 있으면서 종양이 자라는 경우에는 종양을 모두 제거하고 안면신경을 재건하는 것이 가장 좋은 방법이다. 수술을 하게 되면 대개는 종양이 있는 안면신경의 분절을 함께 제거하게 되며 신경문합술을 하더라도 연축을 동반한 H-B grading scale III보다 좋은 결과를 기대하기는 어려우므로 H-B grading scale III 이상의 환자들에서는 수술을 고려한다. 수술적 접근법은 경유돌, 경미로, 경와우, 중두개와, 경이하선, 그리고 두 가지 이상의 접근법을 함께 사용하여 접근할 수 있다.[9] 이 중 슬신경절과 미로분절로 접근할 수 있는 방법은 중두개와 접근법(그림 12-3B)과 경미로 접근법이며, 종양제거 및 안면신경 재건을 위해 가장 많이 쓰이는 접근법이다.[6] 종양제거 후 안면신경의 절단단*stump*은 동결절편을 이용하여 종양이 없는 것을 확인해야 한다. 안면신경의 재건은 안면신경을 전위*rerouting*시켜서 단단문합술*end to end anastomosis*이 가능하면 시도하고, 가능하지 않으면 대이개신경*greater auricular nerve*이나 비복신경*sural nerve*을 이용하여 안면신경 이식술*cable graft*을 시행한다(그림 12-3C). 이때 이식하는 신경은 섬유조직이나 신경외피를 제거하고 방향을 바꾸어서 이식함으로써 이식한 신경의 분지로 신경재생이 되지 않도록 한다.[11] 안면신경의 근위부를 찾을 수 없는 경우에는 설하신경 치환술*XII-VII anastomosis*을 시행한다.

종양에 의해 안면신경이 압박을 받으면서 생기는 병리학적 변화는 안면신경마비가 나타나기 오래전부터 진행이 되며, 적어도 안면신경의 운동신경섬유의 50%가 변성될 때까지는 안면신경마비가 나타나지 않는 것으로 알려져 있다. 따라서 수술 전에 오랜 기간 동안 안면신경마비를 가지고 있던 환자들은 이미 신경섬유에 심각한 손상이 생겼을 가능성이 많고 신경문합술을 해도 만족스러운 회복을 보이지 못할 가능성이 많다. Lipkin 등은 최소 H-B grading scale III에서 종양절제 및 안면신경 재건이 되어야 한다고 했고,[3] Ozmen 등은 안면신경 이식술*cable graft* 후 1년 이상 추적관찰을 했던 155명의 환자 중 105명(67.7%)에서 H-B grading scale III의 결과를 보였는데 grading scale III와 IV를 나누는 가장 중요한 인자는 수술 전 안면신경마비의 기간으로 6개월 이내가 좋은 결과를 보인다고 했다.[20]

최근에는 안면신경초종의 치료방법이 보존적으로 변하고 있는데 House Ear Clinic에서는 1995년 이전에는 85%의 환자에서 완전제거를 시도하고 15%에서 감압술을 시행하던 것에 비해서 1995년 이후에는 27%에서 수술적 제거 33%에서 감압술, 그리고 29%에서는 경과 관찰을 하는 것으로 치료의 경향이 변했고,[13] 비슷한 시기에 Vanderbilt 대학에서는 수술적 제거가 71%에서 40%로 줄어들었다고 보고하였다.[2]

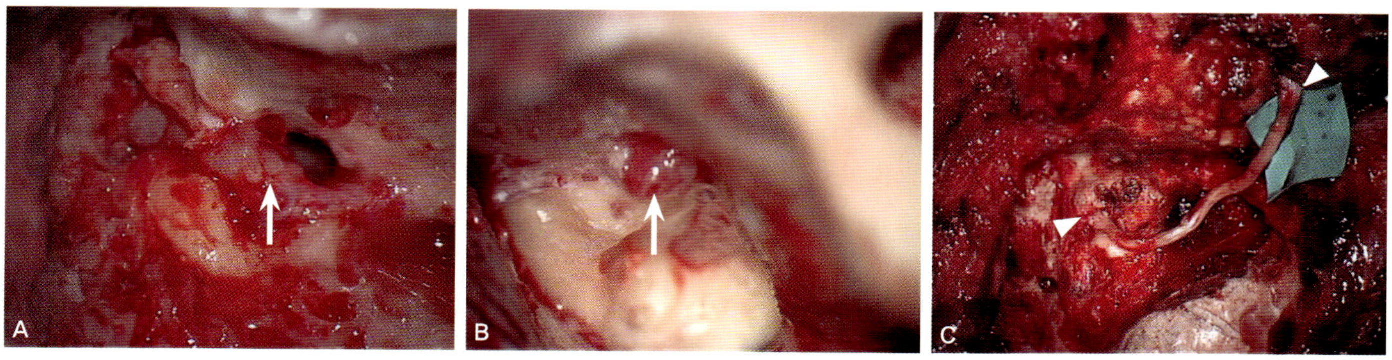

그림 12-3 안면신경초종의 수술소견. A. 안면신경의 외슬 및 유돌분절에 있는 안면신경초종을 감압한 모습. B. 중두개와 접근법으로 노출한 슬신경절 부위의 안면신경초종. C. 종양을 제거한 이후 비복신경을 이용하여 신경이식을 시행한 모습

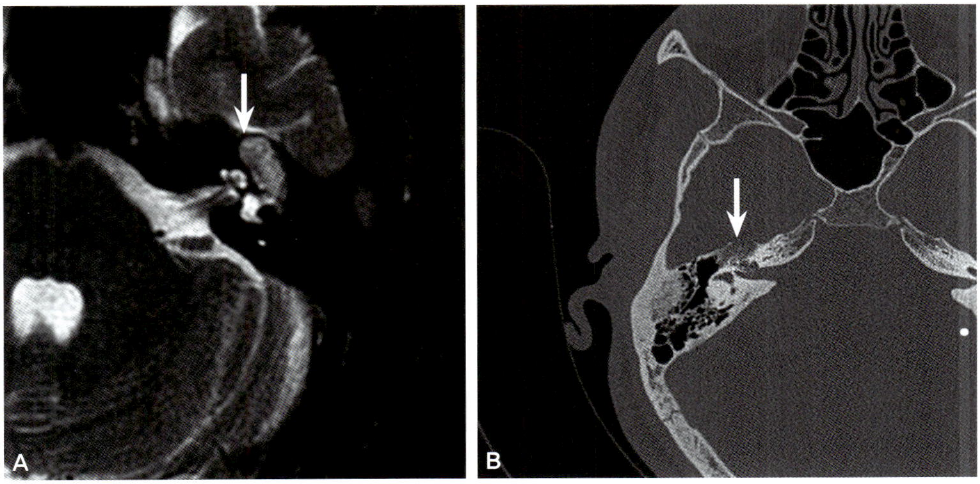

그림 12-4 슬신경절 혈관종의 영상소견. A. T2 강조영상으로 슬신경절에 국한된 불규칙한 고강도신호를 보이며 내부에 골화로 인한 점처럼 보이는 부분을 관찰할 수 있다. B. CT 소견으로 불규칙한 변연과 벌집 모양의 골성 극상 구조가 있다.

이러한 경향에 예외적인 의견으로 Gruppo Otologico에서는 103례의 안면신경초종 경험을 바탕으로 수술 전 안면신경기능과 청력이 좋더라도 이하선에 큰 종양이 자랐거나, 소뇌교각과 중두개와로 자란 다분절 종양, 빠른 속도로 자라거나, 측두엽을 압박하는 큰 종양은 조기에 수술이 필요하다고 하였다.[21]

Ⅲ. 슬신경절 혈관종

Geniculate Ganglion Hemangioma, GGH

안면신경의 혈관종은 대부분 슬신경절에서 발생하며 측두골내의 혈관질환의 0.7%를 차지한다.[22] 조직학적으로는 불규칙적으로 확장된 혈관과 평활근이 없는 소견으로 혈관종으로 분류하기는 어렵지만[23] 관행적으로 혈관종으로 불리고 있다. GGH는 슬신경절 부근의 말초혈관에서 발생하며 안면신경초종과는 달리 신경의 바깥에서 기원하므로 압박에 의해 안면신경마비를 일으키고 크기에 따라 심해지는 안면 증상을 보인다. 90%에서 안면경련을 동반한 진행성 안면신경마비를 보이고 5%에서는 갑자기 안면마비가 생겨 벨마비와 혼동될 수 있다.[25] 25%에서는 와우에 누공을 만들어서 감각신경성난청을 일으키기도 한다.[22,24]

방사선학적으로는 MRI의 T2 강조영상에서 슬신경절에 국한된 불규칙한 고강도신호를 보이며 내부에 골화로 인한 점처럼 보이는 부분을 관찰할 수 있다(그림 12-4A).[25] 대개 1 cm 이하의 크기이므로 MRI에서 잘 안보이지만 임상적으로 의심이 되는 경우에는 CT가 보조적으로 도움을 줄 수 있다. CT 소견으로 안면신경초종과는 달리 불규칙한 변연을 가지며 종양내에 벌집 모양의 골성 극상 구조*bony spicule*를 볼 수 있다(그림 12-4B).[24]

GGH의 치료는 안면신경초종과 비슷하게 안면마비가 심해질 때까지 기다렸다가 종양을 제거하고 안면신경을 재건하는 방법이었는데, Semann 등은 최근에 안면신경을 보존하면서 종양을 제거하여 좋은 결과를 얻을 수 있었다고 보고하였다.[25] 따라서 종양의 크기에 비해 심한 안면신경마비가 있을 때에는 GGH를 의심해볼 수 있으며 청력이 유지되는 경우에는 중두개와 접근법으로 안면신경을 보존하면서 종양을 제거하려는 시도를 한다.

Ⅳ. 안면신경 사구체 종양 Glomus faciale

이 종양은 안면신경관에서 기원하는 사구체 종양으로 Arnold 신경의 분지가 안면신경의 수직분절로 들어가는 곳에서 발견이 되는 사구체로부터 기원하는 종양이다.[26] 1986년에 Dutcher 등이 보고한 이후로 10례 정도의 증례만 보고되고 있다.[27]

증상으로는 안면신경마비가 가장 많으며 그 다음으로 박동성 이명을 호소한다. 영상학적으로 다른 사구체 종양과 같이 골성파괴를 보이고(그림 12-5A), 조영증강 T1 강조영상에서 "salt and pepper appearance"를 보이며(그림 12-5B), 경정맥구 사구체 종양과는 종양이 중이와 경정맥구를 침범하지

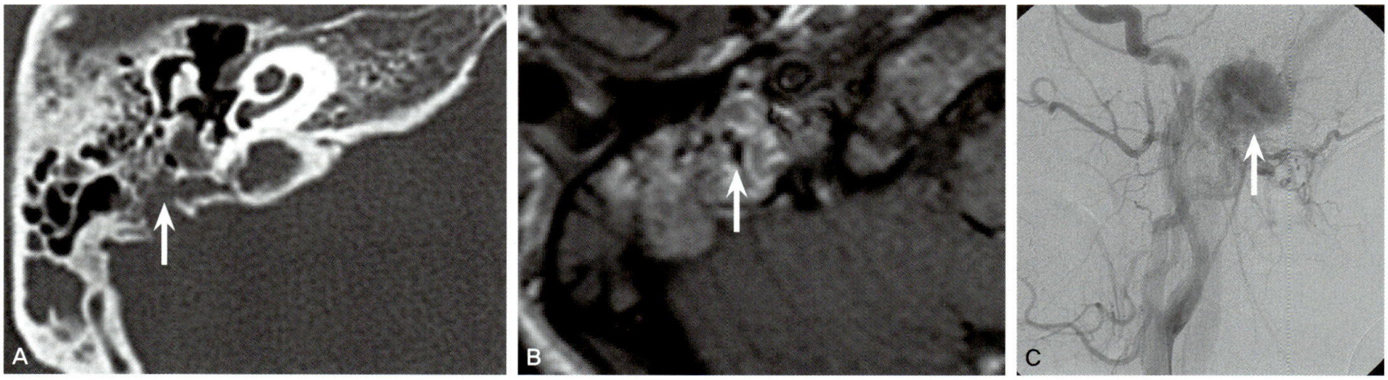

그림 12-5 안면신경 사구체 종양의 영상소견. A. CT 소견으로 골파괴를 동반하고 있다. B. 조영증강 T1 강조영상으로 혈관에 의한 "salt and pepper 모양"을 관찰할 수 있다. C. 혈관조영술에서 명확하게 나타나는 종양을 관찰할 수 있다.

않은 것으로 구분할 수 있다.[28] 혈관조영술이 진단에 도움을 줄 수 있으며(그림 12-5C), 술 전 색전술로 출혈을 줄일 수 있다. 치료는 안면신경초종과 비슷하게 심한 안면신경마비가 생기면 수술적으로 제거하고 안면신경 재건을 시행한다.

References

1. Saito H, Baxter A. Undiagnosed intratemporal facial nerve neurilemomas. Arch Otolaryngol 1972;95:415-9.
2. McRackan TR, Rivas A, Wanna GB, Yoo MJ, Bennett ML, Dietrich MS, et al. Facial nerve outcomes in facial nerve schwannomas. Otol Neurotol 2012;33:78-82.
3. Lipkin AF, Coker NJ, Jenkins HA, Alford BR. Intracranial and intratemporal facial neuroma. Otolaryngol Head Neck Surg 1987;96:71-9.
4. Nadeau DP, Sataloff RT. Fascicle preservation surgery for facial nerve neuromas involving the posterior cranial fossa. Otol Neurotol 2003;24:317-25.
5. Pulec JL. Facial nerve neuroma. Laryngoscope 1972;82:1160-76.
6. Kertesz TR, Shelton C, Wiggins RH, Salzman KL, Glastonbury CM, Harnsberger R. Intratemporal facial nerve neuroma: anatomical location and radiological features. Laryngoscope 2001;111:1250-6.
7. Li Y, Liu H, Cheng Y. Subtotal resection of facial nerve schwannoma is not safe in the long run. Acta Otolaryngol 2014;134:433-6.
8. Li Y, Dai C. A retrospective study on facial nerve schwannomas: a disease with a high risk of misdiagnosis and hearing loss. Eur Arch Otorhinolaryngol 2017.
9. McMonagle B, Al-Sanosi A, Croxson G, Fagan P. Facial schwannoma: results of a large case series and review. J Laryngol Otol 2008;122:1139-50.
10. Park SH, Kim J, Moon IS, Lee WS. The best candidates for nerve-sparing stripping surgery for facial nerve schwannoma. Laryngoscope 2014.
11. Shelton C, F.M. W. Facial nerve tumors. In: Brackmann D, Shelton C, ArriagaM.A., editors. Otologic Surgery. Elsevier;2016. p.314-22.
12. Perez R, Chen JM, Nedzelski JM. Intratemporal facial nerve schwannoma: a management dilemma. Otol Neurotol 2005;26:121-6.
13. Wilkinson EP, Hoa M, Slattery WH, 3rd, Fayad JN, Friedman RA, Schwartz MS, et al. Evolution in the management of facial nerve schwannoma. Laryngoscope 2011;121:2065-74.
14. Litre CF, Gourg GP, Tamura M, Mdarhri D, Touzani A, Roche PH, et al. Gamma knife surgery for facial nerve schwannomas. Neurosurgery 2007;60:853-9; discussion -9.
15. McRackan TR, Wilkinson EP, Brackmann DE, Slattery WH. Stereotactic radiosurgery for facial nerve schwannomas: meta-analysis and clinical review. Otol Neurotol 2015;36:393-8.
16. Shirazi MA, Leonetti JP, Marzo SJ, Anderson DE. Surgical management of facial neuromas: lessons learned. Otol Neurotol 2007;28:958-63.
17. Angeli SI, Brackmann DE. Is surgical excision of facial nerve schwannomas always indicated? Otolaryngol Head Neck Surg 1997;117:S144-7.
18. Mowry S, Hansen M, Gantz B. Surgical management of internal auditory canal and cerebellopontine angle facial nerve schwannoma. Otol Neurotol 2012;33:1071-6.
19. Hajjaj M, Linthicum FH, Jr. Facial nerve schwannoma: nerve fibre dissemination. J Laryngol Otol 1996;110:632-3.
20. Ozmen OA, Falcioni M, Lauda L, Sanna M. Outcomes of facial nerve grafting in 155 cases: predictive value of history and preoperative function. Otol Neurotol 2011;32:1341-6.

21. Bacciu A, Nusier A, Lauda L, Falcioni M, Russo A, Sanna M. Are the current treatment strategies for facial nerve schwannoma appropriate also for complex cases? Audiol Neurootol 2013;18:184-91.
22. Mangham CA, Carberry JN, Brackmann DE. Management of intratemporal vascular tumors. Laryngoscope 1981;91:867-76.
23. Benoit MM, North PE, McKenna MJ, Mihm MC, Johnson MM, Cunningham MJ. Facial nerve hemangiomas: vascular tumors or malformations? Otolaryngol Head Neck Surg 2010;142:108-14.
24. Semaan MT, Slattery WH, Brackmann DE. Geniculate ganglion hemangiomas: clinical results and long-term follow-up. Otol Neurotol 2010;31:665-70.
25. Lo WW, Shelton C, Waluch V, Solti-Bohman LG, Carberry JN, Brackmann DE, et al. Intratemporal vascular tumors: detection with CT and MR imaging. Radiology 1989;171:445-8.
26. Guild SR. The glomus jugulare, a nonchromaffin paraganglion, in man. Ann Otol Rhinol Laryngol 1953;62:1045-71; concld.
27. Byun H, Cho Y-S, Chu H-S. Glomus Faciale: Primary Paraganglioma of the Facial Canal. Int Adv Otol 2012;8:137-42.
28. Petrus LV, Lo WM. Primary paraganglioma of the facial nerve canal. AJNR Am J Neuroradiol 1996;17:171-4.

CHAPTER

13 Extratemporal causes of facial nerve paralysis

*건양의대, **아주의대 *김연수 · **김철호

Ⅰ. 서론

안면신경마비를 유발하는 외측두성 질환으로는 양성 및 악성 이하선 종양, 부인두강 종양, 피부 악성 종양 혹은 외측두 부위의 안면신경에 생기는 신경초종 등이 있다. 종양절제술 이외에도 다양한 미용적, 치과적 수술과정에서 안면신경 손상이 오는 경우도 있다. 시술 및 수술과정에서 안면신경에 마취주사를 놓거나 혹은 출혈 등으로 인하여 신경압박이 일어나서 일시적으로 안면마비가 오는 경우가 드물게 있으나, 이는 보통 시간이 지나면 곧 회복된다. 안면 거상술 시행 시 안면신경마비 발생률이 1% 정도로 보고되고 있으나 80% 이상의 환자들은 6개월 이내에 회복된다고 알려져 있다. 이하선 양성 종양에 의한 안면신경마비는 드물며, 수술 전 안면마비 증상이 발생한 후에 이하선 혹은 부인두강 종양이 진단되면 악성 종양을 의심해야 한다. 이하선 수술 시 가장 까다로운 점은 안면신경의 손상을 최소화하는 데 있다. 그러나 이하선 악성 종양에서는 경우에 따라 안면신경의 희생이 필요할 때가 있으며 종양 절제 시 가장 중요한 점은 안면신경을 어떻게 처리할 것인가에 있다.

Ⅱ. 본론

이하선 종양에서 안면신경 침범

이하선 악성 종양은 병리학적으로 매우 다양하며, 주로 점액표피양암종 *mucoepidermoid carcinoma* 이 가장 흔한 유형이지만 그밖에 선양낭성암종 *adenoid cystic carcinoma*, 선방세포암종 *acinic cell carcinoma*, 선암종 *adenocarcinoma*, 악성혼합종 *malignant mixed tumor*, 편평세포암종 *squamous cell carcinoma*, 미분화암종 *undifferentiated carcinoma* 등 여러 유형의 악성 종양이 발생하며 각 유형에 따라 각기 다양한 임상적인 특징을 나타내는 것으로 알려져 있다. 이하선 종양에서 악성 종양을 시사하는 증상에는 통증, 안면신경마비 및 경부 림프절 전이 등이 있는데 이 중 안면신경마비는 대개 9~25% 정도에서 동반된다. 이하선 악성 종양에서 안면신경 침범을 의심할 수 있는 징후로는 피부 고정, 통증, 빠른 성장, 종양의 재발, 안면마비, 림프절 전이 등이 있다. 이하선 악성 종양에 있어 AJCC 8차 병기 분류에 따르면, T3는 종양의 크기가 4 cm 이상이거나 피막외 침범을 동반하는 경우, T4a는 종양이 피부, 하악골, 외이관, 안면신경 등을 침범하였을 경우, T4b는 종양이 두개저나 익돌와를 침범하거나 경동맥을 침범하는 경우로 분류되어, 안면신경의 침범이 있을 시에는 T4a 병기로 진단된다. Eneroth 등[1]은 안면신경마비가 이하선 종양의 악성을 나타내는 가장 대표적인 표지자이며, 미분화암, 편평세포암종 등의 고악성도에서는 높은 빈도를 나타내고, 선방세포암종 등 저악성도 종양에서는 낮은 빈도를 나타내며 종양의 크기와 마비 정도와는 상관 관계가 없다고 보고하고 있다. 또한 안면마비가 동반된 경우에는 림프절 전이, 원격 전이의 빈도가 높게 나타나며, 안면신경마비가 나타난 후 평균 생존율은 2.7년에 불과하다고 하였다. 이하선 악성 종양의 예후인자로는 통증, 나이, 종양의 크기와 병기, 병리조직 형태와 분화도, 외과적 절제연, 안면신경마비, 신경주위 침범, 경부림프절 전이 등이 있다.[2] 이들 인자의 예후적 면을 살펴보면 대표적으로 통증과 안면신경마비 두 가지가 있다. 안면신경마비에 따른 사망률의 차이를 살펴보면 신경마비가 있는 경우 5년, 10년 사망률은 각각 89%, 100%이며 신경마비가 없는 경우에는 각각 33%, 45%로 유의

한 차이가 있다.[3]

이하선 종양의 수술 시 안면신경의 처치

이하선 종양의 수술 시 안면신경의 처리에 있어서는 논란이 많다. 안면신경의 적극적인 처치를 주장하는 입장은 안면신경의 절제는 조직학적인 소견보다는 임상적인 소견에 의하여 결정되어야 한다고 주장하며 신경의 처리 방법으로 다음과 같은 원칙을 제시하고 있다. 수술 전에 신경의 기능이 정상이라고 하더라도 육안적 혹은 현미경적으로 신경 침범이 있는 경우와 술 전 신경 기능이 떨어져 있는 경우 신경을 절제하는 것을 주장하며 그 근거로 근치적 이하선 절제술 *radical parotidectomy* 후 안면신경 재건을 시행한 군 중 75%에서 안면신경의 기능이 회복되었으며, 안면신경을 보존한 후 재발한 군에서 재수술 중 안면신경 손상은 15~30% 정도에서 나타난다고 하였다.[4] 반면, 반대적 입장에서는 술 전 안면신경의 기능이 정상인 경우에는 종양에 의해서 신경이 둘러싸인 경우에도 안면신경을 보전하면서 종양을 제거하면 수술 직후 어느 정도의 기능 감소는 나타나나 시간이 지나면서 회복되며 설사 미세잔존암이 있더라도 술 후 방사선 치료를 병합하면 국소 재발을 감소시킬 수 있으므로 가급적 안면신경을 보존하자고 주장하고 있다.[5] 결론적으로 안면신경을 희생해야 하는 기준으로는 악성 종양에서는, 술 전 안면마비가 있거나, 명확하게 신경의 침범이 있거나, 종양과 신경이 수술적으로 분리가 불가능한 경우 등이며, 양성 종양인 경우 드물지만 국소적으로 매우 침습적인 종양이 신경으로부터 완전한 분리가 이루어지지 않을 경우, 이마나 뺨으로의 다소 중요하지 않은 신경가지에 침범한 신경성 종양 *neurogenic tumor* 인 경우 등이다. 특히 재발한 다형선종의 경우는 안면신경마비의 위험이 높고, 이전 수술로 인한 반흔과 변형된 해부로 인해서 수술이 어려워 종양의 절제 범위, 안면신경 희생 및 방사선 치료 여부 등에 대하여 논란이 많다. 요약하면 양성종양에서 안면신경 절제를 포함한 이하선 전절제술이 필요한 경우로는, 여러 번 절제를 시도했으나 실패한 경우, 악성으로 변화가 의심되는 경우, 종양이나 반흔조직으로 신경이 둘러싸인 경우, 이전 방사선 치료를 받은 경우 등이다.[6] 수술 후 추가적인 방사선 치료가 필요한 경우는 육안적으로나 현미경적으로 잔존암이 있는 경우, 고병기 *high stage*, 고악성도 *high grade*, 신경이나 혈관을 침범한 경우이다.

이하선 수술 중 안면신경 손상의 예방

이하선 절제술 후 발생하는 안면신경마비는 일시적인 경우가 17~64.6%, 영구적인 경우가 0~5.5%이며, 양성 종양인 경우 안면마비 발생률은 종양의 크기와 위치에 따라서 다르다.[7] 조직학적 진단에 따른 술 후 안면마비의 빈도를 살펴보면 양성 종양의 경우 술 후 14%에서 안면신경마비가 나타나나 악성 종양의 경우 술 후 57%에서 안면신경마비가 관찰되었으며,[8] 또한 종양의 크기가 큰 경우(6 cm 이상)와 이하선 심엽에 위치한 경우에 안면신경마비의 빈도가 증가한다고 보고하였다.

효과적이고 안전한 수술을 위해서는 안면신경의 확인이 필수적이다. 수술 시 안면신경 손상을 예방하기 위해서 신경 모니터링 사용, 현미경하 또는 확대경 *loupe* 사용, 이하선 조직을 절제하기 전 안면신경의 주가지를 명확하게 확인, 신경에 혈류가 갈 수 있도록 안면신경 주위 최소 연조직를 남길 것, 최소 전류를 사용한 소작술 등을 권유하고 있다. 또한 재수술 시 안면신경 손상을 피하기 위해서는 말초가지부터 찾는 역행적 절제술 *retrograde disseciton*, 예리한 기구 *iris scissors* 를 이용한 섬유속 절제술 *fascicular disseciton* 이 필요하다.

안면신경을 찾을 때 가장 보편적인 방법은 경유돌공과 이하선 입구부 사이에서 안면신경의 주가지를 찾는 방법이다. 해부학적 경계로는 이주연골지표, 고실 유양돌기봉합선, 이복근, 경상돌기 등이 있으며, 고실유양 돌기봉합선의 경우 유양돌기와 외이도 골부의 접합부에 의해 이루어지는 고랑의 2~4 mm 하방에 신경이 위치하고, 경상돌기의 수직 방향으로 신경이 교차한다. 감각의 보존 및 이식편을 위해 가능한 한 대이개신경 *greater auricular nerve* 의 길이를 길게 보존할 수 있다. 이 방법은 안전하고 쉬우며 해부학적 경계가 비교적 일정하다는 장점이 있다. 단점으로는 거대한 이하선 종양일 때 신경의 주가지의 손상으로 전체 안면마비를 초래할 수 있다.

그러나 주가지를 찾기가 어려운 경우 이하선의 앞쪽 경계부에서부터 접근하여 이하선의 원위부에서 말초가지가 근막을 관통해 지나는 것을 이용할 수 있다. 주로 협부 분지 *buccal branch* 와 하악지를 이용하는데 협부 분지는 협골궁의 약 1 cm 아래, 이하선관 *Stensen's duct* 의 1 cm 위쪽으로 상순의 인중과 이주 사이, 입의 모퉁이와 협골궁 사이의 가운데 지점을 지나는 선 방향으로 지난다. 하악지는 하악각의 1 cm 이내로 안면정맥의 위쪽 후방으로 위치한다. 그 외 측두 분지는 협골궁 위쪽으로 표면적으로 놓여 있으며 이주와 눈의 외안각 *lateral canthus* 사이 중간쯤에 위치하는데 이를 지표로 사용할 수도 있다. 이 방법의 장점으로는 재발한 경우나 주요 줄기를 확인하기 어려울 때 유용하며, 신경 손상 시 단지 부분적인 마비만 발생할 수 있다는 장점이 있으나 말초가지는 얇고 섬세하여 확인 및 보존이 더 어렵다는 단점이 있다.

수술 중 안면신경의 제거와 재건

이하선 악성 종양의 근치술을 시행할 때 안면신경의 절제를 피할 수 없는 경우가 있다. 안면신경을 절제하는 경우 술 후 발생이 예상되는 안면신경의 마비의 정도를 최소화하기 위하여 안면신경 재건술을 시행하게 된다. 수술 시 안면신경 절제의 적응 기준은 악성 종양과 안면신경과의 박리가 불가능한 경우, 술 전 이미 안면신경마비가 발생하였던 경우, 술 전 조직검사 및 동결절편검사에서 선양낭성암종으로 밝혀진 예에서 안면신경과 접촉하여 있는 경우, 안면신경을 따라 측두골 내부까지 종양이 침습되어 있는 경우 등이다. 하지만 악성 종양과 안면신경과의 박리가 불가능하거나 술 전 이미 안면신경마비가 발생하였던 경우, 술 전 조직검사 및 동결절편검사에서 선양낭성암종으로 밝혀진 예에서 안면신경과 아주 근접하

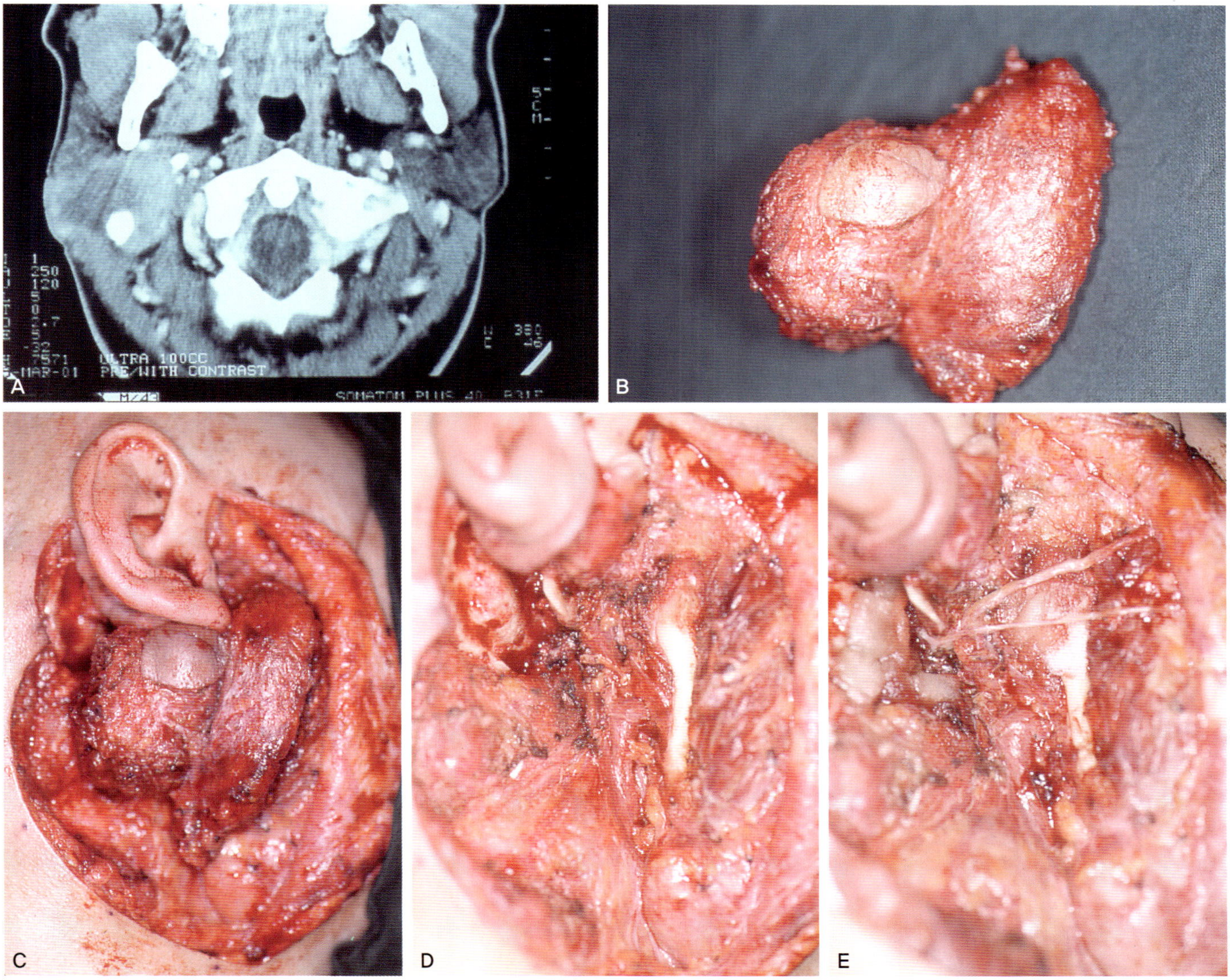

그림 13-1 CT상에서 이하선 악성 종양*high grade mucoepidermoid cancer*이 피부 침범한 것을 확인할 수 있다(A). 수술 후 적출된 종물(B), 피부를 포함하여 종양을 박리한 모습(C), 안면신경의 최대 마진에서도 양성이 나와, mastoidectomy를 시행하여 intratemporal facial nerve를 박리하여 악성 종양의 마진을 확보함(D). 대이개신경*great auricular nerve*를 이용하여 안면신경 삽입이식을 시행한 모습(E).

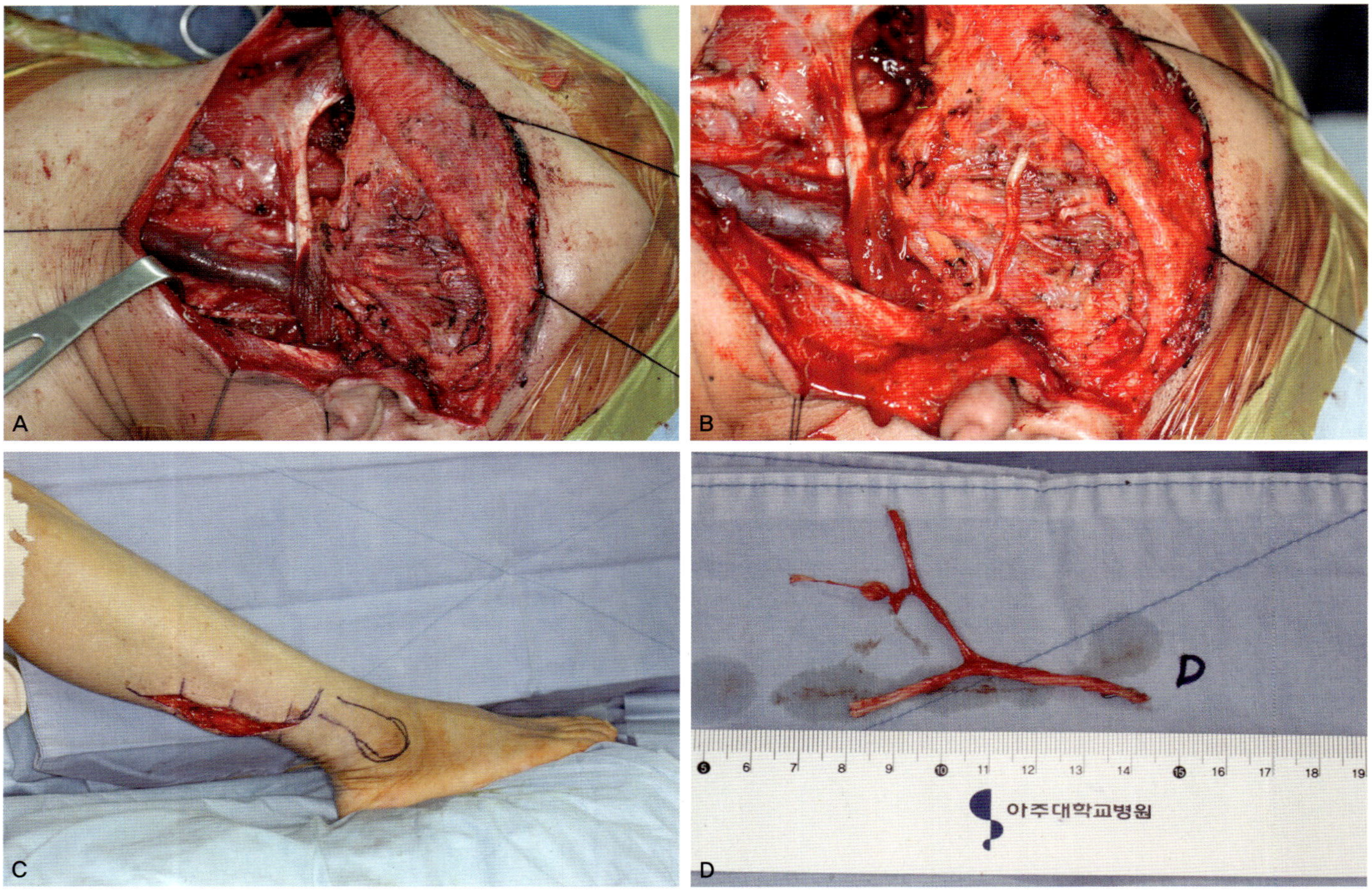

그림 13-2 A. 이하선 악성 종양으로 이하선 전절제술 및 경부절제술을 시행하면서 안면신경을 제거함. B~D. 비골 신경*sural nerve*을 이용하여 안면신경 삽입이식을 시행한 모습

여 있는 경우에는 수술자의 판단에 의거하여 안면신경의 절제가 필요하다는 것이 여러 연구에서 보고되고 있다.

안면신경의 재건의 목적은 근육긴장*muscle tone*을 살리고, 안면의 운동 기능*mimetic function*을 복원하는 것이다. 그러한 방법으로 신경봉합술*neurorrhapy*, 삽입이식*interposition grafts*, 설하신경교차술*hypoglossal cross over*, 혈관경신경이식*vascularized nerve graft* 등이 있다. 신경봉합술은 신경종*neuroma* 형성을 예방하기 위해서 축삭*axon*이 방출되지 않도록 한 후에 신경말단을 단단히 문합한다. 그 종류로는 신경외막 문합*epineurium repair*, 신경다발막*perineurium* 문합, 섬유속*fascicular* 문합 등이 있다. 문합 시 주의할 점은 장력이 가지 않게 하는 것이다. 신경삽입이식에 가장 많이 사용하는 종류는 대이개신경*great auricular nerve*(그림 13-1), 비골신경*sural nerve*(그림 13-2) 등이 있다. 안면신경 재건술은 절제된 근위부와 각 분지들을 연결하게 되는데 협골분지*zygomatic branch*와 볼분지*buccal branch*를 재건하여야 눈감기와 안면의 대칭성 유지라는 최소한의 목적을 달성할 수 있다. 설하신경 교차술은 이식을 위한 안면신경의 근위부를 사용할 수 없을 때 사용되나, 설하신경의 마비로 인한 조음과 식이 장애, 과다운동*hyperkinesis*, 동시 운동*synkinesis* 등의 문제점이 동반된다. 이를 보완하기 위하여 설하신경섬유를 분리시켜 50%의 정상 혀운동을 보존해주는 변형된 설하신경 교차술과 대이개신경을 이용한 삽입이식*interposition graft* 등이 제안되었다. 신경의 회복은 축삭의 재생이 하루 1 mm 정도 자라며 대개 6~9개월 사이에 어느 정도 이루어진다. 이 재생에 미치는 인자로는 환자의 전신 및 조직의 혈류 상태, 봉합 부위, 방법, 긴장 정도 등이 있으며 술 후 방사성 조사는 대개 안면신경 재생에 불량한 인자로 작용할 수 있으나 아직 이에 대한 논란이 많다.

III. 결론

이하선 종양에 대한 수술 이후 발생하는 안면신경마비는 수술 후 환자의 삶의 질에 절대적인 영향을 미치게 된다. 안면신경에 인접한 이하선 종양을 제거할 때 신경모니터링을 하며 확대경하에 미세 수술을 시행하여 안면신경 손상을 최소화하기 위한 노력을 아끼지 말아야 하며, 악성 종양 제거로 인하여 안면신경을 종양과 함께 적출하였을 경우에도 안면신경마비를 최소화하기 위하여 즉시 안면신경 재건술을 시행하고 술 후 보존적 치료가 병합되어야 할 것이다.

Reference

1. Eneroth CM, Andreasson L, Beran M, Biorklund A, Carlsoo B, Modalsli B, et al. Preoperative facial paralysis in malignant parotid tumours. ORL J Otorhinolaryngol Relat Spec. 1977;39:272-7.
2. Lima RA, Tavares MR, Dias FL, Kligerman J, Nascimento MF, Barbosa MM, et al. Clinical prognostic factors in malignant parotid gland tumors. Otolaryngol Head Neck Surg. 2005;133:702-8.
3. Eneroth CM, Hamberger CA. Principles of treatment of different types of parotid tumors. Laryngoscope. 1974;84:1732-40.
4. Friedman M, Levin B, Grybauskas V, Strorigl T, Manaligod J, Hill JH, et al. Malignant tumors of the major salivary glands. Otolaryngol Clin North Am. 1986;19:625-36.
5. Spiro JD, Spiro RH. Cancer of the parotid gland: role of 7th nerve preservation. World J Surg. 2003;27:863-7.
6. Conley J, Clairmont AA. Facial nerve in recurrent benign pleomorphic adenoma. Arch Otolaryngol. 1979;105:247-51.
7. Ellingson TW, Cohen JI, Andersen P. The impact of malignant disease on facial nerve function after parotidectomy. Laryngoscope. 2003;113:1299-303.
8. Watanabe Y, Ishikawa M, Shojaku H, Mizukoshi K. Facial nerve palsy as a complication of parotid gland surgery and its prevention. Acta Otolaryngol Suppl. 1993;504:137-9.

CHAPTER

14 Hemifacial spasm

전남의대 송태욱 · 장우열 · 정 신

Ⅰ. 정의

한쪽 얼굴이 본인의 의지와 상관없이 떨리고 눈이 감기거나 입술이 비틀어지는 현상이 돌발적, 반복적으로 발생할 경우 편측 안면경련 *hemifacial spasm* 이라고 한다.

Ⅱ. 증상

안면근육을 움직이게 하는 안면신경의 운동 기능 항진으로 인해서 돌발적으로 한쪽 얼굴에서 경련이 반복된다. 이러한 떨림은 90% 이상의 환자들에서 눈꺼풀에서부터 시작되어 서서히 이마, 뺨, 입꼬리 등 얼굴 아래로 확산되며 심한 경우에는 목부위 근육까지도 떨림이 발생할 수 있다. 적절한 치료 없이 저절로 없어지는 경우는 드물고 시간이 지남에 따라 점차 횟수 및 강도가 심해지는 진행양상을 보인다.

Ⅲ. 역학

편측 안면경련 환자는 인구 10만 명당 9.8명 정도의 유병률을 보인다.[19] 진단 시의 연령은 평균 44세로 대개 중년과 노년층에서 호발하고 여성에서 남성보다 2배 정도 많이 발생하며 우측보다는 좌측 안면에서 더 많이 발생한다. 또한 대부분의 편측 안면경련 환자는 일측성이나 0.6~5% 정도는 양측성으로 나타나며 유전성에 대한 근거는 거의 없는 상태이다.[13]

Ⅳ. 원인

편측 안면경련의 원인은 일차성과 이차성의 두 가지 형태로 분류할 수 있다. 일차성 편측 안면경련은 안면신경근 기시부의 혈관 압박에 의한 것으로 정의되고, 이와 연관된 동맥에는 전하소뇌동맥, 후하소뇌동맥, 그리고 추골 동맥 등이 있다. 편측 안면경련 환자의 약 86.4%에서 동측의 추골 동맥 외측 변위와 같은 해부학적 혈관 변위가 발견되었다.[12]

혈관 압박 형태는 아래와 같이 크게 여섯 가지로 분류한다.[21]

(A) 고리 형태, 혈관 자체에 의한 압박, (B) 거미막 형태, 혈관과 뇌간 사이의 거미막 섬유주가 혈관을 신경에 달라붙도록 하는 형태, (C) 천공 형태, 압박 혈관의 천공 동맥이 혈관을 뇌간에 달라붙도록 하는 형태, (D) 가지 형태, 신경이 압박 혈관과 그 가지 혈관 사이에 끼어있는 형태, (E) 샌드위치 형태, 신경이 서로 다른 두 개의 혈관 사이에 끼어 있는 형태, (F) 직렬 형태, 다른 혈관에 의해 압박받은 혈관이 신경을 누르는 형태가 있다(그림 14-1).

환자의 약 38%에서는 두 개 이상의 혈관에 의해 안면신경이 압박되고 있었지만, 많은 환자들에서 신경을 직접 압박하는 혈관이 발견되지 않기도 한다.[4,26] 일부 연구에서는 고혈압 환자에서 편측 안면경련의 유병률이 높다는 것을 발견하였는데, 이는 동맥 혈관의 확장이 안면신경 압박에 영향을 줄 수도 있다는 점을 시사한다.[8,9]

이차성 편측 안면경련은 내이도로부터 검상유돌기구멍까지 안면신경 구간의 손상에 의해 발생한다.[6] 이러한 경우에는 소뇌 교각 종양과 혈관 기형, 안면신경의 외상, 말이집탈락성

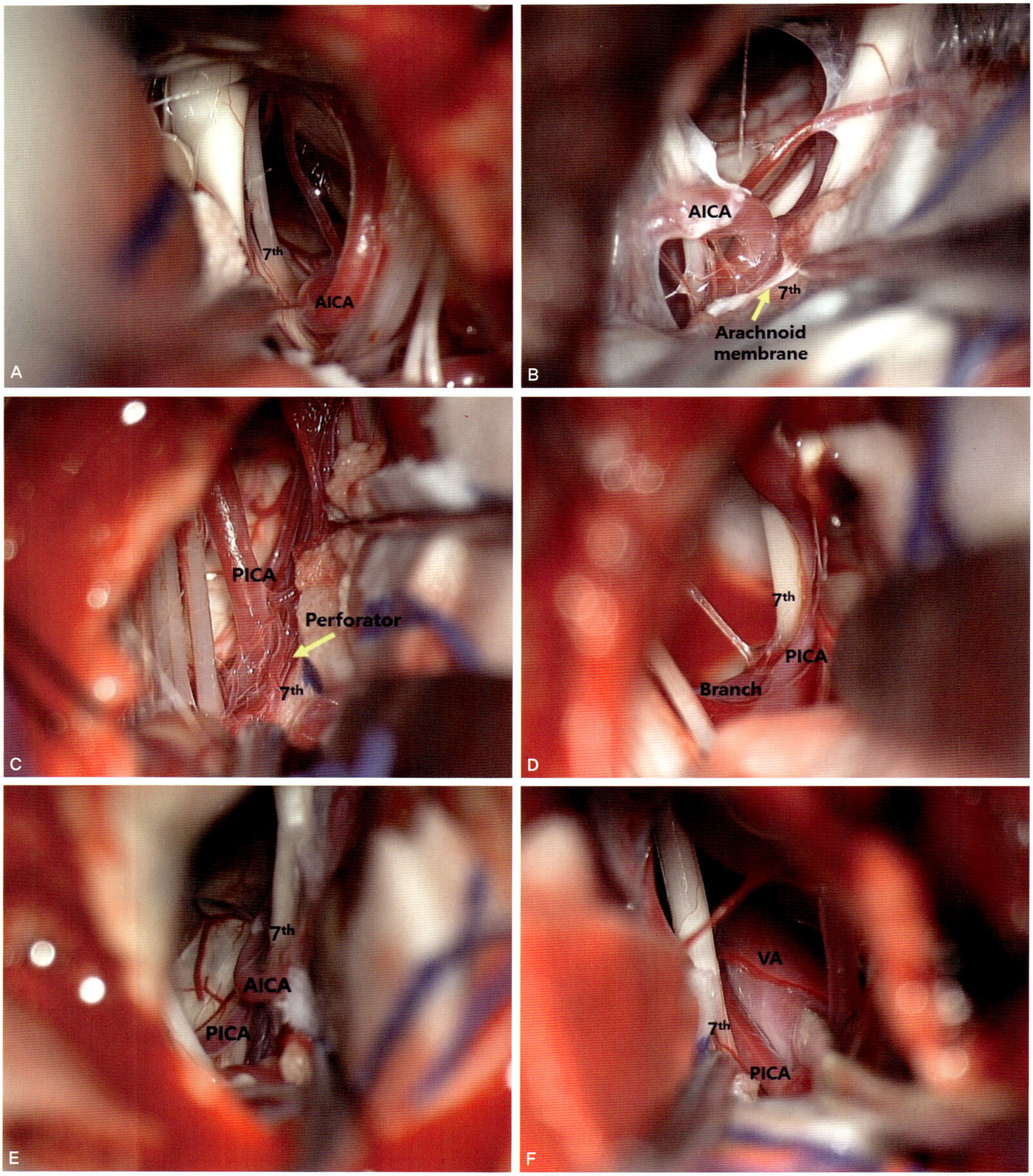

그림 14-1 편측 안면경련의 혈관 압박 형태에 따른 분류. A. 고리 형태, 혈관 자체에 의한 압박. B. 거미막 형태, 혈관과 뇌간 사이의 거미막 섬유주가 혈관을 신경에 달라붙도록 하는 형태. C. 천공 형태, 압박 혈관의 천공 동맥이 혈관을 뇌간에 달라붙도록 하는 형태. D. 가지 형태, 신경이 압박 혈관과 그 가지 혈관 사이에 끼어있는 형태. E. 샌드위치 형태, 신경이 서로 다른 두 개의 혈관 사이에 끼어있는 형태. F. 직렬 형태, 다른 혈관에 의해 압박받은 혈관이 신경을 누르는 형태

병변, 그리고 혈관 손상 등이 있다.[26] 소뇌 교각부 종양에 의한 경우는 드물게 발생하는데, 한 연구에서 소뇌 교각부 종양에 의한 편측 안면경련은 2,050명의 환자 중 9명에 불과하였다.[17] 또한, 젊은 나이에 발생한 편측 안면경련 환자의 경우에는 특징적으로 후두개와가 얕은 제1형 Chiari malformation과의 연관성도 고려해보아야 한다.[11]

252명의 환자를 대상으로 한 연구에서 환자의 78.5%는 일차성이었고 나머지 21.5%는 이차성 편측 안면경련 환자였다. 또 다른 연구들에서도 대략 일차성이 이차성에 비해 4배가량 많다고 보고하고 있다.[2,6]

V. 병태생리

편측 안면경련의 병태, 생리적 기전에는 크게 두 가지 설이 있다. 첫째는, 안면신경의 근 기시부에서 말이집 *myelin* 의 파괴에 의해서 일어난다는 가정이다. 안면신경의 근 기시부는 중추 신경을 감싸고 있는 희소돌기신경교 *oligodendrocyte* 와 말초 신경을 감싸고 있는 슈반세포 *schwann cell* 에 의한 미엘린 수초의 이행부위이다. 이 부분은 단지 거미막으로만 싸여 있어 신경섬유 *fiber* 와 신경외막 *epineurium* 을 분리해주는 섬유 간 결합조직 *interfasicular connective tissue* 이 부족해서 외부의 압박에 더욱 취약하다.[23]

두 번째는, 안면신경의 말이집탈락 *demyelination* 과정에 의해서 흥분 역치 *excitation threshold* 가 낮아져서 안면신경의 정상적인 시냅스와 별개로 발생된 기외 흥분 *ectopic excitation* 에 의해 일어난다는 가정이다.[5]

VI. 진단

편측 안면경련의 진단은 신경학적 검사를 통해 임상적으로 이루어지는데 편측 전두근과 안윤근의 수축으로 눈썹이 올라가면서 눈이 감기게 되는 "바빈스키 징후" 또는 "눈썹올리기 징후"가 관찰될 때, 진단할 수 있다. 한 연구에 의하면 이러한 방법은 편측 안면경련의 진단에 있어서 86%의 민감도, 100%의 특이도 및 92%에 달하는 높은 신뢰도를 나타낸다고 한다.[22]

EMG(근전도), MRI(자기공명영상), 그리고 CT(전산화단층촬영) 검사가 확진 및 감별 진단에 이용될 수 있다. 특히, T2 강조 영상과 fast imaging employing steady-state acquisition *FIESTA* 영상은 압박 혈관을 이해하는 데 이용되는 대표적인 MRI 영상 기법이다(그림 14-2).[23] 또한, 근전도에서 자발적이고 고빈도로 동시 수축되어 나타나는 비정상적인 안면근의 움직임 *lateral spreading response, LSR* 을 관찰함으로써 편측 안면경련을 진단할 수 있다.[24] 마지막으로 뇌혈

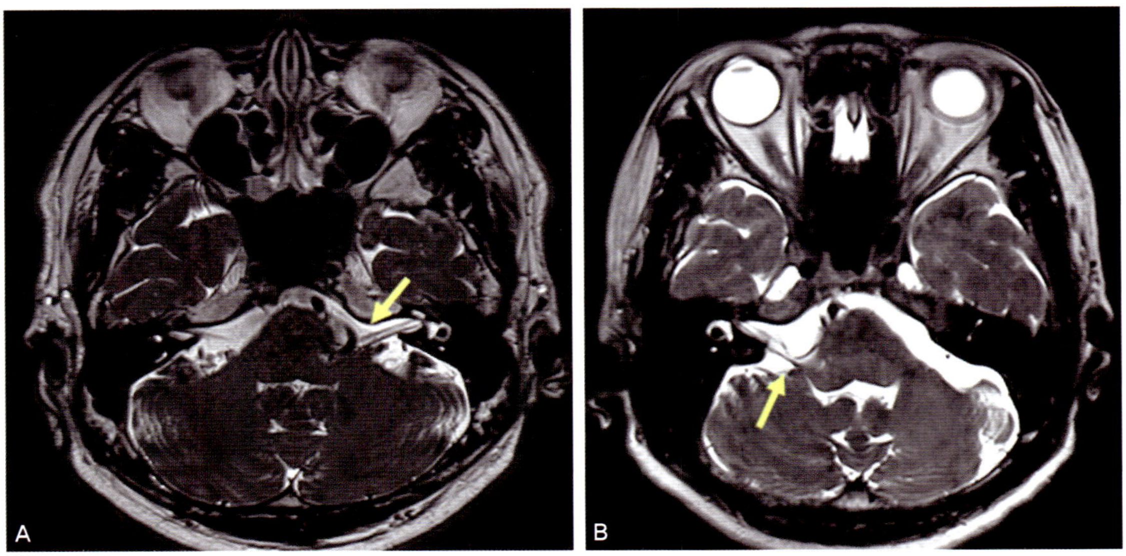

그림 14-2 MRI (FIESTA). A. 척추 동맥 *vertebral artery* 에 의해 안면신경근 기시부가 압박되는 모습. B. 전하소뇌동맥 *anterior inferior cerebellar artery* 에 의해 안면신경근 기시부가 압박되는 모습

관 전산화 단층촬영을 통해 미세 혈관 수술 계획에 도움을 받을 수 있다.

이러한 진단 기법들은 안검경련, 틱 장애, 근육 잔떨림(섬유성 근간대경련), 협동운동*synkinesis*, 부분 발작 등의 여러 안면부 운동장애로부터 편측 안면경련을 감별 진단하는 데 도움을 준다. 간혹 심인성 편측 안면경련, 안면부 근간대경련, 근긴장이상, 편측 저작근 경련 등이 편측 안면경련의 증상을 보여 진단에 어려움을 주기도 한다.[26] 실제로 편측 안면경련으로 진단된 환자의 약 2.4%는 심인성 편측 안면경련으로 나타나서 불필요한 약물 혹은 수술적 치료를 받게 된다는 보고도 있다.[25]

편측 안면경련은 다른 안면부 이상운동과 함께 나타날 수도 있는데, 그 중 삼차신경의 자극에 의해서 안면부 통증이 유발되는 삼차신경통이 대표적이다. 벨마비*Bell's Palsy* 이후에 편측 안면경련이 동반될 수 있으며, 다발성 경화증 환자에서 안면신경의 말이집탈락에 의해서 편측 안면경련이 나타나는 경우도 보고되고 있다.

Ⅶ. 치료

치료 방법은 아래와 같이 크게 내과적 치료 및 외과적 치료, 두 가지로 분류할 수 있다.

내과적 치료

내과적 치료의 기본은 우리에게 보톡스라는 이름으로 잘 알려진 보툴리늄 독소 주사 치료다. 1980년대부터 사용된 보툴리늄 독소는 마취를 포함한 수술의 위험성이 높거나 수술을 거부하는 환자에게 적합하고 위험성이 적으며 증상 호전율이 85%에 달하는 매우 효과적인 치료법이다.[23] 하지만 그 효과가 약 3~6개월밖에 지속되지 않는다는 단점이 있어서 반복적으로 주사를 맞아야 한다.

항전간제와 GABA 계열 약물이 보툴리늄 독소의 대체로 사용될 수 있지만 대체적으로 효과는 더 적다. 하지만 증상이 경하거나 빈도가 드문 초기 편측 안면경련 환자에서 증상의 완화에 사용될 수 있다.

외과적 치료

외과적 치료 방법에는 안면신경 기시부에서 혈관에 의한 압박을 완화시킴으로써 장기간 증상의 호전을 기대할 수 있는 미세 혈관 감압술*microvascular decompression, MVD*이 있다. 미세 혈관 감압술 전, MRI 검사는 수막종, 청신경초종, 또는 유피낭종과 같은 안면신경을 압박하는 구조적인 문제를 배제하거나 압박 혈관을 알아내는 데에 이용될 수 있다. 한 연구에 의하면 T2 강조 자기공명영상을 통해 약 79.1%의 환자에서 압박 혈관을 미리 알게 되어 수술에 많은 도움을 받을 수 있다고 한다.[20]

기본적인 수술 방법은 우선 전신 마취하에 환자를 앙와위 혹은 측와위로 위치시킨다. 경막을 노출시키기 위해 횡정맥동의 하방과 S상 정맥동의 내측에 두개골 절골술을 시행한다. 경막을 열고 소뇌-뇌간 부위로 접근하여 안면신경의 기시부

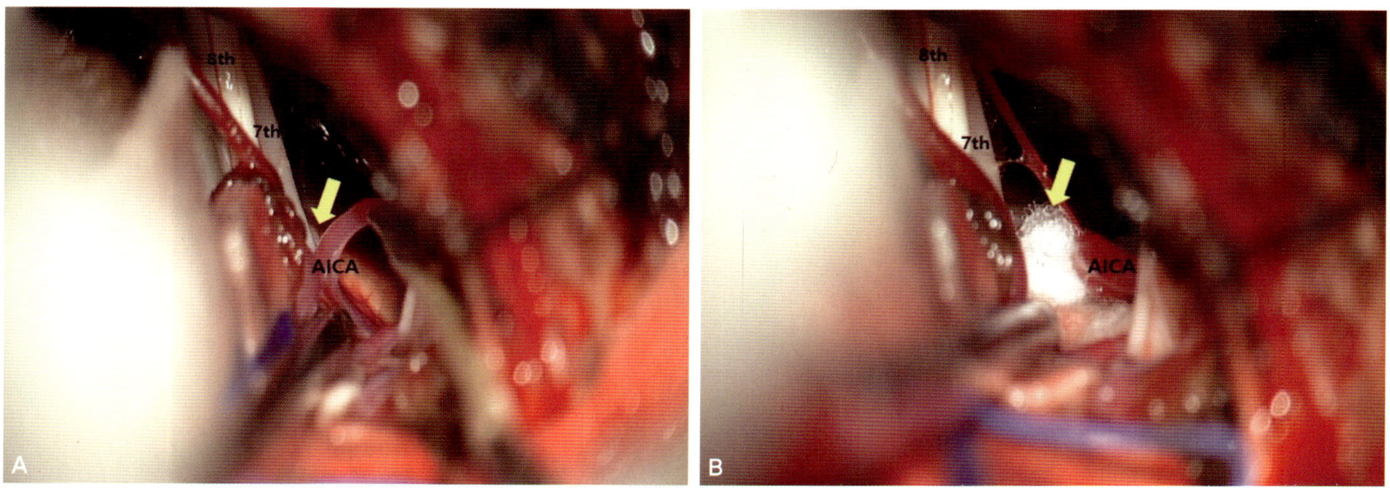

그림 14-3 수술 중 사진. 전하소뇌동맥*Anterior inferior cerebellar artery*에 의해 안면신경 기시부가 눌리고 있고(A), 수술 후 테플론*Teflon*에 의해 감압이 되는 모습을 관찰할 수 있다(B).

를 확인하고 압박 혈관이 발견되면 테플론 *Teflon felt* 과 같은 완충물 조각을 안면신경근과의 접촉 부위에 집어 넣어 분리시킨다(그림 14-3). 안면신경이 혈관 접촉으로부터 자유로워지면 감소된 압박력으로 인해 그 즉시 증상이 사라질 수도 있다.[16] 수술 중 원인 혈관의 미세감압술을 시행하였으나 LSR *Lateral Spreading Response* 이 사라지지 않은 경우는 안면신경 기시부의 추가 압박 혈관 유무나 적절한 미세 혈관 감압술이 되었는지 다시 한번 확인 후 잘 되어 있으면 LSR이 바로 사라지지 않더라도 수술을 마치면 된다. 수술 마지막에는 테플론이 잘 고정되어 있는지 생리식염수 세척으로 확인한 후, 경막을 닫고 그 위에 두개골 피판을 덮어준다.

위에 설명한 테플론을 이용한 직접 감압술이 가장 많이 시행되는 수술이나 척추 동맥과 같은 직경이 큰 혈관에 의한 증상에는 효과가 떨어진다. 그래서 압박 혈관과 신경 사이에 직접 감압을 시키는 방법 외에 혈관 위치를 전위시키는 수술법이 이용된다. 압박 혈관을 경막에 봉합을 시켜주는 슬링 수술법 *sling technique*, 동맥류 클립 *fenestrated type clips* 을 이용하여 경막에 고정시켜주는 여러 수술법들이 알려져 있으나,[1,3] 저자의 경우는 이러한 복잡한 전위방법 대신 척추 동맥의 압박부위의 근위부에서 척추동맥과 연수부 사이에 테플론을 넣어 척추 동맥을 전위시키는 방법 *proximal vertebral artery transposition with interposition technique* 을 사용하며 이는 시술이 단순하며 매우 효과적이다(그림 14-4).

미세 혈관 감압술을 시행할 경우 수술의 평가와 합병증을 줄이기 위해 수술 중 신경감시장치를 하게 된다. 수술 중 근전도 *EMG* 검사에서 LSR의 소실 여부를 확인하여 안면신경

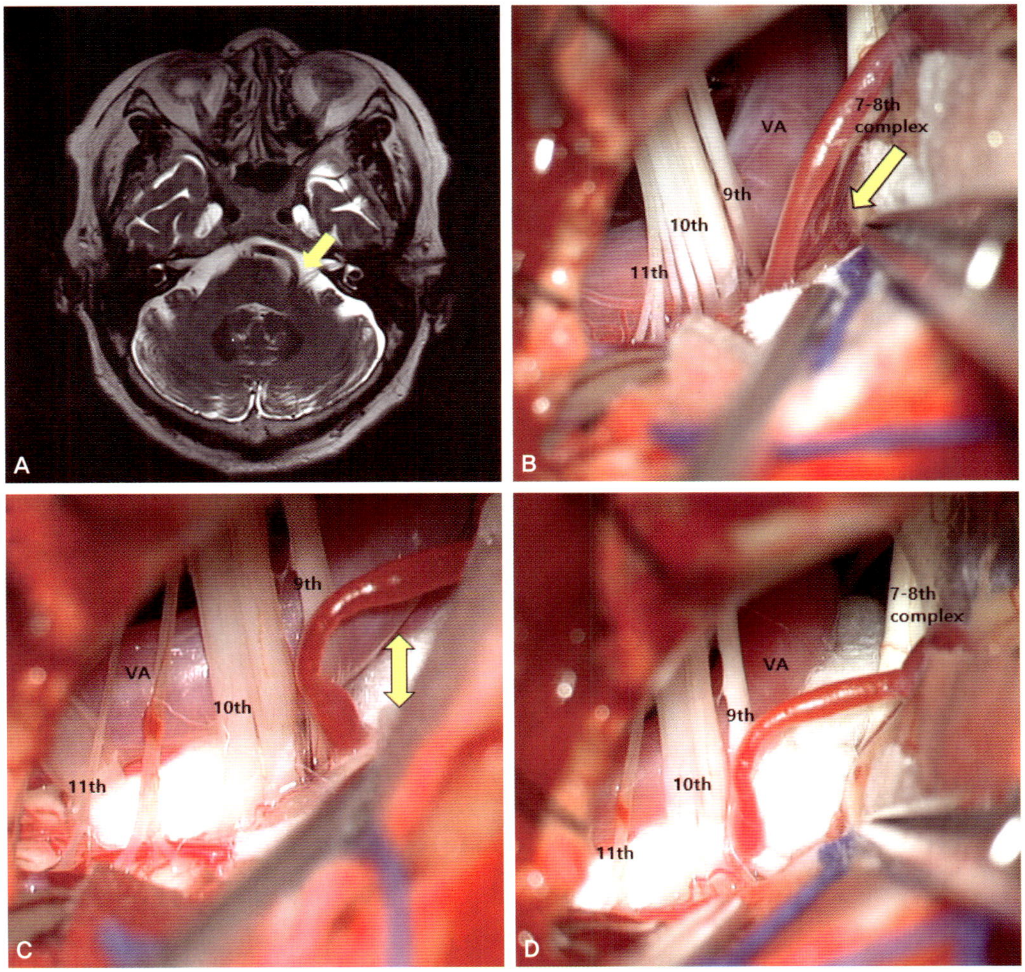

그림 14-4 A. MRI상 척추 동맥에 의해 안면신경 기시부가 압박받는 것을 볼 수 있다(화살표). B. 수술 장면에서 직경이 큰 척추 동맥에 의한 안면신경 기시부의 압박을 볼 수 있다(화살표). C. 척추 동맥과 연수 *medulla* 사이에 테플론을 넣자 안면신경 기시부와 척추 동맥의 간격이 멀어지는 것을 볼 수 있다(화살표). D. 안면신경 기시부와 척추 동맥 사이에 테플론을 추가로 넣어 완벽하게 감압이 된 것을 볼 수 있다.

을 압박하고 있는 혈관이 충분히 감압이 되었는지를 평가하는 데 도움이 된다(그림 14-5). 한편, 안면신경은 청신경과 주행을 함께하기 때문에 안면신경의 기시부를 확인하기 위해 소뇌를 과도하게 견인할 경우 청신경의 손상으로 인한 청력 소실이 발생할 수 있다. 따라서 수술 중 신경감시장치 중 하나인 BAEP *brainstem auditory evoked potential*를 통해 지속적으로 청신경의 기능을 평가함으로써 청력 소실의 합병증을 피할 수 있다(그림 14-6).

Ⅷ. 합병증

수술 후 약 3~30%로 다양하게 합병증이 보고되고 있다. 청력 저하나 청력 소실이 가장 흔하면서 심각한 합병증이며 약 1~10%에서 발생한다. 이에 대한 원인으로 수술 중 소뇌를 과도하게 견인하여 청신경이 신장되거나 수술 중 혈관 손상 또는 청신경의 직접손상으로 알려져 있다. 이를 피하기 위해서는 수술 중 뇌간 청각유발전위검사 감시하에 장시간 견인을 피하거나 직접 견인 시간을 최소화하면서 수술을 시행하는 것이 매우 중요하다. 그 외 다른 합병증은 뇌척수액 유출, 급성

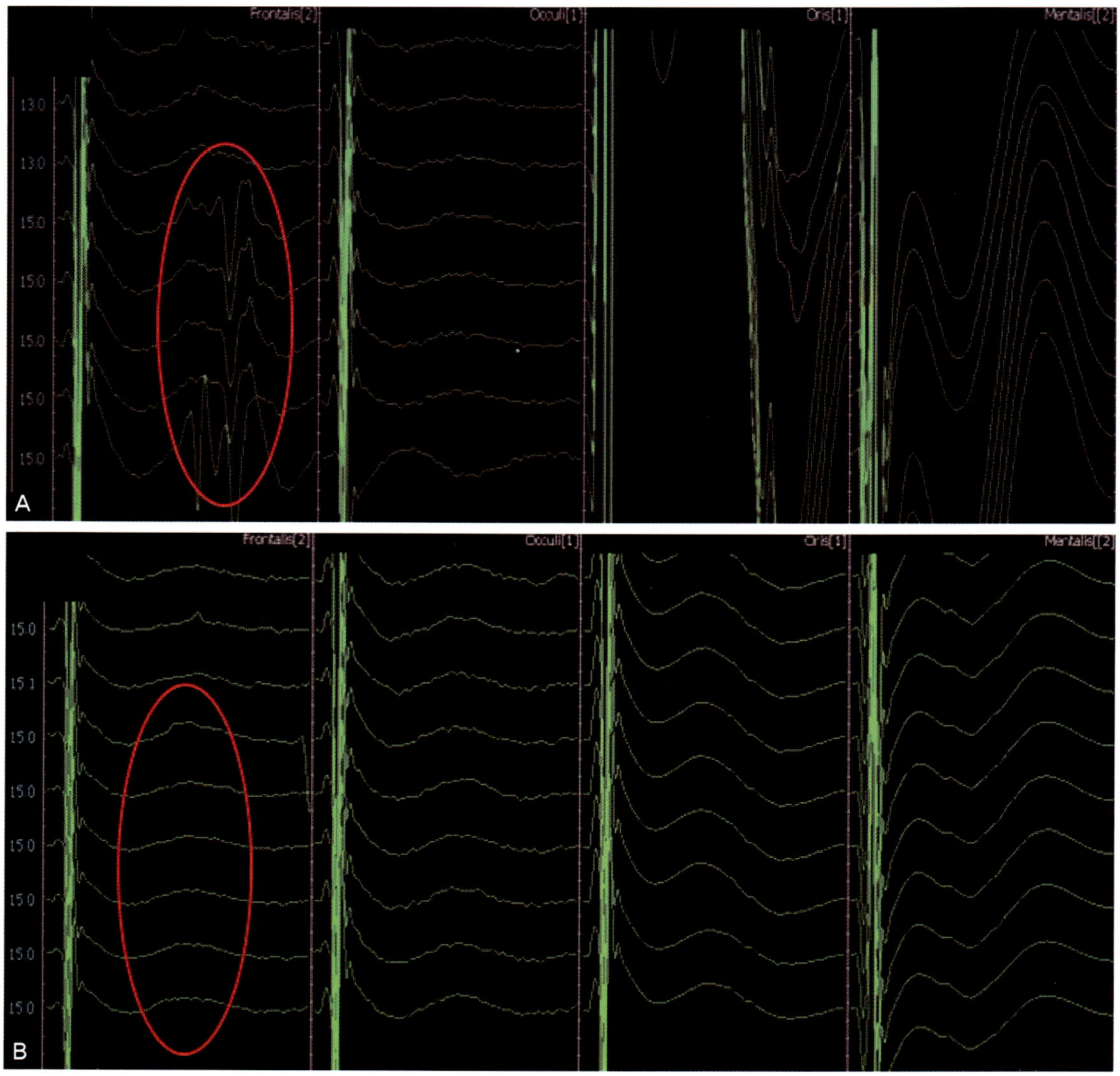

그림 14-5 EMG상의 LSR. 수술 중 신경검사장치에서 근전도*EMG*상 수술 전 안면신경의 볼가지*buccal branch*를 자극할 때 나타났던 안면신경 이마근 가지*frontalis branch*의 LSR*lateral spreading response*이 수술 후 소실되는 것을 관찰할 수 있다.

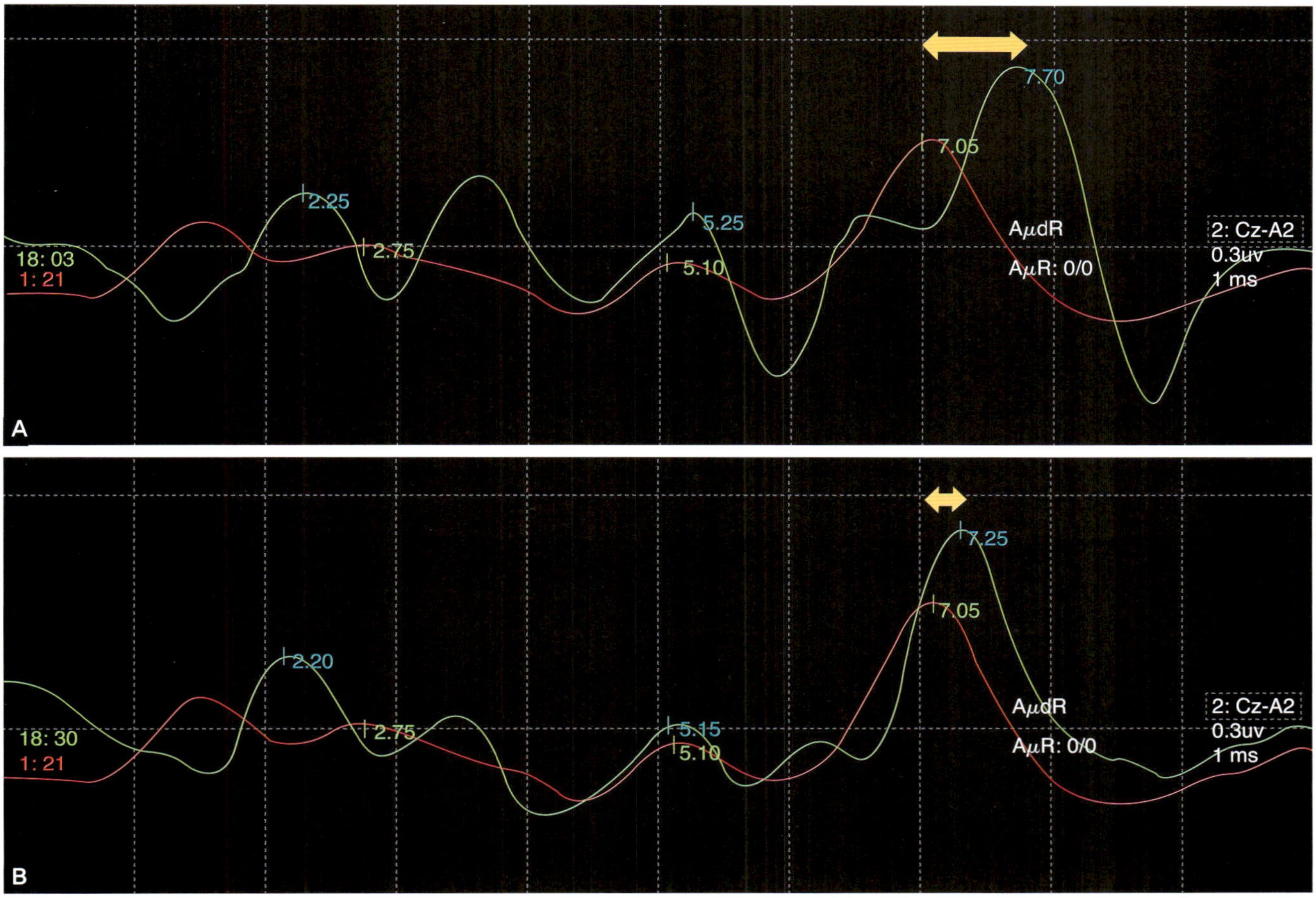

그림 14-6 BAEP. A. 수술 중 BAEP*brainstem auditory evoked potential*상에서 기저 그래프보다(빨간선) 신호 간격*latency*이 증가되는 모습을 관찰할 수 있다. B. 수술을 잠시 멈추고 BAEP가 정상범위로 돌아오는 것을 확인한 뒤 수술을 다시 진행하여 청력 소실을 피할 수 있다.

경막하 출혈, 추골 동맥 손상, 창상 감염, 이명, 복시, 안면마비 하부 뇌신경 기능 저하 등이 드물게 발생한다.[14,15]

IX. 예후

미세 혈관 감압술의 효과는 연구에 따라 다소간 차이가 있지만 83~97%까지 평균 91.1%의 높은 치료율을 보이고 있다.[7,18] 대부분의 환자에서 안면경련은 수술 직후 소실된다. 그러나 일부에서는 증상이 남아있다가 점진적으로 소실되는 경우 또는 수술 직후 증상이 소실되었다가 다시 발생하여 천천히 소실되는 경우도 있다. 지연성으로 증상이 소실되는 것은 수술 후 이차적으로 신경 주변에 섬유화 과정이 진행되어 유발된다는 가설로 설명되고 있다.[10]

References

1. Attabib N, Kaufmann AM: Use of fenestrated aneurysm clips in microvascular decompression surgery. Technical note and case series. J Neurosurg 106:929-931, 2007.
2. Batla A, Goyal C, Shukla G, Goyal V, Srivastava A, Behari M: Hemifacial spasm: clinical characteristics of 321 Indian patients. J Neurol 259:1561-1565, 2012.
3. Bejjani GK, Sekhar LN: Repositioning of the vertebral artery as treatment for neurovascular compression syndromes. Technical note. J Neurosurg 86:728-732, 1997.
4. Campos-Benitez M, Kaufmann AM: Neurovascular compression findings in hemifacial spasm. J Neurosurg 109:416-420, 2008.
5. Choi SI, Kim MW, Park DY, Huh R, Jang DH: Electrophysiologic investigation during facial motor neuron suppression in patients with hemifacial spasm: possible pathophysiology of hemifacial spasm: a pilot study. Ann Rehabil Med 37:839-847, 2013.

6. Colosimo C, Bologna M, Lamberti S, Avanzino L, Marinelli L, Fabbrini G, et al: A comparative study of primary and secondary hemifacial spasm. Arch Neurol 63:441-444, 2006.
7. Dannenbaum M, Lega BC, Suki D, Harper RL, Yoshor D: Microvascular decompression for hemifacial spasm: long-term results from 114 operations performed without neurophysiological monitoring. J Neurosurg 109:410-415, 2008.
8. Defazio G, Berardelli A, Abbruzzese G, Coviello V, De Salvia R, Federico F, et al: Primary hemifacial spasm and arterial hypertension: a multicenter case-control study. Neurology 54:1198-1200, 2000.
9. Defazio G, Martino D, Aniello MS, Masi G, Logroscino G, Manobianca G, et al: Influence of age on the association between primary hemifacial spasm and arterial hypertension. J Neurol Neurosurg Psychiatry 74:979-981, 2003.
10. Fabinyi GC, Adams CB: Hemifacial spasm: treatment by posterior fossa surgery. J Neurol Neurosurg Psychiatry 41:829-833, 1978.
11. Felicio AC, de Godeiro C, Jr., Borges V, de Azevedo Silva SM, Ferraz HB: Young onset Hemifacial Spasm in patients with Chiari type I malformation. Parkinsonism Relat Disord 14:66-68, 2008.
12. Guan HX, Zhu J, Zhong J: Correlation between idiopathic hemifacial spasm and the MRI characteristics of the vertebral artery. J Clin Neurosci 18:528-530, 2011.
13. Han IB, Kim NK, Huh R, Shin DA, Moon JY, Park HM, et al: The role of genetic factors in the development of hemifacial spasm: preliminary results. Acta Neurochir Suppl 101:107-110, 2008.
14. Huh R, Han IB, Moon JY, Chang JW, Chung SS: Microvascular decompression for hemifacial spasm: analyses of operative complications in 1582 consecutive patients. Surgical neurology 69:153-157, 2008.
15. Ishikawa M, Nakanishi T, Takamiya Y, Namiki J: Delayed resolution of residual hemifacial spasm after microvascular decompression operations. Neurosurgery 49:847-856, 2001.
16. Kim P, Fukushima T: Observations on synkinesis in patients with hemifacial spasm. Effect of microvascular decompression and etiological considerations. J Neurosurg 60:821-827, 1984.
17. Lee SH, Rhee BA, Choi SK, Koh JS, Lim YJ: Cerebellopontine angle tumors causing hemifacial spasm: types, incidence, and mechanism in nine reported cases and literature review. Acta Neurochir (Wien) 152:1901-1908, 2010.
18. Miller LE, Miller VM: Safety and effectiveness of microvascular decompression for treatment of hemifacial spasm: a systematic review. Br J Neurosurg 26:438-444, 2012.
19. Nilsen B, Le KD, Dietrichs E: Prevalence of hemifacial spasm in Oslo, Norway. Neurology 63:1532-1533, 2004.
20. Ohta M, Kobayashi M, Wakiya K, Takamizawa S, Niitsu M, Fujimaki T: Preoperative assessment of hemifacial spasm by the coronal heavily T2-weighted MR cisternography. Acta Neurochir (Wien) 156:565-569, 2014.
21. Park JS, Kong DS, Lee JA, Park K: Hemifacial spasm: neurovascular compressive patterns and surgical significance. Acta Neurochir (Wien) 150:235-241; discussion 241, 2008.
22. Pawlowski M, Gess B, Evers S: The Babinski-2 sign in hemifacial spasm. Mov Disord 28:1298-1300, 2013.
23. Rosenstengel C, Matthes M, Baldauf J, Fleck S, Schroeder H: Hemifacial spasm: conservative and surgical treatment options. Dtsch Arztebl Int 109:667-673, 2012.
24. Sekula RF, Jr., Bhatia S, Frederickson AM, Jannetta PJ, Quigley MR, Small GA, et al: Utility of intraoperative electromyography in microvascular decompression for hemifacial spasm: a meta-analysis. Neurosurg Focus 27:E10, 2009.
25. Tan EK, Jankovic J: Psychogenic hemifacial spasm. J Neuropsychiatry Clin Neurosci 13:380-384, 2001.
26. Yaltho TC, Jankovic J: The many faces of hemifacial spasm: differential diagnosis of unilateral facial spasms. Mov Disord 26:1582-1592, 2011.

15 Monitoring for surgical treatment

아주의대 정연훈 · 추옥성

I. 서론

역사

술중 안면신경감시 *intraoperative facial nerve monitoring* 는 Krause[1]가 1912년에 이명치료를 위한 와우신경 절단술을 하면서 유도전류 자극을 시도한 것이 최초이다. 그 전까지는 수술 중에 사람이 직접 환자의 얼굴을 관찰하는 미숙하고 정확하지 못한 방법을 사용하였다. 1960년대 들어 많은 발전이 있었는데, Hilger 자극기[2]가 소개되었으며 술중 안면신경감시가 가능해졌다. 이후, Delgado 등[3]이 1979년에 처음으로 소뇌 교각 종양 수술 중에 안면신경감시를 위하여 근전도 검사 *electromyography* 를 도입하였다. Moller와 Jannertta[4]는 근전도 검사와 더불어 수술자에게 음향경고 시스템을 개발하였다. 이러한 기술과 기계의 발달로 수술에 활발히 이용되면서 NIH *National Institutes of Health* (U.S.A.)에서는 술중 안면신경감시의 유용성을 인정하게 되었다.[5,6]

적응증

수술 중 안면신경을 감시하는 근본적인 이유는 신경 손상을 막기 위함이다. 술중 안면신경감시의 대표적인 적응증은 소뇌 교각 종양 *cerebellopontine angle tumor* 으로서 현재 보편화되어 있다. 특별히 청신경종양(전정신경초종)수술 시 종양제거 과정에서 안면신경이 보이지 않을 때 그 위치를 파악하는 데 매우 유용하다. 한편 외상 시에도 사용이 가능한데, 손상받거나 절단된 안면신경 원위부를 찾거나, 아직 월러변성 *Wallerian degeneration* 이 발생되지 않은 신경압박 부위를 찾는 데도 도움이 된다.

그 외 청신경손상 가능성이 있는 인공와우이식술, 유양동 삭개술, 선천성 이개폐쇄증 수술, 측두하와 접근법, 이하선 절제술 등에서 사용이 가능하다. 특별히 염증 또는 외상이 심하거나, 해부학적 기형이 있는 경우에서는 의인성 안면신경 손상을 예방할 수 있는 가장 중요한 방법이 된다. 이렇듯 신경감시가 여러 수술에서 아주 유용하지만, 술자의 해부학적 지식, 수술 기법, 임상적 판단 등을 대체할 수는 없다.

의인성 안면신경마비의 빈도는 여러 문헌에서 다양하게 보고되어 왔다. 청신경종양에서는 당연히 안면신경마비의 빈도가 높지만, 전체적으로 일차적 이과 시술 *primary surgery* 시에는 0.6~3.6% 정도, 재수술 *revision surgery* 시에는 4~10%가 된다고 알려져 있다. Nilssen 등[7]은 유양동 삭개술에서도 약 1.7% 정도에서 안면신경마비가 발생한다고 보고하였다. 종합적으로 문헌에서는 안면신경마비가 이과 수술 1000례당 1례 정도 된다고 보고되고 있으나,[8] 보고되지 않은 것을 감안한다면 실제로는 100례당 1례 정도로 빈도가 더 많은 것으로 생각된다.[9]

II. 본론

신경 생리학적 방법 neurophysiological methodology

1) 전극 electrode

술중 안면신경감시 장치는 전극의 형태, 자극전극의 형태, 자극방식에 따라 나눌 수 있다.[10,11] 전극의 형태에 따라 표면전극 *surface electrode* 과 세침전극 *needle electrode* 으로 나눌 수 있으며, 표면전극은 세침전극에 비하여 특이도가 떨어지며, 결과 판독에 방해가 되는 허상 *artifact* 이 많은 것이 특징이다. 안면신경감시를 시행할 때는 대부분 피하 세침전극을 사용한다. 이러한 전극은 쉽게 사용할 수 있고, 임피던스 *impedence* 가 낮

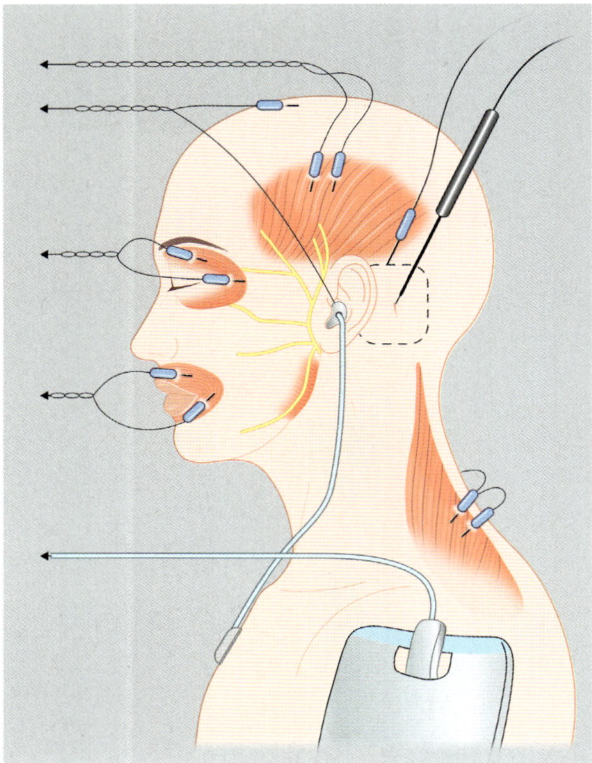

그림 15-1 안면신경감시 개요도–전극삽입 위치

으며, 안정적이다. 하나 이상의 근육을 감시하는 것이 민감도와 반복성을 증가시킬 수 있는 방법이며, 일반적으로 2 채널의 양극 전극을 사용하는 경우 서로 1 cm 정도 벌어져 있는 전극 쌍을 각각 눈둘레근 *orbicularis oculi* 과 입둘레근 *orbicularis oris* 에 위치시킨다.[12] 또한, 접지전극은 이마에 위치시키고, 단극 신경 자극기의 양극은 동측의 어깨에 삽입한다(그림 15-1).[13]

수술실은 전기 간섭과 소음이 많은 곳이다. 수술실 내 전자파 간섭 *electromagnetic interference* 을 받지 않는 상태가 되기 위해서는 각 전극의 임피던스 수치는 5 kΩ 이하가 되어야 한다. 또한, 쌍전극의 임피던스 불균형이 1 kΩ 이하로 조절해야 소음 대 신호비 *signal/noise ratio* 를 향상시키며 효율적으로 전기자극을 줄 수 있다. 가장 이상적인 불균형 대 임피던스비 *imbalance/impedance ratio* 는 10% 이하이다.[13]

현재 여러 종류의 안면신경감시 기구가 상용화되어 있다. Nerve Integrity Monitor *NIM* (Xomed, INC.), Neurosign 100 (Magstim Company)이 대표적이고, EMG를 사용한다. Silverstein S8 Facial Nerve Monitor (WR Medical Electronics)는 움직임 탐지기구 *motion detector device* 방식이다.

2) 자극 stimulation

자극전극의 형태에 따라 단극자극 *monopolar stimulating* 과 양극자극 *bipolar stimulating* 으로 나눌 수 있다. 단극자극은 흔히 사용되는 방법으로 자극 범위가 넓어 신경을 찾기 쉬운 장점이 있는 반면, 비특이적 자극을 줄 수 있어 정밀도가 떨어지는 단점이 있고 자극 전극의 재질에 따라 쉽게 구부릴 수 있다. 양극자극은 보다 정확하고 신경의 세밀한 위치 파악이 가능하지만, 사용하기 힘든 단점이 있다.[10,11]

자극방식에 따라서는 일정전류방식 *constant current stimulator* 과 일정전압방식 *constant voltage stimulator* 으로 나눌 수 있다. 일정전류방식은 주로 말초신경의 표면 자극 시 선호하고, 일정전압방식은 피, 뇌척수액, 세척물이 많은 환경의 두개내 뇌신경 자극 시에 사용된다. 일정전류방식은 옴의 법칙인 "전류 = 전압/저항"의 등식에 의해 수술 중 저항이 적은 물이 갑자기 소실되면 신경에 과전류가 흐를 위험성이 있으나, 일정전압방식은 신경저항에 따라 전류량이 변할 수 있는 안정성이 있다. 하지만 이는 실제 적용에서 논란이 있는 것으로 일정전류 또는 일정전압방식 여부보다는 수술범위에 따라 세기의 자극을 어느 정도 변화시키면서 감시를 하느냐가 중요하다고 한다.[10]

안면신경감시 시 실제 맥동 자극 *pulsed stimulation* 을 사용하는 것이 더 안전하고 유용하다고 알려져 있다.[12] 안전한 신경자극 범위는 0.05~0.5 mA에서 100~250 μsec 맥동 *pulses* 으로 알려져 있으며,[14] 안전한 신경자극의 상한치는 신경 주행에 따라 변한다. 한 동물실험 연구에서는 3초간의 2 mA 자극은 신경 수초와 축삭의 손상을 초래한다고 밝혔으며,[15] 또 다른 쥐 실험연구에서는 약 50차례의 0.5 mA 자극은 기능적이나 조직학적으로 신경 손상을 초래하지 않는다고 보고한 바 있다.[16] 정상적인 안면신경에서는 세침기구를 사용하여 0.05 mA의 100 μsec 맥동 자극으로 안면신경 부위에 직접적으로 접촉을 하여야 하며, 안면신경의 근접 거리에서 수술을 하는 경우 0.05~0.1 mA로 설정하는 것이 바람직하다. 신경에서 거리가 있는 경우에는 0.2~0.3 mA 사이의 조건을 사용할 수도 있으며, 신경이 뼈, 결합조직, 육아조직 등으로 덮혀있는 경우 더 높은 조건으로 설정할 수 있다. 또한, 뇌척수액이나 혈액은 전류를 분산시킬 수 있어 이러한 경우에는 지속적인 전압을 사용해볼 수 있다.

수술 시 현미경으로 확인되는 안면신경 노출 *surgical dehiscence* 의 전기자극 역치를 알아보고자 Choung 등[17]은 NIM-2

를 사용하여 100명의 환자 대상으로 안면근육의 근전도를 변화시키는 최소 전류역치를 분석하였다. 총 100명의 환자 중 43명에서 수술 중 현미경을 통해 안면신경 노출을 확인하였으며, 이 경우 모두 0.7 mA 이하의 전기적 자극에 반응하였다. 최소 전기자극의 평균 역치는 고실 분절에서 0.29 mA, 유양동 분절에서 0.41 mA로 확인되었다. 안전한 전류 귀환*current return*을 위해서는 수술 시 단극 전기소작기의 사용을 피하는 것이 중요하다. 이를 사용하는 경우 전기소작기의 전류가 안면신경감시 전극의 경로를 찾아 중증 화상을 초래할 수 있다. 또한, 전력선 전압과 전류로부터 손상을 피하기 위해서는 수술 중 환자에게 연결되는 기타 모든 기기에 전기적 자극이 없어야 하며, 이를 배터리 전원으로 확인하는 안면신경감시 기기도 있다.

3) 복합근육활동전위 compound muscle action potential

운동 신경의 전기적, 기계적 또는 자극은 신경의 탈분극을 초래하며, 복합근육활동 전위*compound muscle action potential*는 신경다발내 운동 뉴런의 동시성 활성화*synchronous activation*로 인한 대상 근육의 합성전기활동*composite electric activity*을 뜻한다. 근전도 감시는 전극 주위 근육의 이러한 전기 활동을 측정하고, 이를 소리로 변환하며 이때 oscilloscope를 함께 이용할 수 있다. 전기적 자극으로 발생하는 동시성 반응*synchronous activity*은 명확한 이상성 파형을 보이는 반면, 기계적인 자극으로 발생하는 비동시성 반응*asynchronous activity*은 다상성 패턴*polyphasic pattern*으로 나타나게 된다. 이러한 반응 패턴들이 소리로 변환이 될 때, 전기적 자극에 의한 소리는 뚜렷한 맥동음*pulsed sound*으로 들리고 되고, 기계적인 자극은 거친 소리 에너지를 내게 된다.

수술과정 중 중증의 신경 손상과 관련이 없는 돌발 전위*burst potential*를 관찰할 수 있다(그림 15-2). 돌발이란 동시에 발생하는 자극과 반응에 의한 짧은 방전을 뜻한다. 부드러운 조작으로 발생하는 군집성 변화는 신경이 정상임을 시사한다. 그러나 안면신경과 근접한 거리에서 드릴링을 하거나 신경을 완전히 절단한 경우에도 이와 비슷한 반응이 나타날 수 있다. 신경을 박리할 때 군집성 변화가 확인되지 않는 경우는 정상 신경의 최소한의 조작, 이미 손상된 신경의 지나친 조작, 감시 기기의 연결 오류 등이다. 이 시점에서 신경의 전기적 자극은 신경의 상태를 반영하게 된다.[13]

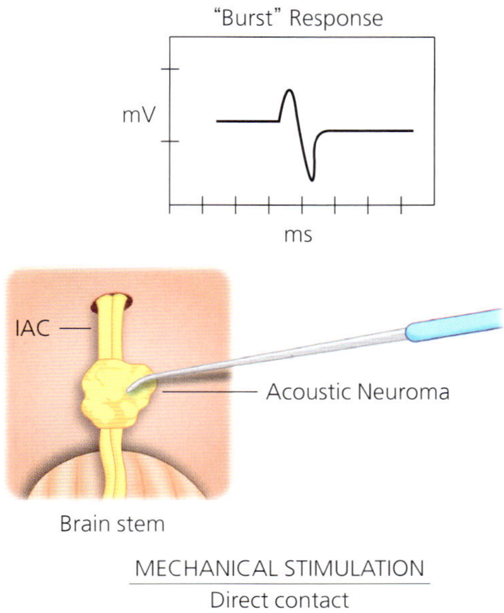

그림 15-2 돌발 전위*burst potential*

전기적 자극 후 수 초에서 수 분 동안 반복되는 근전도의 전기적 활동을 연속반응*trains, repetitive EMG activity*이라 하는데, 이러한 반응을 일으키는 원인파악이 수술진행에 도움을 준다(그림 15-3). 이러한 연속반응은 활동 전위 역치 값 이상으로 발생하는 지연성 탈분극에 의한 것으로, 신경의 재분극*repolarization*이 일어나거나 반복적인 자극 반응이 사라질 때까지 이어지게 된다.[14] 이러한 반응을 일으키는 가장 큰 원인은 신경을 지나치게 견인하는 경우이다. 연속반응은 심각한 외상을 의미할 수도 있으며, 신경 주위의 온도 변화에도 촉발될 수 있다. 차가운 물로 세척하여 발생한 연속반응은 따뜻한 물로 멈출 수 있다. 레이저를 사용하거나 전기 소작 이후 발생하는 연속반응은 열 손상을 의심해보아야 한다. 연속반응 이후 발생한 자극 역치의 증가는 심각한 신경 손상을 의미한다. 250 μV 이상의 진폭과 높은 주파수의 연속반응(> 50 Hz)은 심각한 신경 손상과 관련이 있으며, Nakao 등[18]의 연구에서 250 μV 이상의 진폭으로 연속반응이 발생한 경우 86%에서 중증의 안면신경 기능 이상을 확인하였다. 또한 10초간 누적된 연속자극의 발생기간은 수술 후 안면마비와 연관이 있는 것으로 생각된다.[19]

수술 중 전극과 감시기기의 연결이 제대로 되었는지는 전극을 두드려 소리와 진동 반응으로 확인할 수 있다. 이러한 기계적인 복합근육활동전위는 감시 모니터에서 특유의 소리를

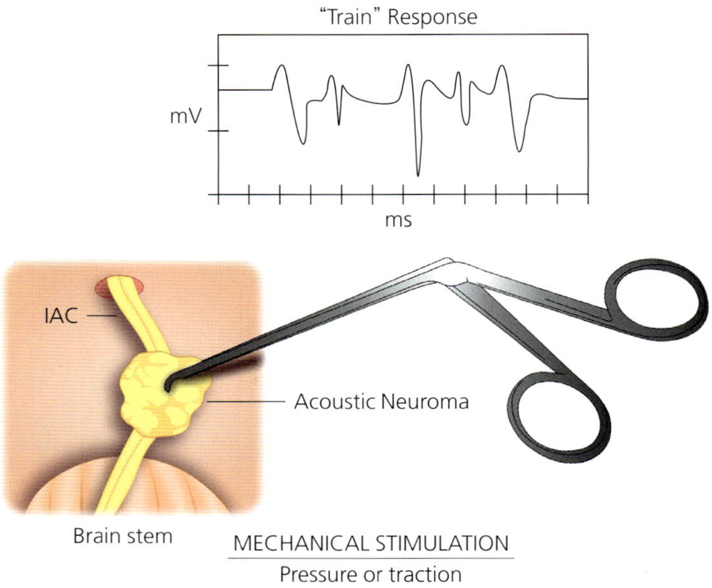

그림 15-3 연속반응 *"train" activity*

내게 하며, 삽입된 전극의 임피던스를 확인하는 것 또한 안면신경감시의 연결 상태를 검사하는 방법이다.

4) 마취 시 고려점

마취 유도 후 안면신경감시를 하는 동안에는 신경근차단제를 사용하지 않는 것이 일반적이다. 2003년 Kizilay 등[20]은 이과 수술 중 각기 다른 농도의 신경차단제가 안면신경 자극 역치에 미치는 영향을 분석하였다. 근이완제와 25%, 50%, 75%, 100%의 신경근차단제의 작용으로부터 회복될 때 근전도 반응을 일으키는 최소한의 안면신경 자극 역치를 확인하였다. 50%와 75%의 신경차단제 사용 후 모든 환자에서 전기 자극(평균 0.1 mA) 반응으로 인한 안면근육의 근전도 반응을 확인하였다. 100%의 말초 신경근차단제를 주입한 경우 31%의 환자에서 신경 자극 반응이 나타나지 않았다고 한다. 결론적으로, 약 50% 농도의 말초 신경근차단제로 완전하게 환자를 고정시키고 적절하게 마취를 할 수 있다고 주장하였다. 그러나 그 외 보고들에 의하면 종양 등으로 인하여 장기간 신경들이 압박된 경우 신경근차단제의 효과에 더 민감할 수 있다고 보고되기도 한다.[21]

마취가 불충분하거나 안면근육이 수축할 때 자발적 반복 반응*spontaneous repetitive response*이 일어날 수 있다. 이러한 반응을 통해 환자가 마취에서 깨고 있으며 기침 또는 갑자기 움직이는 등 더 큰 움직임을 예상하게 한다. 또한 잘 고정되지 않은 전기 전극은 청각적 허상을 초래하며 이러한 허상을 불충분한 마취의 자발적 반응으로 오해할 수 있다.

그 외에도 여러 가지 원인에 의하여 술중에 안면신경감시가 제대로 안되는 경우가 있다. 이러한 경우를 표 15-1에 나열

표 15-1 수술 중 발생 가능한 안면신경감시의 문제점

Problem	Possible solution
Current jump	Bipolar stimulator
Current shunting	Insulated stimulator
Cautery artifact noise	Muting circuit
Cautery precludes monitoring	Visualize face
Laser heating effect	Monitoring baseline amplitude
Saline cooling	Heat saline with "blood warmer"
Stimulus artifact	Increase "stimulus ignore" time
Static discharge	Insulated instruments
No response to simulation	1. Power off
	2. Current intensity too low
	3. Current measured too low
	4. Electrode impedance too high
	5. Electrode disconnect
	6. Current shunting
	7. Threshold setting too high
	8. Volume too low
	9. Muscle relaxant used
	10. "Stimulus ignore" too long
	11. Seventh nerve not contacted
	12. Other cranial nerve/tissues
	13. Facial nerve injured

하였다. 각각의 경우에 가능성 있는 원인을 숙지하여 술중에 체크할 수 있어야 한다.

술중 감시 intraoperative monitoring

1) 소뇌 교각 종양 수술

단극자극은 신경의 위치를 확인하는 데 유용하게 사용될 수 있으며, 종양이 클수록 안면신경감시의 비중이 커지게 된다.[14] 종양의 제거 부위에서 신경의 위치가 멀수록 더 강한 자극이 필요할 수도 있다. 위양성 전류 분산 효과 *electric current dispersion* 로 인한 상전정신경과 와우신경의 위양성 자극 반응이 나타날 수 있으며, 특히 서로 근접하게 주행하는 내이도에서는 더 그러하다. 삼차신경 *trigeminal nerve* 의 자극은 안면신경의 자극으로 잘못 해석될 수 있다. 위음성 반응은 기계적인 오류, 자극 세침기구의 연결 오류, 마취로 인한 근육마비, 임피던스 불균형 등에 의해 나타날 수 있다.

전류의 분산은 양극자극이나 가장 낮은 자극의 flush-tip 세침기구를 사용함으로써 극복할 수 있다. 안면신경감시 시스템을 확인하는 좋은 방법은 이미 예상하고 있는 신경의 위치에서 신경을 자극시키는 것이다. 예상하는 위치에서 신경의 반응이 없을 때에는 안면근육의 전극 위치에서부터 기록하는 기구들까지 다시 한 번 점검을 해봐야 한다. 수술 중 신뢰성 있는 자극 반응이 나타난 후에는 자신 있게 자극 감시를 재개할 수 있다.

100 μV 이상의 자극 역치는 수술 후 안면신경 기능에 영향을 준다.[13] 수술의 마지막 과정에서 뇌간 뿌리 진입 부분의 신경 역치를 확인할 때 정확한 전기 자극의 맥동 시간 *timed pulse* 을 측정하기 위해서는 충분한 시간 동안 세침기구를 안면신경과 접촉시켜 확인하여야 한다. 단, 일시적 소음은 기계적으로 유발된 돌발 반응의 가능성이 있으며, 이로 인하여 신경 기능을 잘못 예측할 수도 있다.

0.1 mA의 진폭에서 50 μsec 맥동의 에너지 전달은 상업적으로 판매되고 있는 안면신경감시 기기에서 0.05 mA의 100 μsec 맥동 에너지와 동일하다.[13] 소뇌 교각 종양 수술 후 만족스러운 안면신경 기능 결과를 예측할 수 있는 전기 자극 역치에 대해서는 아직도 의견이 분분하며, 이는 안면신경으로 전달되는 에너지의 맥동 진폭과 자극 지속시간 이 두 가지 요소 모두 안면신경 기능에 영향을 주기 때문이다.

이러한 다양한 의견 차이에도 불구하고, 일반적으로 0.05 mA 이상의 자극 역치는 0.05 mA 이하의 자극 역치보다 좋지 않은 신경 기능 결과를 초래한다고 알려져 있다. Marin 등[22]은 청신경종양 수술을 시행한 106명을 대상으로 전향적 연구를 진행하여 0.05 mA 이하의 자극 역치를 나타낸 경우 House-Brackmann grading scale I 또는 II의 안면마비가 94%에서 나타나고 1년의 추적관찰 기간 동안 100%에서 나타났다고 보고하였다. 그러나 이 연구에서는 맥동의 지속시간 *pulse duration* 에 대하여 언급하지 않았다.[22] 120명의 청신경종양 수술을 시행한 환자를 대상으로 한 후향적 연구에서는 대부분의 환자(77%)에서 0.05 mA 이하의 자극역치(100 msec 맥동)에서 수술 일주일 후 만족스러운 안면신경 기능을 확인할 수 있었다.[23] 50 μsec 맥동을 사용한 0.1 mA 미만의 역치 자극에서 소뇌 교각 종양 수술 시행한 90%의 환자에서 수술 1년 후 House-Brackmann grading scale I 또는 II로 나타났다.[22] 또한, 200 μsec 맥동을 사용한 Sughrue 등에 의하면 200 μsec 맥동은 소뇌 교각 종양 수술 후 장기간 안면신경의 기능을 예측하는 데 90%의 특이성을 나타낸다고 주장하였으나 청신경종양수술에서는 양성 예측치(68%)와 음성 예측치(63%)가 그만큼 높지 못하였다.[24]

수술 후 장기간의 안면신경 기능을 예측하기 위해 Isaccson 등[23]은 청신경종양수술을 시행한 60명의 환자를 대상으로 수술 중에 확인할 수 있는 독립적인 변수들을 분석하였다. 수술 결과 60명 중 5명(8.3%)에서 House-Brackmann grading scale III 이상의 중증의 안면신경마비가 발생하였으며, 로지스틱회귀분석을 통하여 신경 근위부의 자극 역치와 근위부 대 원위부 반응의 진폭 비율이 수술 후 장기간 안면신경 기능 장애 정도를 예측하는 데 유의미하게 관련이 있음을 확인하였다.

청신경종양 제거 후 제거한 위치의 신경 근위부와 원위부에서 안면신경을 자극하게 된다. 0 mA의 진폭에서 시작하여 복합근육활동전위가 정점에 이르게 될 때까지 진폭을 조금씩 증가시키게 되는데, 이 정점을 나타나게 하는 자극을 최대초과자극 *supramaximal stimulation* 이라 한다. 최대초과자극을 통해 "percentage dropoff"를 계산할 수 있으며, "percentage dropoff"가 69% 이상인 경우는 수술 후 장기간의 안면신경 기능 경과의 나쁜 예후인자로 확인되었다.[25]

"Percentage dropoff" (%)
= 1 − [최대초과자극에서 원위부 반응진폭(μV)/
최대초과자극에서 근위부 반응 진폭(μV)] × 100%

또한 연속반응이 청신경종양수술의 예후평가에도 사용된다. 연속반응 패턴 중, 특히 A 연속 자극은 청신경종양수술 이후 발생하는 안면마비와 관련이 있다.[26] A 연속 반응은 동질의 형태를 보이는 높은 주파수의 순차적인 3상파로 구성되어 있으며, 이러한 연속반응이 발생한 시간의 합을 "traintime"이라고 명명한다. Prell 등은 청신경종양 수술을 시행한 30명의 환자에서 traintime과 수술 후 단기 및 장기적 안면신경 기능과 밀접한 상관 관계가 있다고 보고하였다.[27] Traintime은 특정 소프트웨어 프로그램으로 실시간 감시할 수 있으며, 수술 중에도 수술 후 안면신경 기능을 예측하는 데 유용하다.

2) 중이수술

안면신경 열개는 보고자의 검사 방법과 질환에 따라 약간씩 차이가 있다. Li와 Cao[28]는 수술 시 현미경을 이용하여 11.4%에서 안면신경 열개가 있었다고 하며, Baxter[18]는 측두골 조직병리검사에 의하여 약 55%가 열개가 있었다고 한다. Sheehy 등[29]은 진주종 수술 시 15%가 선천성 열개, 17%가 진주종에 의한 열개, 이를 포함하여 44%가 수술적 열개가 있었다고 하고, Samuel 등[30]은 진주종 수술 33%에서, Harvey 등[31]은 중이염을 포함한 유양동 수술에서 6%에서 안면신경 열개가 있었다고 한다. Choung 등[17]은 전향적 연구로 수술 현미경을 이용하여 확인한 안면신경 열개가 43.2%로 비교적 많다고 보고하였는데, 진주종이 전체 연구 대상의 74.7%를 차지한 것과 연관이 있다고 하였다. 아울러 안면신경 열개의 위치 중 가장 많은 부위가 난원창 근처의 고실 분절 부위로 72.7%였는데, Baxter[32]의 85%의 결과와 유사하다. 이는 곧 중이 및 유양동 수술 중 안면신경 손상의 가능성이 조작이 가장 많은 등골 근처임을 시사하는 것으로 등골조작 시 각별한 주의를 요한다고 할 수 있겠다.

Choung 등[17]의 연구에서 "surgical dehiscence"를 보인 신경은 대부분(76.8%) 0.3 mA 이하에서 반응을 보였고 3례에서만 0.7 mA의 역치를 보였는데, 이는 신경이 노출된 상태로 염증반응에 의해 신경수초막이 두꺼워진 경우였다고 한다. 즉 염증이 오래된 상태로 육아조직이 붙어 있는 경우에는 신경자극 역치가 커질 수 있다. 한편 0.7 mA 이하 자극에 반응을 보이는 "electrical dehiscence"를 보인 경우는 전체의 73%로 수술자의 눈을 통한 "surgical dehiscence" 43%보다 많이 관찰되었다. 즉, "surgical dehiscence"는 없었으나, "electrical dehiscence"를 나타낸 경우가 30% 더 있었는데, 이는 수술 현미경으로는 쉽게 관찰이 되지 않는 미세 열개*micro-dehiscence*가 있었거나, 안면신경관 골의 두께가 아주 얇아 전류 전도가 잘 되었던 경우로 사료된다. 이런 경우 실제 수술 시 기구조작이나 드릴의 열 등에 의해 안면신경의 손상 가능성이 일어날 수 있는 곳으로, 술중 안면신경감시에서 "surgical dehiscence"보다는 "electrical dehiscence"가 더 안전하다 할 수 있겠다.

Ⅲ. 결론

술중 안면신경감시는 소뇌 교각 수술, 두개저 수술, 이과 수술 시 필수 장비 및 술식으로 인정되고있다. 안면신경의 위치를 파악하고 수술에 따른 안면신경 손상을 예방하는 데 많은 도움을 줄 수 있으며, 비용-효과적 측면에서도 탁월하다. 적절한 전극의 선택과 정확한 전극삽입, 수술의 종류와 해부학적 위치에 따른 적절한 자극이 정확한 안면신경의 반응을 유도하는 데 중요하다. 아울러 수술 시 마취와 근이완제에 영향을 받으므로 적절한 시기의 주입과 용량이 중요하다. 이러한 안면신경감시는 최근 술중 F파 기술의 응용과 경두개 전기자극기술의 개발로 발전하고 있으며, 청각신경감시로까지 확대되고 있다.

Reference

1. Krause, F. Surgery of the Brain and Spinal Cord Based on Personal Experience. Rebman, New York, NY. 1912.
2. Hilger JA, Facial nerve stimulator. Trans Am Acad Ophthalmol Otolaryngol 1964;68:74-6.
3. Delgado TE, bucheit WA, Rosenholtz HR, Chrissian S. Intraoperative monitoring of facial muscle evoked responses obtained by intracranial stimulation of the facial nerve. Neurosurgery 1979;4:418-21.
4. Moller AR, Jannetta PJ, Preservation of facial function during removal of acoustic neuromas: Use of monopolar constant-voltage stimulation and EMG. J Neurosurg 1984;61:757-60.
5. National Institutes of Health. Acoustic neuroma 1991;12:11-3.
6. Holland NR, Intraoperative electromyography. J Clin Neurophysiol 20002;19:444-53.
7. Nissen A, Bui H, Complications of chronic otitis media. Ear Nose Throat J 1996;75:284-92.
8. Wiet R, Iatrogenic facial paralysis. Otolaryngol Clinic North

Am 1982;15:773-80.

9. Wiet R, Schuring A, The legal aspects of surgical facial nerve injury. Ear Nose Throat J 1996;75:737-8.
10. Kartush JM, Bouchard KR. Neuromonitoring in otology and head and neck surgery. New York: Raven Press;1992.
11. Yingling CD. Intraoperative monitoring of cranial nerves in neurotologic surgery. In: Cummings CW, Fredrickson JM, Harker LA, Krause CJ, Schuller DE, editors. Otolaryngology-Head and Neck Surgery. 3rd ed. St. Louis: Mosby Year Book;2014. p.3331-55.
12. Hughes G, Bottomy M, Dickins J, et al. A comparative study of neuropatholgic changes following pulsed and direct current stimulation of the mouse sciatic nerve. Am J Otolaryngol 1980;1:378-84.
13. Brackmann DE, Shelton C, Arriaga MA. Otologic Surgery, 4th ed. Chapt 63. Intraoperative neurophysiological monitoring. Elsevier, 2016. p678-83.
14. Pratt RL. Iatrogenic facial nerve injury: The role of facial nerve monitoring. Otolaryngol Clin North Am 1996;29:265-75.
15. Hughes GB, Bottomy MB, Jackson CG, et al. Myelin and axon degeneration following direct current peripheral nerve stimulation: A prospective controlled experimental study. Otolaryngol Head Neck Surg 1981;89:767-75.
16. Chase SG, Hughes GB, Dudley Jr AW. Neuropathologic changes following direct-current stimulation of the rat sciatic nerve. Otolaryngol Head Neck Surg 1984;92:615-17.
17. Choung YH, Park K, Cho MJ, Choung PH, Shin YR, Kahng H. Systematic facial nerve monitoring in middle ear and mastoid surgery: 'Surgical dehiscence' and 'Electrical dehiscence'. Otolaryngol Head Neck Surg 2006;135:872-76.
18. Nakao Y, Piccirillo E, Falcioni M, et al.: Electromyographic evaluation of facial nerve damage in acoustic neuroma surgery. Otol Neurotol 2001;22:554-57.
19. Prell J, Rampp S, Romstock J, et al. Train time as a quantitative electromyographic parameter for facial nerve function in patients undergoing surgery for vestibular schwannoma. J Neurosurg 2007;106:826-32.
20. Kizilay A, Aladag I, Cokkeser Y, et al. Effects of partial neuromuscular blockade on facial nerve monitorization in otologic surgery. Acta Otolaryngol 2003;123:321-24.
21. Blair EA, Teeple Jr E, Sutherland RM, et al. Effect of neuromuscular blockade on facial nerve monitoring. Am J Otol 1994;15:161-67.
22. Marin P, Pouliot D, Fradet G: Facial nerve outcome with a perioperative stimulation threshold under 0.05 mA. Laryngoscope 2011;121:2295-8.
23. Isaacson B, Kileny PR, El-Kashlan HK. Prediction of long-term facial nerve outcomes with intraoperative nerve monitoring. Otol Neurotol 2005;26:270-3.
24. Sughrue ME, Kaur R, Kane AJ, et al. The value of intraoperative facial nerve electromyography in predicting facial nerve function after vestibular schwannoma surgery. J Clin Neurosci 2010;17:849-52.
25. Schmitt WR, Daube JR, Carlson ML, et al. Use of supramaximal stimulation to predict facial nerve outcomes following vestibular schwannoma microsurgery: results from a decade of experience. J Neurosurg 2013;118:206-12.
26. Prell J, Rampp S, Romstock J, et al. Train time as a quantitative electromyographic parameter for facial nerve function in patients undergoing surgery for vestibular schwannoma. J Neurosurg 2007;106:826-32.
27. Prell J, Rachinger J, Scheller C, et al. A real-time monitoring system for facial nerve. Neurosurgery 2010;66:1064-73.
28. Li D, Cao Y. Facial canal dehiscence: a report of 1,465 stapes operations. Ann Otol Rhinol Laryngol 1996;105:467-71.
29. Sheey J, Brackmann D, Graham M. Cholesteatoma surgery: residual and recurrent disease: a review of 1,024 cases. Ann Otol Rhinol Laryngol 1977;86:451-62.
30. Samuel HS, Alastair GL. The incidence of facial nerve dehiscence at surgery for cholesteatoma. Otol Neurotol 2001;22:129-32.
31. Harvey S, Fox M. Relevant issues in revision canal-wall-down mastoidectomy. Otolaryngol Head Neck Surg 1999;121:18-22.
32. Baxter A. Dehiscence of the fallopian canal. J Laryngol Otol 1971;85:587-94.

CHAPTER

16 Surgical indication for facial paralysis

가톨릭의대 전범조

Ⅰ. 서론

안면신경은 감염, 종양, 외상, 선천성 질환 및 대사성 질환 등의 다양한 원인에 의해 손상받을 수 있으며, 손상된 안면신경은 정도의 차이는 있으나 이학적 검사상 단지 안면근육의 마비 형태로만 나타나게 되는 특성을 가지고 있다. 안면신경마비의 원인에 따라 신경의 해부 병리학적 변화가 다르므로 원인에 따른 치료 방법의 선택도 달라질 수밖에 없다.[1]

또한 안면마비가 발생한 시점에 따라 치료 후 예후와 결과가 달라질 수 있다. 급성안면마비 시에 계획하는 안면신경 감압술은 조기에 시행할수록, 신경 손상 상태가 경미할수록, 수술 후 안면마비의 호전이 더 양호하며, 술 전 정상의 안면신경 기능을 갖고 있는 양성 종양의 수술은 여러 안면신경 보존술을 적용하여 술 후 안면신경의 기능을 살릴 수 있는 것이 좋다. 다만 악성 종양의 경우 안면신경의 보존보다는 종양의 완전제거에 더 비중을 두어야 한다. 안면신경의 수술적 치료로 얻을 수 있는 결과는 손상된 정도에 따라 다르나 술 후 회복에 한계가 있다. 특히 절단된 신경은 어떠한 방법으로도 이상적인 완벽한 기능의 회복을 기대할 수는 없다. 따라서 수술 후 결과에 대한 보다 신중한 대상의 선정과 치료가 요구된다.

일측성 안면신경마비는 원인에 따라 수술적 접근이 달라질 수 있으므로 원인에 따라 분류해보면 감염, 종양, 혹은 자연 발생적인 내인적 요인과 외상 등의 외인적 요인으로 나누어 볼 수 있다. 내인적 요인으로는 원인이 불명확한 특발성 마비, 안면신경초종에 의한 마비, 측두골 내의 종괴나 삼출액에 의한 물리적 압박으로 인한 마비, 대상포진과 기타 감염성 질환으로 인한 마비로 분류할 수 있다.

외인적 요인에 의한 마비로는 외상에 의한 신경관의 직접 골절로 인한 절단 혹은 수상 후 부종으로 인한 골부 신경관의 압박에 의한 마비, 수술 중 의인성 손상에 의한 마비로 분류할 수 있다.

안면마비 원인에 따라 수술적 치료법을 분류하면 신경 절단이 확인되면 재문합술, 신경압박이 의심되는 벨마비나 측두골 외상으로 인한 안면마비에서는 안면신경과 골부의 감압술을 고려하고 삼출성 중이염, 진주종, 전정신경초종 등 주변 액체류나 종괴에 의한 신경 압박 시에는 원인이 되는 삼출액 및 주변 종괴 제거를 통해 압박의 원인을 제거할 수 있다. 수술 중 의인성 손상이나 측두골 외상에 의해 안면신경 절단의 결손이 있을 때는 수상의 시기와 원인, 안면마비 정도에 따라 골부 감압술, 절단신경의 문합술 및 다양한 신경, 근의 교합을 통한 재건을 시행할 수 있다. 안면신경을 둘러싼 신경초에서 발생하는 안면신경초종으로 인한 안면마비는 초종의 위치와 크기, 안면마비의 진행에 따라 골부의 감압술 혹은 부분 절제를 시행하고 전 절제 후에 발생하는 안면신경의 결손 시는 술중 기능 재건을 위해 신경이식과 같은 복원수술을 함께 진행한다(표 16-1).

수술 환자 선정을 위한 평가에 앞서 수술의 원칙은 위험 대비 이익을 고려하여 약물치료나 경과 관찰로는 자연 회복이 어려운 환자를 선정하게 된다. 절단되지 않은 수상에서의 자연 회복의 예후는 추정되는 조직학적 손상과 육안적으로 파악되는 안면마비의 정도로 예측할 수 있다. 앞 장에서 설명한 대로 조직학적 손상에 따른 신경전도 장애의 정도를 살펴보면 신경섬유의 외부부터 내부를 향해 안면신경 수초*myelin sheath*의 손상은 전도장애만을 유발하고, axon을 침범하기 시작하

표 16-1 안면마비의 다양한 원인과 치료

Etiology		Treatment
Internal factor	Idiopathic Bell's palsy	Conservative treatment Medical treatment Surgical treatment (bony canal decompression)
	Extrinsic mechanical compression (tumor & fluid) cholesteatoma temporal bone tumor vestibular schwanomma otitis media with effusion	Conservative treatment Medical treatment Surgical treatment (total or subtotoal tumor resection, GKS*) (effusion remove with tube)
	Intrinsic mechanical compression Facial nerve schwanomma	Conservative treatment Surgical treatment (total or subtotoal tumor resection, stripping surgery, GKS*)
	Infectious condition or systemic disease acute or chronic infectious disease of Temporal bone tuberculosis	Medical treatment combined with surgical exploration (removal of inflammatory tissue)
External factor	Trauma with external force temporal bone fracture or concussion	Conservative treatment Medical treatment Surgical treatment (bony canal decompression)
	Iatrogenic with surgery Partial injury Total ressection of nerve	Conservative treatment Medical treatment Surgical treatment (bony canal decompression or re-anastomosis)

*GKS: gamma knife surgery

면 월러 *Wallerian* 변성이 오게 되며 endoneurium 손상부터는 Seddon 분류상 neurotmesis인 불완전 회복으로 진행될 가능성이 높아진다.[2,3] 이와 같이 예후와 관련된 예측은 안면마비 발생의 원인과 시기 외에도, 육안검사를 통해 파악된 안면마비의 정도와 함께 조직손상 정도를 유추할 수 있는 전기 신경생리검사를 통해 확인해볼 수 있다. 전기생리학적 검사는 수술 대상의 선정 등 임상에서 유용하게 사용되나 수상 초기에는 확실한 구분이 어려워 수상 후 14일 이후에 시행한 근전도 검사에서 80% 이상의 degeneration 소견을 보일 때 불완전 회복의 가능성을 보이는 neurotmesis로 유추할 수 있다.[4]

이를 정리하여 자연 회복으로는 예후가 좋지 않아 수술적 접근을 고려할 적응증은 다음과 같다.

1. 이학적 검사: 얼굴표정근의 마비 정도로 병변의 정도와 예후를 파악할 수 있으며 보편적으로 사용되는 완전 마비에 해당하는 HBG V, VI이 수술의 고려대상이 될 수 있다.
2. 전기생리학적 검사: ENoG, EMG로 예후를 예측하고 ENoG상에서 90% 이상의 degeneration, EMG상 voluntary action muscle potential이 없을 때 수술의 고려대상이 된다.
3. 발생 원인에 따른 분류를 통해 자연 회복 여부를 예측하고 수술 후 호전 가능성을 추정할 수 있으며 감염에 의한 마비나 만성 질환에 의한 만성, 염증성 안면마비보다 급성 압박성 원인에 의한 마비가 비교적 술 후에 회복의 예후가 좋아 수술을 고려할 수 있다.
4. 외인적 요인에 의한 손상에서 3일 이후에 발생한 지연성 안면마비는 자연 회복의 예후가 좋아서 수술보다는 약물치료를 통해 경과를 관찰할 수 있다. 수상 직후 발생한 안면마비 중 마비 정도와 진행 상태에 따라 수술 대상으로 고려한다.
5. 환자의 나이, 성별, 전신 및 심리 상태가 수술 결정에 참고가 되며 이학적 검사 외에도 환자의 주관적 불편 정도를 파악하여 치료방법을 결정하되 지나치게 높은 기대감은 술 후 만족도를 떨어뜨리는 원인이 될 수 있으므로 대상 선정에 신중해야 한다.

II. 본론

내인적 원인에 의한 마비

1) 벨마비

원인에 따른 수술적 치료 방법을 살펴보면 가장 많은 형태의 특발성 안면신경마비인 벨마비 *Bell's palsy* 의 경우는 바이러스 감염으로 인한 신경 내 염증 변화와 이에 따른 안면신경관 내의 신경 압박을 발병의 가설로 하여 안면신경 감압술이 시행되고 있다.[5,6] 특히 내이도 분절에서 미로 분절로 이행하는 도내공 *meatal foremen* 이 해부학적으로 가장 좁은 부위이므로 다양한 도내공의 접근법이 시도된다.[7] 약물치료에도 불구하고 전혀 반응이 없는 House-Brackmann grading scale VI,V의 완전마비인 경우, 연속된 신경전도 검사상 운동섬유가 정상측의 10% 미만이 되는 경우 혹은 근전도 검사상 근세동전위 *fibrillation potentials*, 양성예각파 *positive sharp wave* 등의 근육의 탈신경 *denervation* 전위가 보이며 motor unit action potential이 없을 경우,[8,9,10] 다른 수술의 금기가 되는 질환 혹은 외상이 없을 경우에 안면신경 감압술을 시행할 수 있다. 신경전도검사에서 90% 이상의 심한 변성은 House-Brackmann grading scale에서 등급 I, 등급 II로 자연 회복될 가능성이 50% 미만이기 때문이다. 수술시기는 안면마비 발생 후 2주 안에 시행하는 것이 바람직하며(그림 16-1), 그 이유는 손상된 안면신경 말단부위에 생기는 월러변성 *Wallerian degeneration* 이 손상 2주, 길게는 3주 후에 종료되기 때문이다.[11,12]

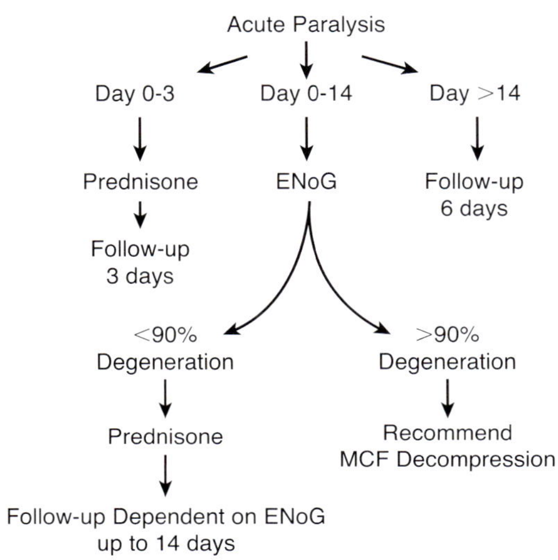

그림 16-1 근전도 검사와 마비 시기별 수술적 접근법

중두개와 접근법 *middle fossa approach* 은 직접 부종이 의심되는 도내공으로 접근할 수 있는 수술법이고 수술 후 잔존청력을 보존할 수 있는 술식이지만 수술 과정 중의 의도하지 않은 내이 손상으로 인한 전정 및 청력이 손상되거나, 수술 과정에 두개골을 절제해야 하며 뇌척수액 유출의 합병증을 주의해야 하므로 수술 중 주의해야 한다. 65세 이상의 노령환자에서는 경막 *dura* 의 박리가 어려울 수 있어 시행하지 않는다. 수술의 특성상 안면신경의 유양동 분절로의 접근은 수술시야에서 제한된다. 소아 벨마비의 경우에 자연 회복률이 좋고 수술적 효과가 증명되지 않아 수술에 의한 감압술이 추천되지 않는다.[13]

경유돌공 *transmastoid approach* 접근 방법을 통해 안면신경의 유양돌기 분절 *mastoid segments* 의 골부 신경관 *bony canal* 과 신경초 *sheath* 를 개방하여 안면신경 부종으로 인한 압박을 해소하는 데 도움을 줄 수 있으나 고실 분절 *tympanic segments* 과 슬신경절은 이소골, 특히 침골에 의해 시야가 가려져 접근이 제한된다.[14] 따라서 수술 중 침골을 분리하여 감압술을 시행한 후 재연결을 해야 술 후에 발생할 전음성 난청을 막을 수 있으나 술 전에 비해 일부 난청이 발생할 가능성을 환자에게 미리 설명해야 한다. 최근 경유돌공 접근을 통한 슬신경절 주위의 감압술에 있어 중두개와 경막견인을 통해 보다 좋은 시야를 얻을 수 있다는 연구가 보고되고 있다.[15]

경미로 접근법은 유양돌기부터 내이도 전체에 걸쳐 안면신경의 주행을 확인할 수 있는 장점은 있으나 수술 과정 중 림프액의 누출로 인해 청력이 소실되므로 이미 잔존청력이 기능을 할 수 없는 환자를 대상으로 고려한다.

수술적 치료 방법의 일부인 안면신경 감압술에 대한 적응증과 수술 시기 및 안면신경 접근법은 논란의 여지가 많은 부분이다. 출판된 논문을 분석한 Cochrane review에서 벨마비에서 골부 감압술의 효과를 증명하기 어렵다고 하였고[16] 미국 내 다기관 연구를 통한 벨마비 치료의 임상지침에서 증거 기반 의학 *evidence based medicine* 에 의한 수술적 감압술의 평가에서 기존의 효과를 보고한 연구들이 non randomized, low quality trial로 검증하기 어려워 추천하지 않는다고 보고하였다.[17] 수술시기에 대한 논란도 마비 후 2주 내에 조기 수술을 권유하지만 약물치료 후에 반응을 판단하는 과정이 필요하고 환자의 동의 과정이 필요하므로 실제 감압 수술까지 시간이 지연될 수 있다. 따라서 안면마비 발생 후 3주에서 2개월

까지 지연된 수술 효과에 대한 연구도 보고되고 있다.[18] 수술에 대한 효과를 입증하기 위해서는 보다 객관적이고 체계적인 연구가 필요할 것으로 생각된다. 또한 이비인후과 안면신경마비 질환을 접하는 임상의는 수술적 적응증과 치료 방법 및 수술 후 안면마비 환자에게 적용할 수 있는 재활치료에 대해 면밀히 숙지함으로써 환자의 예후를 보다 향상시킬 수 있다.

2) 외부 종괴의 압박

종괴에 의한 압박으로는 직접적인 안면신경의 압박과 신경주위 혈관의 허혈로 인한 손상 혹은 직접적인 신경으로 침습을 유발한다.[19]

앞서 언급한 대로 급성 압박성 안면마비는 조기 수술로 예후가 좋은 편이지만 만성 압박성 손상*chronic compressive injury*의 경우 위의 경우와 다른 병태생리학적 과정을 가진다. 안면신경에 만성적인 압력이 가해진다면 슈반세포*Schwann cell* [신경섬유 초(鞘)세포]의 변성*degeneration*과 재생*regeneration*이 동시에 일어나 안면신경의 기능에는 큰 문제가 없으나 시간이 오래 지속되거나 압력이 높아지는 경우에는 변성 중의 슈반세포*degenerative Schwann cell*의 비율이 상대적으로 증가하여 결국 안면신경의 기능이 저하되고 안면마비가 생기게 된다. 따라서 진주종*cholesteatoma*이나 청신경초종*acoustic schwannoma, vestibular schwannoma*, 혹은 안면신경초종*facial nerve schwannoma, facial neurinoma*에 의해 안면마비가 발견된 경우, 근전도 검사상 안면근육의 퇴화된 소견을 보인다면 이미 안면신경과 근육의 불가역적 손상이 생기게 된 경우로서 종양이 수술적 제거가 된다 하더라도 그 예후는 좋지 않은 경우가 많다.[20~23]

(1) 진주종에 의한 안면마비

진주종성 중이염에 의한 안면마비는 만성 중이염에 의한 안면마비 중 가장 흔한 형태이지만 keratin debris가 채워진 종괴로 따로 분류해보았다.

앞서 언급한 종괴 자체 압박으로 인한 마비와 염증으로 인한 마비의 원인을 모두 생각할 수 있다. 종괴 외에도 골부의 미란과 골염, 주변부의 부종으로 인한 압박과 신경섬유의 직접적인 부종과 염증을 유발할 수 있으며 주로 골부 안면신경관 중에서 고실 분절의 침범이 가장 흔하다.

진주종에 의한 안면마비 발생 후 수술이 지연되면 진주종에 의해 안면신경의 신경의 손상을 진행시킬 수 있어 술 후 예후에도 영향을 미치므로 안면마비의 경, 중증도와 관련 없이 발생 시점에서 빠른 수술을 계획하는 것이 좋다.[23]

이미 지연된 안면마비는 진주종을 완전 제거해드 안면마비의 호전을 기대하기 어려우나 진주종 재발에 의한 추가적인 합병증을 막기 위해 철저한 종괴의 제거가 필요하다.

(2) 전정신경초종에 의한 안면신경마비

내이도 접근을 통한 전정신경초종의 수술 목적은 종괴의 성장에 따른 내이도 내 주변 신경의 압박으로 인한 청각신경과 안면신경의 압박으로 인한 합병증을 방지하는 데 있다.

대부분의 환자는 종양의 위치에 따라 안면마비 증상보다는 이명, 난청, 어지러움 등의 다른 증상을 먼저 호소하며 진단되는 경우가 많다. 환자의 나이, 청력상태와 종양의 크기에 따라 middle fossa approach, translabyrinthine approach, retrosigmoid appraoch 등의 다양한 수술적 접근법을 고려할 수 있고 gamma knife surgery의 비수술적 접근법과 혹은 발견 당시 크기가 작을 때에는 먼저 6개월에서 1년간의 경과 관찰을 통해 크기의 변화를 평가하여 외과적 수술을 결정한다. 안면마비가 수술 전 이미 발생하였다면 종괴의 크기가 이미 커진 상태로 종괴를 제거하는 과정에서 견인 등의 물리적 수상에 의해 일시적으로 안면신경의 손상이 악화될 수 있으며[24] 내이도에 국한된 경우에도 종괴에 의해 안면신경의 정상주행에서 변형될 수 있어 안면신경 모니터링의 세심한 주의가 필요하다. 술 전 전정신경초종으로 의심하였다가 수술 시야에서 안면신경초종으로 진단되는 경우도 있으므로 주의해야 한다. 수술 시 뇌간에서 나오는 안면신경 근위부와 미로부토 진행되는 원위부와의 연결을 확인하여 전체적인 주행을 확인해야 하며 만일 절단 시에는 수술 중 신경 재연결 등의 재건술을 시행한다.

3) 신경 내부 종괴에 의한 안면마비

(1) 안면신경초종에 의한 안면마비

안면신경초종에 의한 안면마비는 안면신경을 감싸고 있는 신경초에서 발생하는 것으로 안면신경 주행 어느 부위에서도 발생할 수 있고 동시에 여러 부위에서 발생할 수도 있다. 특히 종괴가 비교적 천천히 자라는 특징을 가지고 있으므로 앞서 기술한 대로 안면신경의 변성과 재생이 동시에 나타나 뚜렷한 마비증상 없이 약간의 안면부 움직임의 저하나 난청, 이명 등의 다른 증상을 통해 늦게 발견되는 경우도 있다.

수술적 접근법에 대해서는 다양한 의견이 있다. 조기 수술의 장점은 술 전 병변의 진행으로 인한 안면신경의 손상이 적으므로 안면신경핵의 세포의 수가 충분하여 술 후 재생이 잘 된다는 장점이 있고 이와 반대로 진행된 안면마비와 지연된 수술에서는 충분한 안면기능의 회복을 기대하기 어렵다. 그러나 천천히 자라는 양성 종괴의 특성과 수술로 완전 절제 시 필연적으로 따르는 안면신경 손상과 제한되는 회복으로 인한 술 후 환자의 불편이 발생하는 것을 충분히 고려하여 신중히 결정한다. 수술적 방법도 완전절제 후 재연결 외에도 신경 주행을 따라 종괴의 부분 절제, 골부 감압술, 방사선 치료 등 다양한 보존적 방법이 함께 고려된다.

최근 안면신경의 주행을 보존하면서 종괴와 안면신경의 경계선을 따라 완전 제거하는 stripping surgery에 대한 결과도 보고되고 있으나 대부분 종괴의 크기가 작아 신경내부로 종괴가 침습하지 않은 경우이며 종괴의 특성과 술자 경험에 따라 성공 가능 여부가 제한될 수 있다. 안면신경초종의 수술적 공감대는 종괴의 크기와 위치를 고려하고 안면마비의 정도를 기준으로 수술 여부를 결정한다면 HBG III까지 추적 관찰하다가 HBG IV로 진행되면 수술적 절제를 고려하는 것으로 논의되고 있다.

4) 염증성 질환 및 기타 전신질환에 의한 마비

중이염에 의한 안면마비의 양상은 갑작스런 발병은 만성 중이염 환경하에 급성 염증성 악화로 볼 수 있으며 이와 달리 진행성 발병은 진주종이나 육아조직의 압박으로 인한 가설로 생각된다. 신경 자체의 섬유화나 손상이 진행되면 마비의 정도가 심해진다. 수술 시 현미경 소견상 신경의 노출상태를 확인하여 신경 손상이 보이지 않는 경우 충분한 세척을 시행하거나 신경부종에 의한 압박이 의심되면 신경압박을 제거하기 위해 저자에 따라서는 endoneurium을 제거하여 압박을 없애주고, 섬유화와 손상이 심하고 안면마비의 진행 정도가 심하면 염증 부위를 절단 후 재연결하는 시술을 고려한다. 그러나 조절되지 않은 측두골 급성 염증기의 신경에 대한 시술이 술 후 감염으로 인해 안면기능의 악화를 초래할 수 있으므로 수술 전의 원인에 대한 정확한 진단과 수술 전후의 항생제 등 충분한 약물적 투여가 필요하다.

앞서 진주종에 의한 안면마비에서 기술한 대로 중이염에 의한 급성 안면마비 발생 시에는 수술적 접근이 무엇보다 중요하므로 항생제 및 스테로이드의 약물적 치료와 동시에 예후에 영향을 미치는 마비의 경중, 진주종의 유무, 발병형태나 과거 수술기왕력 등을 고려하되 빠른 수술적 접근을 우선 고려한다. 수술 전 고해상도 CT를 이용하여 골부 안면신경관의 결손으로 인한 신경의 노출부위가 있는지 확인하여 병변의 위치를 확인하는 데 도움을 받을 수 있다.[25]

전신질환에 의한 안면마비는 초기에 다른 부위의 증상이 없으면 초기에 중이염의 증상과 유사하여 발견하기 어렵다. 과거 Wegener's disease로 알려진 granulomatosis with polyangiitis *GPA* 도 이관질환을 유발하여 삼출성 중이염을 유발할 수 있으며 드물지만 안면마비도 유발할 수 있다.

발병률은 드물지만 중이 종양도 안면마비와 편측성 난청을 유발하므로 중이염과의 감별에 있어 주의해야 한다. GPA, 중이 결핵, 백혈병이나 측두골의 악성 종양도 안면마비를 유발할 수 있으므로 스테로이드 복용 전에 혈액검사와 아울러 측두골 영상검사를 통해 진단에 유의한다.[26]

외인적 요인에 의한 안면마비

1) 측두골 골절에 의한 안면마비

측두골 골절에 의한 안면신경 감압술은 최초 손상 시 완전 마비가 있는 경우, 진행성 안면마비가 있는 경우에 신경전도 검사에서 6일 이내 운동섬유의 90% 이상의 변성되면 시행한다. 감압술의 시기는 손상 후 2주 이내 시행한 군이 그 이후에 시행한 군보다 효과가 좋은 것으로 보고되었다.[27,28] 측두골 CT를 통해 병변 부위를 확인해야 하며 완전 마비의 경우 슬신경절 *geniculate ganglion* 과 미로 분절 *labyrinthine segments* 이 손상되므로 미로 분절 이상을 감압할 수 있는 접근법을 선택해야 하며 청력이 보존되어 있는 경우 중두개와 접근법 *middle cranial fossa approach* 과 경유양동 접근법 *transmastoid approach* 을 함께 시행할 수 있다. 잔존 청력이 없는 경우 경미로 접근법 *translabyrinthine approach* 을 시행할 수 있다.

수술 중 슬신경절 주변부부터 유양동 분절까지 노출시켜야 하는 이유는 이 부분이 가장 많이 수상을 받을 수 있는 부분이기 때문이다. 전통적으로 횡골절에 의한 마비는 경미로 접근법을 종골절에 대해서는 경유양동이나 중두개 접근법을 사용하였지만 경유양동 접근법과 상미로 *supralabyrinthine* 접근법을 조합하여 안면신경관의 슬신경절과 유양 분절을 확인할 수 있어 중두개 접근법을 통한 두개 노출에 의한 합병증과 경미로 접근법으로 인한 청력 소실을 방지할 수 는 있는 대안으로 사용되기도 한다. 전통적인 경유양 접근법을 통한 고실 분절을 노출하기 위해서는 침골 제거 후 시야를 확보하여야 하므로 술 후 다시 이소골을 연결하는 과정에 일부 전음성 난청이 유발 될 수 있다.

측두골 골절로 인한 안면마비로 인한 수술의 결정은 앞서 설명한 안면마비의 정도, 수상 직후 발생 여부, 근전도 검사 등을 참고하여 결정한다. 영상학적으로 이낭 *otic capsule*을 침범한 골절이나 안면신경관을 직접 침범한 골절이 보존적 치료 시에 이낭을 침범하지 않은 골절보다 예후가 좋지 않고, 이에 비해 이낭을 침범하지 않은 HBG IV 이하의 경우에는 스테로이드 등의 약물적 치료로 HBG II 이하로 호전 소견을 보인다는 보고도 있다.[29]

측두골골절로 인한 안면마비 시에는 외상으로 인해 동반될 수 있는 대뇌출혈 등의 신경학적 증후가 있는지 함께 조사해야 하며 이미 응급실이나 중환자실에서 이와 같은 두개골 골절로 진단되어 치료받는 과정에서 안면마비가 발견될 수 있다. 수상 후 3일 이후의 지연성 안면마비의 발생되는 것 외에도 수상과 동시에 발생했던 안면마비가 생명징후에 대한 응급치료 후 늦게 발견되어 보고될 수도 있다는 점도 염두에 두어야 한다.

수술의 시기와 관련하여 수상 초기 수일에 해야 한다는 주장과 한 달 이내에 시행해서도 좋은 결과를 얻었다는 보고도 있다. 추천하는 조기 수술의 수술시기는 Chang 등[30]에 의하면 수상 후 14일 이내에 수술하여 좋은 결과를 보였다고 하며 Kim 등[28]도 시기별로 수술결과를 분류하여 지연된 수술보다는 조기 수술이 효과적이었다고 보고하였다. 그러나 Lieberherr 등[31]은 1~3개월 사이의 지연된 수술에서도 만족할 만한 결과를 보고하였다.

수상 직후 발생한 완전 마비 소견 등이 보이면 환자의 청력, 어지러움, 청각, 전정 상태와 전신적 상태를 파악하고 영상학적 검사에서 골절선의 위치를 파악해서 적절한 수술 및 수술 방법을 고려할 수 있다. 수술 전 외상으로 인한 뇌척수액 유출이 있는지 β_2 transferrin 검사로 확인할 수 있으며 수술 과정 중 의심되는 뇌척수액 유출 부위가 있으면 수술 중 함께 재건한다.

2) 중이염 수술에 의한 안면마비

중이염 수술 이후 발생하는 의인성 안면신경마비의 경우 안면신경을 수술 중에 확인하지 못했거나 수술 중 예상되었던 손상 부위가 있으면 가능한 속히 재수술을 시행한다.[32] 재수술의 적응증은 House-Brackmann grading scale V 이상인 완전 마비인 경우와, 술 후 5일째까지 안면신경 전기 자극의 반응이 없는 경우이다. 주로 손상받는 부위는 고실 분절과 제2 슬신경절로 알려져 있다.[33]

특히 중이염 재발에 의한 재수술의 과정 중에 과거 수술에 의해 변형된 측두골 구조로 안면신경 손상의 가능성이 높아지므로 과거의 수술기록과 영상을 참고하여 안면신경의 주행을 파악해야 한다. 지연성 마비나 혹은 불완전 마비는 경미한 외상, 부종으로 발생하는 경우로 완전 마비로 진행하는 경우는 드물다. 중이염 수술 직후에 마비가 발생한 경우, 술자가 수술 시야에서 안면신경의 보전을 확인한 경우에는 Lidocaine 마취로 인한 일시적인 마비의 가능성과 술 후 패킹을 통한 압박의 가능성이 있으므로 일단 압박을 해소하고 스테로이드 약물치료를 하면서 안면마비의 호전 여부를 관찰한다. 수술 중 발생한 안면신경 손상의 치료에서 안면신경관 표면에서 직경 1/3 미만의 손상은 골부 감압술을 통해 손상받은 axon의 부종을 감소시키고 재정렬하여 근막과 fibrin glue 등으로 보강하여 수술을 마칠 수 있다.[33]

안면신경이 수술 중 완전 절제되어도 술 후 회복실에서 힘을 주었을 때 안검의 closure를 보일 수 있으며 술 후 3~4일에 안면마비의 증상이 진행되어 불완전한 eye closure가 발생하므로 약물치료와 함께 지속적인 관찰이 필요하고 수술에 의한 안면신경 손상에 대한 파악은 술자의 판단이 가장 중요하다.

Ⅲ. 결론

1. 벨마비는 비교적 좋은 예후로 수술보다는 약물치료가 우선이며 수술 고려는 환자의 마비 정도(완전 마비), 근전도 소견(ENoG 10% 미만)과 환자 상태에 대해 고려하고 수술 장단점과 예후에 대한 충분한 상의 후 결정한다.
2. 진주종의 합병증으로 인한 안면마비는 진단 즉시 약물투여와 염증 동반 시 항생제 투여를 하며 가급적 조기에 수술한다.
3. 안면신경초종에 대한 수술 결정은 종양이 비교적 서서히 자라므로 환자의 영상학적 검사와 환자 마비상태를 보고 결정하며 HBG III 이상의 상태에서는 수술을 고려하여야 한다.

4. 측두골 골절에 의한 마비는 마비의 정도, 마비의 시기와, 골절선과 청력상태, 혈종의 위치를 고려하여 수술을 결정한다. CT상 HBG IV 이하의 이낭과 안면신경관을 직접 포함하지 않은 골절로 인한 마비는 비교적 예후가 좋은 편이다.
5. 수술 직후 발생한 의인성 손상은 정도에 따라 술 중 절단이 의심되면 바로 재수술을 하며 지연성 마비나 불완전 마비에 대해서는 신경전도 검사와 스테로이드 약물치료와 빠른 재활치료를 시작한다.

Reference

1. Ridgway JM, Bhama PK, Kim JH. Rehabilitation of Facial Paralysis. In: Flint PW, Haughey BH, Lund V, et al eds. Cummings Otolaryngology-Head and Neck Surgery. 6th ed. Philadelphia: Elsevier; 2015. P.2643-61.
2. Seddon H. Three types of nerve injury. Brain. 1943;66:237-288.
3. Seddon H. Surgical disorders of the peripheral nerves, 2nd ed. Edinburgh: Chuchill and Livingston; 1972.
4. Gantz BJ, Rubinstein JT, Gidley P, Woodworth GG. Surgical management of Bell's palsy. Laryngoscope. 1999 Aug;109(8):1177-88.
5. Takahashi H, Hato N, Honda N, Kisaki H, Wakisaka H, Matsumoto S et al. Effects of acyclovir on facial nerve paralysis induced by herpes simplex virus type 1 in mice. Auris, Nasus, Larynx 2003;30:1-5.
6. Fisch U, Esslen E. Total intratemporal exposure of the facial nerve; pathologic finding in Bell's palsy. Arch Otolayng 1972;95:335-41.
7. Kim MW, Rye NG, Lim BW, Kim J. Temporal lobe retraction provides better surgical exposure of the peri-geniculate ganglion for facial nerve decompression via transmastoid approach Yonsei Med J 2016;57(6):1482-7.
8. Coker NJ, Fordice JO, Moore S: Correlation of the nerve excitability test and electroneuronography in acute facial nerve paralysis. Am J Otol 1992;13:127-133.
9. Fisch U. Prognostic value of electrical tests in acute facial paralysis. Am J Otol 1984;5:494-498.
10. Canter ARJ, Naedzelski JM, McLeasn JA: Evoked electromyography in Bell's palsy: a clinically useful test? J Otolaryngol 1986;15:344-347.
11. Gantz BJ, Rubinstein JT, Gidley P, Woodworth GG. Surgical management of Bell's palsy. Laryngoscope 1999;109(8):1177–1188.
12. Fisch U. Surgery for Bell's palsy. Arch Otolaryngol. 1981;107:1-11.
13. Samii M, Matthies C. Indication, Technique and Results of Facial Nerve Reconstruction. Acta Neurochir (Wien) 1994;130:125-39.
14. Yanagihara N, Hato N, Murikami S, Honda N. Transmastoid decompression as a treatment of Bell palsy. Otolaryngol Head Neck Surg 2001;124:282-6.
15. Kim MW, Rye NG, Lim BW, Kim J. Temporal lobe retraction provides better surgical exposure of the peri-geniculate ganglion for facial nerve decompression via transmastoid approach Yonsei Med J 2016;57(6):1482-7.
16. McAllister K, Walker D, Donnan PT, Swan I. Surgical interventions for the early management of Bell's palsy. Cochrane Database Syst Rev 2011:CD007468.
17. Baugh RF, Basura GJ, Ishii LE, Schwartz SR, Drumheller CM, Burkholder R et al. Clinical practice guideline: Bell's palsy. Otolaryngol Head Neck Surg 2013;149(3S):S1-27.
18. Kim SH, Jung J, Lee JH, Byun JY, Park, MS, Yeo SG. Delayed facial nerve decompression for Bell's palsy Eur Arch Otorhinolayngol 2016;273(7):1755-60.
19. Nishijima H, Kondo K, Kagoya R, Iwamura H, Yasuhara K, Yamasoba T. Facial nerve paralysis associated with temporal bone masses. Auris Nasus Larynx 2017;44:548-553.
20. Burggraaff B, Luxford WM, Doyle KJ. Neurotologic treatment of acquired cholesteatoma. Am J Otol 1995;16:480-5.
21. Ikeda M, Nakazato H, Onoda K, Hirai R, Kida A. Facial nerve paralysis caused by middle ear cholesteatoma and effects of surgical intervention. Acta Otolaryngol 2006;126:95-100.
22. Yetiser S, Tosun F, Kazkayasi M. Facial nerve paralysis due to chronic otitis media. Otol Neurotol 2002;23:580-8.
23. Kim J. Jung GH, Park SY, Lee WS. Facial nerve paralysis caused by chronic otitis media and surgical intervention. Yonsei Med J. 2012;53(3):642-8.
24. Langernberg R, Hanssens PEJ, Verheul JB, Overbeeke JJ, Nelemans PJ, Dohmen AJC et al. Management of large vestibular schwanomma. Part II. Primary gamma knife surgery: radiological and clinical aspects. J Neurosurg 2011:115:885-93.
25. Choi JW, Park YH. Facial nerve paralysis in patients with chronic ear infections: surgical outcomes and radiologic analysis CEO 2015;8(3):218-23.
26. Maniu AA, Harabagiu O, Damian LA, Senfanescu EH, Fanuta BM, Catana A et al. Mastoiditis and facial paralysis as initial manifestations of temporal bone systemic disease-the significance of the histopathological examination Rom J Morphol Embryol 2016;57(1):243-8.
27. Hato N, Nota J, Hakuba N, et al. Facial Nerve Decompression Surgery in Patients With Temporal Bone Trauma: Analysis of 66 Cases. J Trauma. 2011;71: 1789-93.
28. Kim J, Moon IS, Shim DB, Lee WS. The effect of surgical tim-

ing on functional outcomes of traumatic facial nerve paralysis. J Trauma. 2010 Apr;68(4):924-9.

29. Song SW, JUN BC, Kim H. Clinical feastures and radiological evaluation of otic capsule sparing temporal bone fractures JLO. 2017;131209-14.
30. Chang CYJ, Cass SP. Management of facial nerve injury due to temporal bone trauma. Am J Otol. 1999;20:96 –114.
31. Lieberherr U, Schwarzenbach D, Fisch U. Management of severe facial nerve paralysis in the temporal bone—a review of 82 cases. In: Castro D, ed. Proceedings of the Sixth International Symposium on the Facial Nerve, 1990. Amsterdam, The Netherlands: Kugler and Ghedini Publications;1990:285–289.
32. Glasscock ME, Shambaugh G. Facial nerve surgery in; Sugery of the EAR. 4th ed. Philadelphia;Saunders;1990. p435-65.
33. Linder T, Mulazimoglu S, El Hadi T, Darrouzet V, Ayache D, Somers T et al. Iatrogenic facial nerve injuries during chronic otitis media surgery: a multicenter retrospective study Clin. Otolaryngol 2017;42:521-7.

CHAPTER

17 Facial nerve decompression

가톨릭의대 장기홍

I. 서론

안면신경마비는 비록 생명을 위협하지는 않지만 정신적으로, 신체적으로 일상생활의 질에 큰 영향을 미친다. 특발성 안면신경마비는 벨마비라고도 불리는데 원인불명의 급성, 말초성 안면신경마비를 지칭한다. 모든 안면신경마비의 약 3/4을 차지할 정도로 안면신경마비의 가장 흔한 원인이다. 벨마비의 예후는 전반적으로 좋은 편이다. 불완전 마비를 보이는 경우에는 치료 여부에 상관없이 약 94%의 완전회복률을 보인다. Peitersen의 연구에 의하면 환자의 85%는 치료 없이도 약 3주 이내에, 15%의 환자는 3주에서 6개월 사이에 회복이 시작되며 6개월이 경과되면 마비는 고정된다.[1] 특별한 치료를 안 하는 경우 71%의 환자에서 정상으로 회복되며 25%의 환자에서는 경한 후유증이 남으며 4%의 환자에서만 심한 후유증을 남긴다. 이성대상포진은 벨마비에 비해 발병 시 마비가 더 심하며, 완전회복도 덜 된다. 안면신경마비보다 수포성 발진이 먼저 나타나는 경우 회복률이 높으며, 신경자극 검사에 반응이 없거나 완전 마비를 보이는 노인에서는 예후가 나쁘다. 치료를 안 했을 경우 완전회복률은 완전 마비 환자의 10%, 불완전 마비 환자의 66%에서 나타나며, 완전 마비 환자의 46%에서 불완전한 회복을 보인다. Hato 등은 벨마비에서 valacyclovir과 prednisone의 병합요법 시 prednisone 단독요법보다 완전회복률을 전체적으로 89.7%에서 96.5%로 높일 수 있다고 했다. 그러나 완전 마비의 경우 병합요법으로도 완전회복률은 90.1%로 완전 마비의 환자의 약 10%는 어느 정도의 후유증이 남는다.[2] 즉 양호한 예후와 약물치료에 좋은 반응을 보이지만 아직도 일부 심한 합병증이 존재한다. 따라서 이 소수의 환자의 예후를 좋게 하기 위해 안면신경 감압술을 고려한다.

본 연제에서는 안면신경마비의 치료 중 안면신경 감압술의 방법, 대상자의 선정, 수술의 시기 등에 대해 알아보고 안면신경 감압술에 대해 논란이 되고 있는 점 등에 대해 알아보고자 한다.

II. 본론

안면신경 감압술의 이론적 배경

안면신경마비는 바이러스 염증에 의해 뼈로 둘러싸인 안면신경관 내에 발생한 부종이 안면신경을 압박*compression*하여 생긴다는 사실에 그 근거를 두고 있는데, 부종에 의한 신경압박이 지속되면 월러변성*Wallerian degeneration*이 일어나므로 안면신경관을 제거하여 신경의 부종을 감압하는 안면신경 감압술은 적절한 약물치료로도 예후가 불량한 환자에게 완전회복의 빈도를 높일 목적으로 시행한다.[3]

안면신경 감압술의 적응증 및 시기

Fish는 벨마비의 임상경과 중 마비 후 2주 이내에 유발근전도 검사상 95% 이상의 변성이 있는 경우 완전회복의 기회는 50% 이하로 떨어졌다고 한다. 이런 임상결과를 토대로 3주 이내에 유발근전도 검사상 90% 이상 변성이 있는 환자에서 24시간 이내에 미로 분절을 포함한 안면신경 감압술을 시행하여 만족할 만한 마비의 회복을 얻었다고 하였다.[4] Gantz 등은 Fisch의 기준을 이용하여 벨마비 환자에게서 중두개와 접근법을 이용하여 안면신경 감압술을 시행하였는데 26명의 환자 중 23명에서 House-Brackmann grading scale I, II의 good recovery를 보였다. 이런 결과로 벨마비 환자에서 2주 이내에 유발근전도 검사상 90% 이상의 변성과 근전도 검사상 수의적 활동전위의 소실 *lack of volitional activity* 이 있는 경우에 수술적 적응이 된다고 하였다.[5] 이상으로 벨마비에서 안면신경 감압술은 근전도 검사상 수의적 활동전위의 소실 및 유발근전도 검사상 90% 이상의 변성이 있을 때 시행한다.

일반적으로 수술의 시기에 대해서는 최근에 그 시기가 점점 빨라지는 경향을 보이는데 Fisch는 벨마비에서 안면신경은 첫 2~3주간이 마비의 회복에 매우 중요하다고 하여 3주 이내를, Yanagihara는 수술소견상 안면신경의 부종이 3주째에 가장 심하므로 3주 이내를, Gantz 등은 2주 후에 시행한 감압술의 결과가 2주 이내에 비해 결과가 나쁘다 하여 2주 이내를 각각 주장하였다.[5,6,7] 그러나 마비 발생 후 3주 이상 경과 후 감압술을 시행받은 경우에도 좋은 결과를 보였다는 보고도 있어,[8] 아직 수술의 시기에 대해서는 추가의 연구가 필요하리라 생각된다. 이성대상포진 환자에서의 안면신경 감압술에 대한 발표는 제한적이기는 하지만 본인의 경험으로는 벨마비에서의 기준에서 크게 벗어나지는 않는다고 생각한다.

안면신경 감압술의 부위

1908년 Alt가 진주종에 의한 안면신경마비 환자에서 안면신경 감압술을 시행했으며 1931년 Duel은 벨마비 환자에게서 처음으로 안면신경관의 감압술이 시행되었다. 1937년 Cawthorne은 경유돌공 *stylomastoid foramen* 에서의 신경압박이 벨마비의 원인이라 생각하여 이 부분의 안면신경관을 감압술 하였고, 1959년 Kettle은 수직분절의 감압술을 시행하였다. 그 당시 대부분의 사람들이 Kettle의 이론을 믿었지만 벨마비 환자에서 미각이상, 누액분비 감소 심지어는 평형장애 등이 있는 것으로 보아 신경압박 주위가 좀 더 근위부라고 생각하였다. 1961년 House는 중두개와 접근법을 이용하여 안면신경의 가장 근위부를 감압하였으며 1966년 Pulec은 경유양동-경미로 접근법을 이용하여 안면신경관 전부를 감압하기에 이르렀다. 감압부위는 감압술 초창기 경유돌공 부위에서부터 현재 내이도저공 *meatal foramen* 을 포함한 미로 분절까지 꾸준히 말초에서 중추 쪽으로 이동하고 있다. 내이도저공은 직경이 0.68 mm로 안면신경관의 가장 좁은 부위로 부종이나 염증에 매우 취약하다.[7] 이성대상포진 환자에서 안면신경의 내이도저공을 사이에 두고 뚜렷한 신경변성의 차이가 조직학적으로 규명되었으며 이 부위를 감압 시 이전에 있었던 신경전도의 장애가 해소되는 점으로 보아 안면신경 감압 부위 중 내이도저공이 가장 중요하다고 한다.[9,10] 1967년 Fisch는 안면신경의 수평분절과 수직분절을 감압해서는 벨마비 환자에서 안면신경마비의 회복에 큰 도움이 안 된다고 발표한 이후 House가 발표한 중두개와 접근법을 이용하여 내이도저공을 열었을 때 안면신경의 strangulation과 함께 부종, 출혈 및 괴사소견을 발견하여 이 부분이 안면신경 감압술에 중요한 부위라는 "the bottle neck" 개념을 주장하였으며 이는 여러 다른 사람들에 의해 증명되었다. 대부분 감압술의 경우 내이도저공, 미로 분절 및 슬상신경절 부위가 포함되며 수평분절 이하 말초부위의 감압 여부는 대부분 수술 시의 안면신경의 상태에 따라 결정된다. 감압수술 소견상 안면신경의 부종 *swelling* 은 벨마비의 경우에는 9주, 이성대상포진의 경우에는 16주 후에 급격히 감소한다고 하였다.[7,11]

안면신경 감압술의 방법 surgical approach

안면신경 감압술의 방법에는 중두개와 접근법 *middle cranial fossa approach* 과 경유양동 접근법 *transmastoid approach* 이 있다. 중두개와 접근법은 1900년도 초에 처음 기술된 후 주로 슬신경통 *geniculate neuralgia* 의 수술적 치료에 사용되어 오다가 1960년대에 House에 의해 내이도에 대한 수술적 접근법으로 새롭게 소개된 후 많이 이용되었고,[12] 그 이후 여러 저자들에 의해 다양한 방법들이 개발되었는데 내이도저공을 포함한 미로 분절부터 수평분절 근위부까지 감압이 가능하며 중이강과 측두골에 염증이 있는 경우 금기이고, 60세 이상의 고령환자에서는 경막 거상 시 쉽게 찢어지므로 적용에 제한을 받는다. 경유양동 접근법으로는 슬신경절부터 경유돌공까지 감압이 가능한데 수술 중 침골을 일시적으로 분리, 제거하므로 전음성 난청이 생길 수 있다. 벨마비에서의 경유양동 접근법은 벨마비의 해부병리와의 괴리 및 수술 증례에 대한 통계학적 검증의 미비로 단독적인 사용은 매우 제한적이다.

1) 중두개와 접근법 middle cranial fossa approach

중두개와 접근법은 subtemporal approach로도 서술되는데 내이 구조물의 손상 없이 경막의 외측에서 내이도와 주위 구조물을 노출하는 술식으로 술 전 청력이 좋은 내이도내의 작은 청신경종양, 안면신경 병변(안면신경 감압술, 안면신경초종), 전정신경절제술 *vestibular neurectomy* 등에 이용된다.

(1) 중두개와 접근법과 관련된 해부학적 지표

술 전 중두개와에 위치한 해부학적 지표들을 인지하는 것이 매우 중요한데 이들 사이의 관계는 다음과 같다.

1. 외이도와 내이도의 장축은 서로 같은 평면에 위치한다. 따라서 수술 시 내이도의 방향을 가늠하는 데 이용할 수 있다.
2. 안면열공은 중두개와에서 가장 일관되게 나타나는 해부학적 지표다.
3. 50~70%에서 궁상융기를 확인할 수 있다. 추체능과의 각도는 약 90 degree이나 드물게 상반고리관의 장축이 추체능과 평행한 경우도 있다.
4. 대천추체신경과 상반고리관이 이루는 각도는 약 100 degree이며 이 각의 꼭지점은 전정*vestibule*에 위치한다.
5. 수술 시 와우의 손상은 필히 피해야 한다. 수술 시 와우의 위치를 정확히 알기는 어려우나 대략 추체능과 대천추체신경 사이의 거리에 약 2/3와 3/4 사이에 와우가 위치한다. 또한 수술 시야에서 안면신경의 미로 분절*labyrinthine segment*보다 항상 낮게 위치하며 이는 술 전 시행한 측두골 CT에서 확인할 수 있다.
6. 내이도저에서는 앞쪽의 와우와의 거리(1 mm 이하)보다 뒤쪽의 상반고리관의 팽대부와의 거리(0.2 mm)가 더 좁다.
7. 내이도내에서 안면신경의 미로부의 중간쯤에서 뒤쪽으로 상전정신경이 상반고리관으로 나간다.
8. 추체부의 내경동맥*internal carotid artery*은 대천추체신경과 평행하게 주행한다. 해부학적 위치에서 내경동맥은 대천추체신경보다 내측에 위치하지만 수술 시야에서는 대천추체신경보다 아래측, 외측으로 위치하므로 내이도를 적절하게 드릴했다면 노출되지는 않는다.
9. 대천추체신경이 지나가는 안면열공은 중경막동맥이 두개내로 들어오는 극공보다 항상 내측에 위치한다.
10. 슬신경절은 중두개와에서 고실개*tegmen tympani*를 노출시켰을 시 나타나는 추골 두부의 뒤쪽에 위치한다.

(2) 중두개와 접근법의 술기

수술은 환자의 체위 → 피부절개 & 측두골편*temporal craniotom*의 도안 → 측두엽 격막의 박리 → 슬신경절의 노출 → 내이도의 확인*IAC identification* → 신경내막의 절개의 순으로 시행한다.

1. 환자의 체위

환자의 머리는 앙와위에서 수술하는 반대쪽으로 돌려서 고정한다. 이때 머리 위쪽(수술자의 수술위치)에서 보았을 때 수평이 되어야 할 부위는 관골궁*zygomatic arch*이 아니라 측두와*temporal fossa*이므로 머리는 수술 반대쪽으로 90 degree가 아니라 약 60 degree 정도만 돌린다. 환자의 목이 짧은 경우 수술쪽 어깨에 베개를 대어 목 부위의 혈관 등이 눌리지 않게 주의한다(그림 17-1).

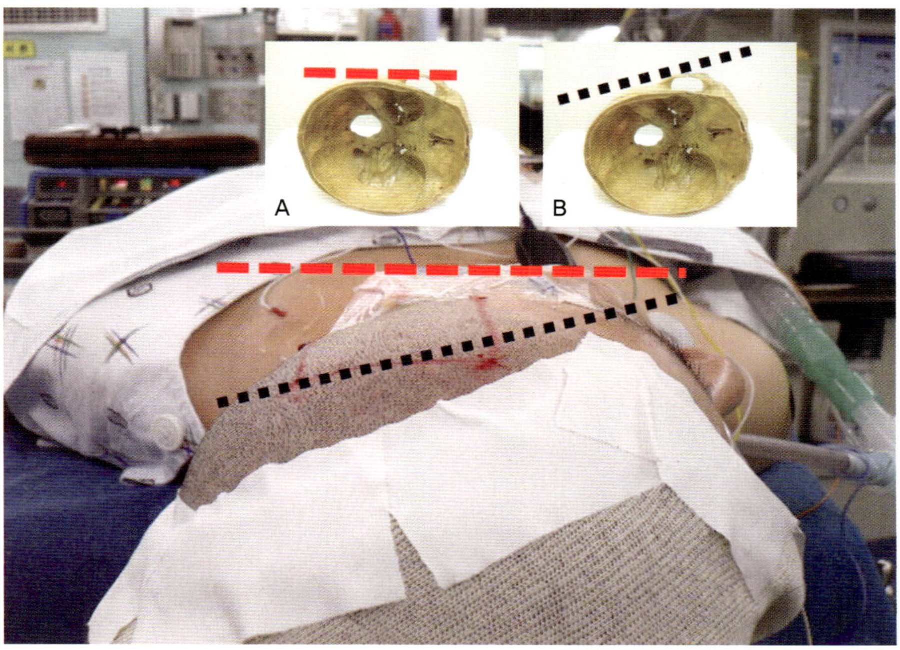

그림 17-1 환자는 앙아위에서 머리를 반대쪽으로 60도 정도 돌린다. A. 잘못된 머리 위치. B. 올바른 머리 위치

2. 피부절개와 측두골 개두술

측두골편의 제거와 중두개와의 노출을 위한 피부절개에는 여러 방법이 있다. 일반적인 방법 중 완만한 "S"자형의 경우 외이도의 이주 전방 1~2 cm 전방에서 시작하여 상방으로 약 7~8 cm 정도 연장하며, "C"자형의 경우 이개의 상방 7~8 cm 부위에서 시작하여 약간 앞쪽으로 치우친 "C"자 모양의 절개를 한 후 후이개 쪽으로 연장한다. 피부절개의 다른 방법은 측두부의 머리털이 있는 부위에 "ㄷ"자 모양으로 "ㄷ"자의 벌어진 부분이 뒤쪽으로 또는 아래쪽으로 향하게 약 6 × 6 cm 크기의 피부절개를 한다. 안면신경의 측두분지 *temporal branch* 는 이수 *ear lobule* 에서 눈썹의 외측면을 연결한 선과 이수에서 앞이마의 가장 높은 이마주름의 외측을 연결한 선 사이를 지나가는데 이 부분의 안면신경은 바로 피하조직에 위치하며 근육이나 이하선에 의해 보호되지 않으므로[13] 이주 *tragus* 의 너무 앞쪽이나 상부 이마의 hair line 밑으로 피부절개 시 안면신경의 측두분지에 손상을 줄 수 있으므로 주의가 요구된다(그림 17-2). 측두골편의 제거는 외이도를 중심으로 전방이 2/3, 후방이 1/3이 위치되도록 약 4 × 4 cm 크기로 한다(그림 17-3). 외이도를 기준으로 후방보다 전방을 더 넓게 제거하는 이유는 내이도 주위의 추체골을 제거 시 뒤쪽에는 상반고리관 때문에 드릴에 방해를 주므로 내이도와 상반고리관 사이를 드릴하기 위해서는 앞쪽에서 드릴해야 하기 때문이다. 관골근 *zygomatic root* 근처의 뼈는 두꺼워 한 번에 제거하기 어려우므로 측두골편의 위치는 가능한 관골근에 가깝게 위치시킨 후 여분의 뼈는 드릴이나 론저로 추가 제거하고 측두골의 함기화가 잘되어 유양동이 노출된 경우 bone wax 등으로 미리 막아 술 후 뇌척수액의 유출을 방지한다.

3. 경막의 박리

측두골편을 제거한 후 측두엽 경막을 두개골에서 분리하여 중두개와를 노출시킨다. 경막에는 혈액공급이 매우 풍부하므로 분리 시 출혈이 많은 것이 일반적이다. 이때는 전기소작도 필요하지만 대부분 cottonoid나 Surgicel 등을 사용하여 지혈시킨다. 일반적으로 60세 이상의 노인환자의 경우 경막이 얇고 잘 찢어지므로 경막을 들어 올릴 때 세심한 주의가 요구된다. 경막의 박리는 수술현미경하에서 뒤쪽에서부터 앞쪽으로 진행하여 혹시 뼈로 덮혀 있지 않은 슬신경절이나 대천추체신경의 손상을 피하도록 한다. 앞쪽으로 경막박리를 진행하다 보면 극공에서 나오는 중경막동맥과 마주치는데 이로 인해 경막의 앞쪽으로의 박리가 제한을 받는다. 종양의 크기를 고려하여 내이도 주위를 크게 노출시키려면 중두개 경각을 충분히 견인하는 것이 필요하므로 이런 경우에는 중경막동맥을 결

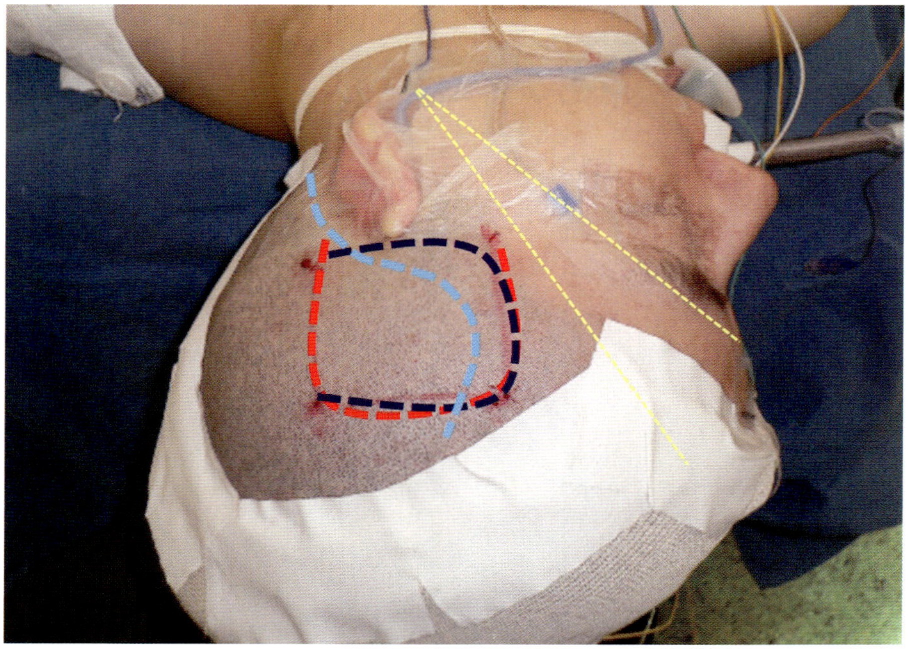

그림 17-2 피부절개 방법. 안면신경의 측두분지는 이수(ear lobule)와 눈썹의 외측면을 연결하는 가상의 선(점선)과 이수와 이마의 가장 외측면을 연결하는 가상의 선(점선) 사이를 지나므로 절개 시 손상받지 않도록 주의한다.

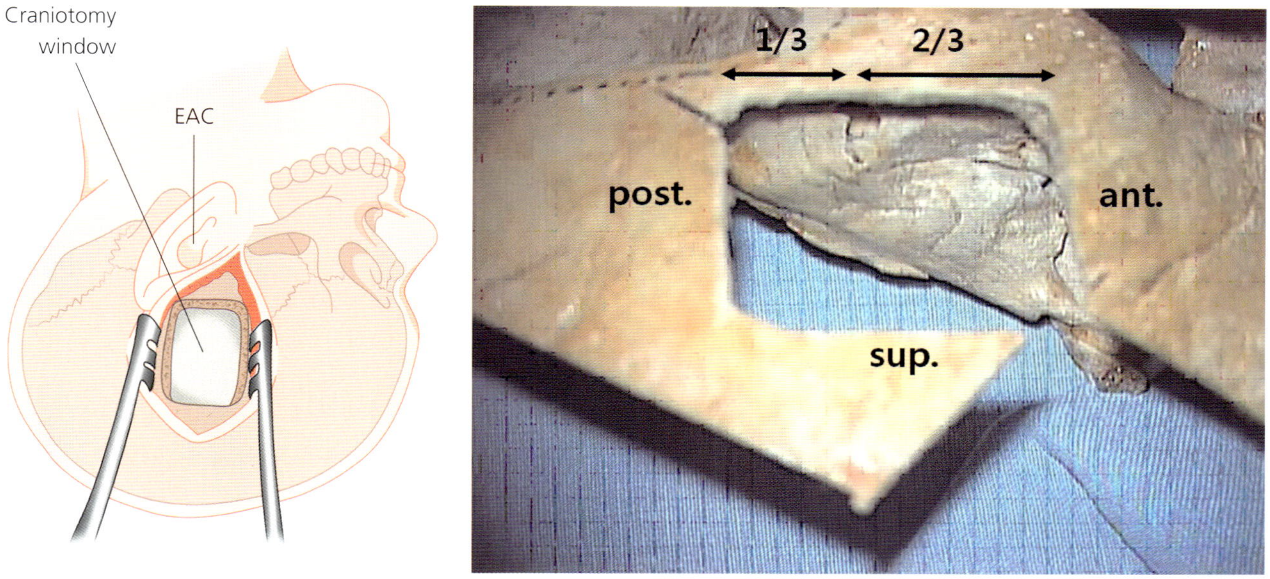

그림 17-3 측두골 개두술의 위치. 중두개와에서 드릴 시 뒤쪽으로는 궁상융기 때문에 방해가 되므로, 측두골편의 위치는 외이도를 기준으로 앞쪽으로 2/3, 뒤쪽으로 1/3이 되도록 한다. EAC: 외이도, ant.: 앞쪽, post.: 뒤쪽, sup.: 위쪽

찰하는 것이 필요하다. 그러나 안면신경 감압술 시 중두개와의 노출은 청신경종양의 수술에서처럼 클 필요가 없으므로 굳이 중경막동맥을 결찰이나 전기소작하지 않고 Surgicel이나 bone wax 등을 이용하여 극공 주위를 압박하여 폐쇄시키는 것으로도 충분하다. 또한 안면신경에 혈액공급을 담당하는 superficial petrosal artery와 superior tympanic artery가 대천추체신경을 따라가므로 이 부분의 경막박리 시 출혈이 있게 되는데 cottonoid 등으로 압박하면 지혈이 되므로 가능한 전기소작은 사용하지 않는다. 중두개와 경막을 뒤에서 앞쪽으로 박리한 후 앞쪽으로는 극공 *foramen spinosum* 전까지, 뒤쪽으로는 상반규관이 만드는 궁상융기 *arcuate eminence* 가 노출되도록, 내측으로는 추체능 *petrous ridge* 에 있는 고랑 *groove* 부위에 중두개와 견인자를 위치시킨다. 그러나 안면신경 감압술 시 청신경종양수술에서와 같이 추체능이 있는 내측으로 깊이 노출시킬 필요는 없다. 경막박리 초기에 경막의 일부에 절개를 하여 뇌척수액을 유출시키거나 Mannitol을 사용하면 측두엽의 견인이 부드러워진다.

4. 슬신경절의 노출

감압할 안면신경의 주된 부위는 슬신경절과 내이도저공(내이도저의 외측)이다. 이를 위해 먼저 중두개와를 노출 후 안면열공 *facial hiatus* 을 따라 뒤쪽으로 가면 고실개의 바로 내측에 위치하는 슬신경절에 도착한다. 슬신경절 위를 덮고 있는 뼈를 종이처럼 얇게 드릴 후 제거하지 않은 상태에서 다음 단계인 내이도를 노출시킨다. 슬신경절의 위치가 모호할 경우 고실개의 일부를 드릴하여 중이를 노출시키면 추골의 두부가 나타나는데 슬신경절은 추골 두부의 바로 뒤쪽 내측에 위치한다.

5. 내이도의 확인 *IAC identification*

중두개와 접근법을 이용한 안면신경 감압술의 경우에는 내이도와 소뇌 교각을 노출시켜야 하는 청신경종양에서의 수술과는 달리 내이도의 외측 일부만 노출해도 충분하다. 따라서 통상 House 법으로 알려진 방법에서처럼 슬신경절을 먼저 확인한 경우 내이도를 찾는 것은 훨씬 용이하다. 안면열공 *facial hiatus* 과 대천추체신경 *greater superficial petrosal nerve, GSPN* 을 찾은 후 대천추체신경을 따라 뒤쪽으로 가면서 드릴을 하여 슬신경절 *geniculate ganglion* 을 찾고, 다시 슬신경절의 내측을 따라 드릴하면 안면신경의 미로 분절을 거쳐 내이도에 이르게 된다. 미로 분절은 안면신경관 중에서 가장 좁은 부위이므로 직접 드릴하는 대신에, 중두개와에서 내이도라고 예상되는 부위의 내측을 드릴하여 내이도를 먼저 찾은 후 노출된 슬신경절과 연결되는 부위를 드릴하면 좀 더 안전하게 미로 분절을 노출시킬 수 있다(그림 17-4). 안면신경을 뒤로 따라가면서 드릴 시 와우에 손상을 입힐 수가 있다. 내이도저에서 안면신경의 미로 분절은 앞, 뒤로 와우와 상반고리관의 팽대부에 매우 근접하게 위치하므로 드릴 시 조심해야 한다. Superficial

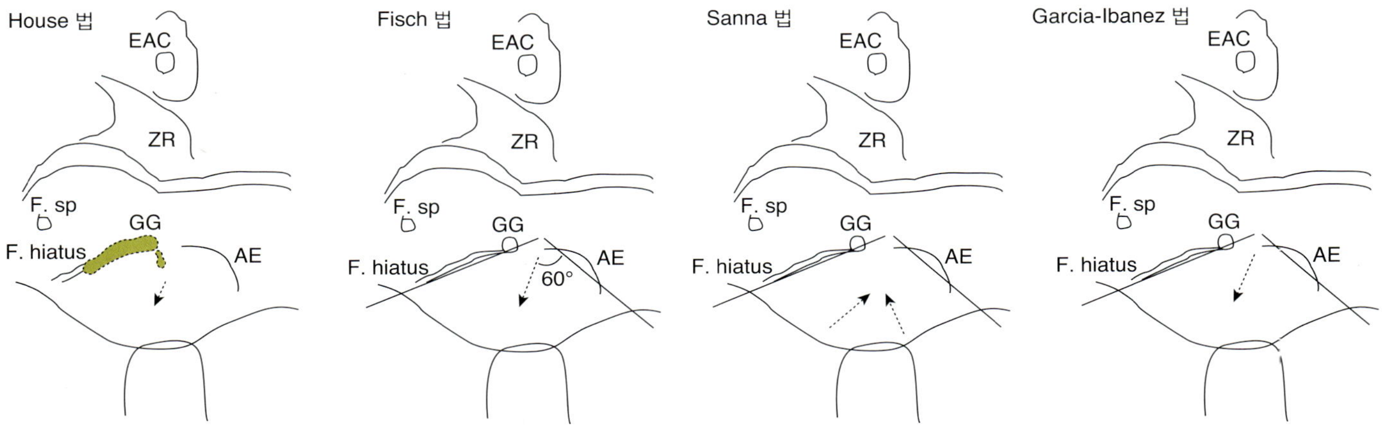

그림 17-4 내이도를 찾는 방법들. EAC: 외이도, F. sp: 극공, ZR: 관골, GG: 슬신경절, AE: 궁상융기

petrosal artery와 superior tympanic artery는 대천추체신경을 따라가는데 대천추체신경과 슬신경절 주위를 드릴 시 출혈 및 후에 안면신경의 혈액공급에 이상을 초래할 수 있다.

중두개와에서 내이도를 찾는 방법에는 보통 술자에 따라 선호하는 방법이 다르지만 환자의 해부학적 차이에 따라 예외적인 경우가 있으므로 가능한 다양한 방법을 숙지하는 것이 좋으리라 생각된다. 일반적으로 내이도를 찾는 데에는 제안한 술자의 이름을 딴 방법이 이용된다(그림 17-5).

6. 신경내막의 절개

내이도저공과 슬신경절 위에 드릴하여 남아있는 얇은 뼈를 제거하여 신경을 노출시킨다. 대개의 경우 부어있는 신경을 발견하게 되는데 신경외막 *epineurium* 에 절개를 한다. 절개는 비버나이프나 #11 나이프를 이용하여 시행한다. 날이 금방 무뎌지므로 여러 개를 준비해 바꿔가면서 시행한다. 가능한 신경다발 *fascicle* 의 손상에 주의한다. 슬신경절에서 대천추체신경은 주로 앞쪽에, 안면신경의 운동신경은 주로 뒤쪽에 위치하며, 내이도저공에서의 안면신경은 fibrous band로 싸여 있는 점을 고려하여 절개한다. 중두개와 접근법으로는 안면신경 수평분절의 근위부까지 노출이 가능하므로 슬신경절의 신경외막을 절개 후 수평분절 근위부의 신경상태를 평가한다. 신경의 부종이 계속 관찰되면 수평분절의 원위부와 수직분절의 감압을 위해 술자는 환자의 뒤쪽으로 이동하여 transmastoid approach를 추가한다. 즉 추가의 이개후 피부절개를 하여 폐쇄형 유양돌기절제술에서와 같은 방법으로 유돌동을 노출시킨다. 수평분절의 원위부에서 경유돌공 *stylomastoid foramen* 까지 안면신경관을 드릴하여 신경을 노출시킨 후 절개하여 신경상태를 평가하여 부종이 없을 때까지 절개를 진행시킨다.

2) 경유양동 접근법 transmastoid approach

경유양동 접근법은 통상적인 만성 중이염 수술에서처럼 이개 후 피부절개를 시행한다. 이개피부를 거상한 후 외이도 후방의 유돌골막에 절개를 하고, 이개에 부착된 골막편을 견인기를 이용하여 전방견인시킨다. 폐쇄동 유양돌기절제술에서와 같이 외이도 후벽을 보존하면서 유돌돌기절제술을 시행한다. 유돌동을 개방한 후 중두개와판, S상정맥동, 유돌첨 주위의 함기세포를 제거한다. 유돌동을 충분히 넓혀 전상부에서 침골의 단각을 확인한 후 후고실개방술을 이용하여 안면신경와를 개방한다. 개방된 안면신경와를 통해 날카로운 픽을 사용하여 침등골관절 *incudostapedial joint* 을 분리한다. 이복근능 *digastrics ridge* 과 경유돌근막 *stylomastoid periosteum* 을 노출하여 경유돌궁을 확인한 후 안면신경관의 수직분절 위의 뼈를 충분히 드릴한다. 슬신경절과 안면신경 수평분절 주위의 공간을 충분히 확보하기 위해서 분리된 침골을 일시적으로 제거한다. 사람마다 측두골 함기화 정도에 따라 상미로함기세포 *supralabyrinthine air cell* 는 다양하므로 수술 전에 필히 측두골 CT로 확인한다. 상미로함기세포의 발육이 불량하여 슬신경절과 상반고리관 *superior semicircular canal* 의 앞쪽의 공간확보가 불충분한 경우 중두개와 접근법에서와 같이 중두개와판을 일부 제거하여 견인자를 설치해서 공간을 확보할 수 있다. 상반고리관의 팽대부와 외반고리관의 손상에 주의하면서 슬신경절부터 안면신경의 수평분절, 수직분절 위의 뼈를 충분히 얇게 드릴한 후 날카로운 픽을 이용하여 제거한다. 이때 안면신

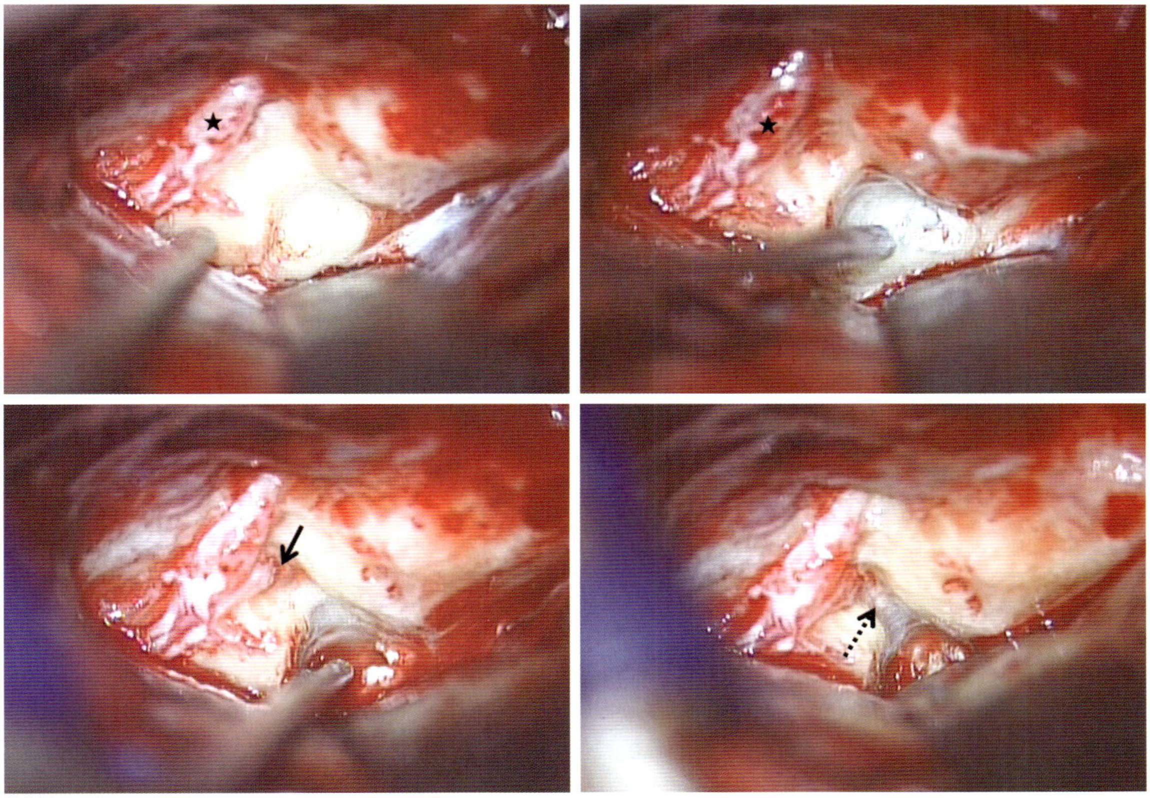

그림 17-5 중두개와에서 안면신경의 노출. 이미 노출시킨 슬상신경절(별)과 내이도의 외측을 연결시킨다. 실선 화살표: 안면신경의 미로분절, 점선 화살표: 내이도저공

경에 압력이 가하지 않도록 주의한다. 이후 신경내막의 절개는 슬신경절부터 시작하여 고실 분절, 유돌 분절 순으로 시행한다. 신경내막의 절개 후 노출된 신경다발의 부종을 확인하여 충분한 정도의 정상 신경다발이 확인될 때까지 경유돌공 쪽으로 진행한다. 경유양동 접근법으로는 슬신경절부터 경유돌공까지 감압이 가능한데 수술 중 침골을 일시적으로 제거하므로 전음성 난청이 생길 수 있으며 슬신경절 주위의 해부학적 구조와 측두골의 함기화의 발달 정도에 따라 상고실 부위의 안면신경 노출에 제한이 있는 경우가 있다.

안면신경 감압술에 대한 반론

1931년 벨마비의 치료로 안면신경 감압술이 소개된 이래로 많은 사람들에 의해 시행되어 왔지만 감압술이 큰 효과가 없다는 주장도 대두되었다. 1951년 Collier는 감압술이 예정된 환자에게서 감압술이 시행되기 전에 자연 회복을 경험한 후에 감압술 시행 후 보이는 마비의 회복은 수술 자체의 효과 때문이 아니라고 하였다.[13] 1971년 Adour와 Swanson은 안면신경 감압술에 대한 대조연구*controlled study*를 시행했는데 전기생리학적 검사에 기초한 안면신경 감압술은 마비의 회복에 큰 도움이 안 된다고 결론지었다. 그러나 이들이 감압술을 시행한 부위는 안면신경의 수평분절 원위부였다.[14] 현재에도 벨마비 환자에서 안면신경 감압술의 효과에 대한 논란이 존재한다. 벨마비는 바이러스에 의한 말이집탈락*demyelination*으로 안면신경의 일부분을 국소적으로 침범하기보다는 전체의 안면신경을 침범하며 이는 자기공명영상 소견상 뇌간에서 말초 안면신경 부위에 다발적으로 여러 곳에서 조영증강이 나타나는 것으로도 증명된다.[15] 벨마비 환자의 측두골 부검에서 일반적으로 알려진 병변 근처의 부종 및 병변으로부터 원위부로의 신경변성 대신에 전체의 안면신경을 침범하는 말이집탈락과 염증세포의 침윤소견을 보였으며 혈관폐색은 명확하지 않았다.[16,17] 따라서 안면신경관의 일부분을 감압하는 안면신경 감압술은 안면신경마비의 회복에 큰 도움이 안 된다는 의견도 많다. 또한 전기생리학적 검사의 결과에 의한 수술 환자의 선정, 측두골 내에서 감압의 부위, 기존의 안면신경 감압술에 대한 연구에서 대상(환자의 수)이 적은 점, 안면마비의 정도 및 치료결과를 평가하는 grading system이 연구마다 다른 점 등 때문에 안면신경 감압술의 적정성에 대해서 많은 논란이 있으며,[5] 또한 아직까지 안면신경 감압술에 대한 randomized, controlled clinical trial은 없는 실정이다.[18]

III. 결론

1931년에 벨마비의 수술적 치료로 안면신경 감압술이 최초로 시행된 이래 약물치료로 예후가 불량한 환자에게서 마비의 회복률을 높이려는 여러 수술적 시도가 있어 왔다. 그러나 아직도 대상 환자 수의 부족, 무작위 대조연구*randomized controlled study*의 부실 등으로 감압술의 효용성을 입증하기에는 더 많은 연구가 필요하다고 하겠다.

References

1. Peitersen E. Bell's palsy: the spontaneous course of 2,500 peripheral facial nerve palsies of different etiologies. Acta Otlaryngol Suppl 2002;549:4-30.
2. Hato N, Yamada H, Kohno H, Matsumoto S, Honda N, Gyo K. Valcyclovir and prednisone treatment for Bell's palsy: a multicenter, randomized, placebo-controlled study. Oto Neurotol 2007;28(3):408-13.
3. Yanagihara N, Hato N, Murakami S, Honda N. Transmastoid decompression as a treatment of Bell palsy. Otolaryngol Head Neck Surg 2001;124:282-6.
4. Fisch U. Maximal nerve excitability testing vs electroneuronography. Arch Otolaryngol 1980;106:352–7.
5. Gantz BJ, Rubenstein JT, Gidley P, Woodworth GG. Surgical management of Bell's palsy. Laryngoscope 1999;109:1177-88.
6. Fisch U. Surgery for Bell's palsy. Arch Otolaryngol 1981;107:1–11.
7. Fisch U, Essln E. Total intratemporal exposure of the facial nerve. Arch Otoaryngol 1972;95:335-41.
8. Yanagihara N, Hato N, Murakami S, Honda N. Transmastoid decompression as a treatment of Bell's palsy. Otolaryngol Head Neck Surg 2001;124:282-6.
9. Jackson CG, Johnson GD, Hayms VJ, Poe DS. Pathologic findings in the labyrinthine segment of the facial nerve in a case of facial paralysis. Ann Otol Rhinol Laryngol 1990;99:327-8.
10. Yanagihara N, Honda N, Hato N, Murakami S. Edematous swelling of the facial nerve in Bell's palsy. Acta Otolaryngol 2000;120(5):667-71.
11. Honda N, Yanagihara N, Hato N, Kisak H, Murakami S, Gyo K. Swelling of the intratemporal facial nerve in Ramsay Hunt syndrome. Acta Otolaryngol 2002;122(3):348-52.
12. House W. Middle cranial fossa approach to the petrous pyramid: report of 50 cases. Arch Otolaryngol 1963;78:460-8.
13. Collier J. Comment in Cawthorne T: The pathology and surgical treatment of Bell's palsy. Proc R Soc Med 1951;44:560-71.
14. Adour KK, Swanson PJ Jr. Facial paralysis in 403 consecutive patients: emphasis on treatment response in patient with Bell's palsy. Trans Am Acad Opthalmol Otolaryngol 1971;75:1284-301.
15. Adour KK, Swanson PJ Jr. Facial paralysis in 403 consecutive patients: emphasis on treatment response in patient with Bell's palsy. Trans Am Acad Opthalmol Otolaryngol 1971;75:1284-301.
16. Proctor B, Corgill DA, Proud G. The pathology of Bell's palsy. Trans Am Ophthalmol Otolaryngol 1976;82:ORL70-80.
17. Liston SL, Kleid MS. Histopathology of Bell's palsy. Laryngoscope 1989;99:23-6.
18. Grogan PM, Gronseth GS. Practical parameter: steroid, acyclovir, and surgery for Bell's palsy (an evidence-based review). Neurology 2001;56(1 of 2):830-6.

CHAPTER

18 Facial nerve management in skull base surgery

울산의대 정종우

Ⅰ. 서론

두개저 수술의 여러 접근법에서 안면신경을 필연적으로 마주하게 된다. 안면신경은 인체에서 가장 빈번하게 마비가 발생하는 신경으로, 외상성 마비는 특발성 안면마비 다음으로 흔한 원인이다. 외상성 안면마비는 교통사고 등 안면과 두부의 손상으로 인한 마비, 의인성*iatrogenic* 마비로 나눌 수 있고, 의인성 마비는 중이, 이하선, 두개저 수술 후 주로 발생할 수 있다. 두개저 수술 후 안면마비는 흔하게 발생하며, 환자에게 불편을 초래하게 되므로 예측하지 못한 안면신경의 손상을 줄이기 위해 주의 깊은 접근이 필요하다. 안면신경의 경로는 후두개와부터 측두골을 통과하여 이하선을 경유하여 안면근육에 이르는 등 길고 복잡하여 수술 중 손상에 취약하다. 본 장에서는 두개저 수술 시 안면신경을 조작하는 원칙과 각 접근법에서 안면신경 손상을 예방하는 방법에 대해 고찰하고 측두하와 접근법의 범위와 적응증에 대해서 기술하고자 한다.

Ⅱ. 안면신경 수술의 원칙

두개저 수술 중 안면신경 손상을 줄이고 안면마비를 피하기 위해 가장 좋은 방법은 수술적 접근과 종양의 절제에 문제가 없는 한 안면신경 접촉을 최소화하고 수술을 마치는 것이다. 따라서 안면신경을 조작하지 않아도 되는 접근법에서는 안면신경 주변의 조작을 최소화하는 것이 최선이라고 할 수 있다. 종양에 의해 안면신경이 압박을 받고 있어 안면신경 주변의 수술적 조작이 필요한 경우에는 조심스럽게 안면신경을 보존하며 수술하고 안면신경 감압술을 시행한다. 청신경종양이나 안면신경초종 등을 제거하며 안면신경을 희생시켜야 하는 경우에는 적절한 안면신경 재건술을 함께 시행한다.

수술적 접근을 위하여 안면신경을 조작해야 하는 경우에는 안면신경의 전방 혹은 후방전위를 통하여 안면신경이 손상되지 않도록 안전한 곳으로 옮겨놓고 수술을 진행한다. 이 경우에는 필연적으로 일시적인 안면마비가 발생하게 되지만, 안면신경의 혈류 공급에 문제가 없도록 하며 안면신경에 가해지는 긴장력을 최소화할 수 있도록 주의를 기울여야 한다.

Ⅲ. 안면신경의 전위

중두개와 접근법*middle cranial fossa approach*, 경미로 접근법*translabyrinthine approach*에서는 안면신경을 확인하되 직접 조작하지는 않고 필요한 경우 감압술을 시행한다. 경이 접근법*transotic approach* 역시 안면신경관을 얇게 골격화하지만, 안면신경 자체를 조작하지는 않는다. 반면 경와우 접근법*transcochlear approach*과 측두하와 접근법*infratemporal fossa approach*에서는 안면신경을 안면신경관에서 꺼내는 안면신경 전위*facial nerve rerouting*의 술식이 필요하다. 경와우 접근법에서는 안면신경을 후방전위*posterior rerouting*, 측두하와 접근법에서는 전방전위*anterior rerouting*시켜 수술 시야를 확보한다(그림 18-1). 하지만 넓은 수술 시야를 얻을 수 있는 대신 신경이 당겨지고 혈류가 감소하여 필연적으로 안면마비가 발생한다.

안면신경의 후방전위는 전방전위에 비하여 수술 후 안면마비의 정도가 더 심한 것으로 보고되고 있다. 수술 1년 후 House-Brackmann grading scale III보다 좋은 안면마비가 전방전위에서는 94%, 후방전위에서는 70%에서 관찰되었고,

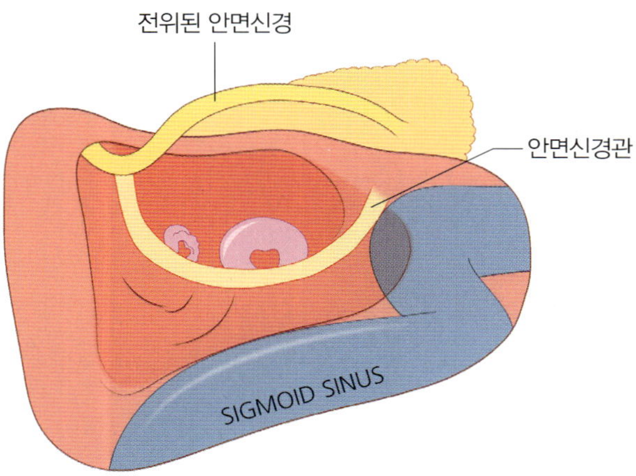

그림 18-1 Facial nerve rerouting

특히 HB grading scale I 또는 II의 거의 정상적인 안면신경 기능은 후방전위에서는 관찰되지 않았던 반면 전방전위에서는 64.7%에서 관찰되었다.[1] 다른 연구에서도 안면신경 전방전위 후 안면마비가 HB grading scale I 또는 II로 유지된 경우가 81%, 91% 등으로 보고되고 있다.[2,3]

안면신경 전방전위는 안면신경을 자유롭게 움직이는 구간에 따라 짧은 전방전위와 긴 전방전위로 나눌 수 있다(그림 18-2). 경유골동 *stylomastoid foramen* 부터 추체융기 *pyramidal eminence* 를 지나는 제2슬부 *second genu* 까지만 노출하는 짧은 전방전위는 슬신경절 *geniculate ganglion* 까지 완전히 노출하는 긴 전방전위에 비해 안면마비의 정도가 경미하다. 동일한 연구에서 HB 등급 I 또는 II의 안면마비가 짧은 전방전위에서는 93%, 긴 전방전위에서는 72%로 차이를 보이기도 한다.[3] 저자의 연구에서도 안면신경 전방전위 후 75.6%에서 수술 직후 안면마비가 발생하였고, 짧은 전방전위의 경우 62.5%, 긴 전방전위의 경우 85.7%였으며, 수술 1년 뒤에는 짧은 전방전위의 경우 모두 회복된 반면 긴 전방전위의 경우 HB 등급 III의 안면마비가 19%에서 남아있었다.[4]

IV. 두개저 수술 시 안면신경의 조작

중두개와 접근법

중두개와 접근법은 청력 보존을 염두에 두고 내이드 내에 국한되어 있거나 소뇌 교각으로 1 cm 이내에 위치한 청신경종양을 제거할 때 선호된다. 또한 외상성 안면마비나 벨마비에서 안면신경의 미로 분절과 슬신경절을 노출하여 감압술을 시행할 때도 이용될 수 있다.

중두개와 접근법에서는 측두근 피판을 만들고 개두술을 시행한 뒤 경막을 박리하고 뇌를 견인하여 내이도를 노출한다. 내이도를 노출하는 방법은 매우 다양한데(그림 18-3), House가 기술한 대천추체신경 *greater superficial petrosal nerve* 을 찾은 후 역으로 주행하여 슬신경절을 찾은 뒤 내측으로 더 진행하여 안면신경 미로 분절을 따라가는 방법,[5] Fisch가 기술한 상반고리관의 청색선을 지표로 내측 60도를 이루는 선상에서 내이도를 찾는 방법,[6] Garcia-Ibanez가 기술한 대천추체신경과 상반고리관이 이루는 각을 이등분하는 선상에서 내이도를 찾는 방법,[7] Sanna가 기술한 상추체정맥동 부위에서 삭개를 시작하여 외측으로 향하는 방법이 있다.[8] 이외에 관골근 *zygomatic root* 이 측두골에 부착하는 부위에서 내측으로 18 mm 되는 중두개와 바닥을 드릴하여 추골두 *malleus head* 를 노

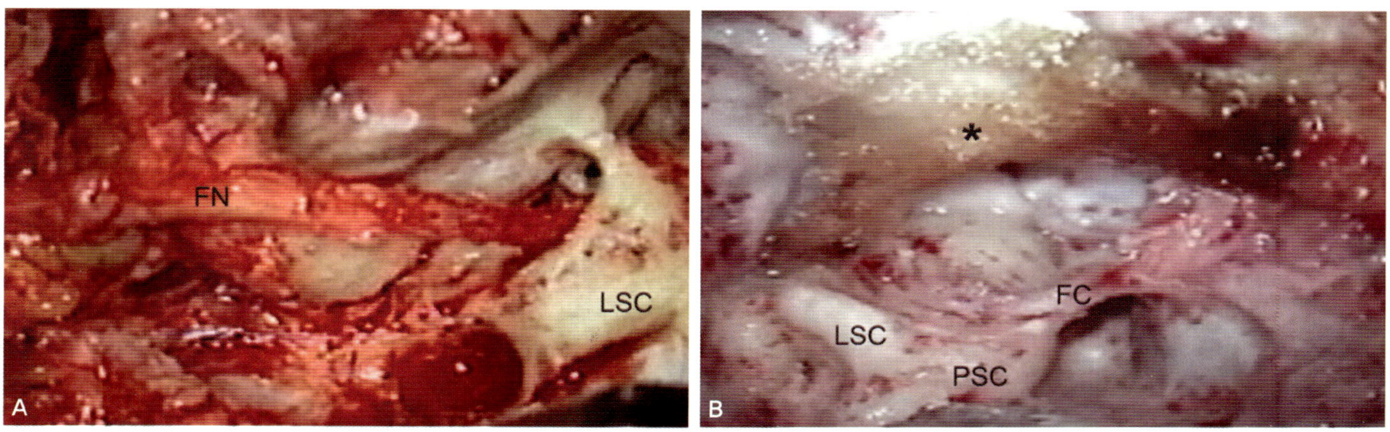

그림 18-2 Anterior rerouting of facial nerve. A. Short anterior rerouting, B. Long anterior rerouting

출시켜 전내측 23도 방향으로 약 7 mm 지점을 드릴하여 슬신경절을 찾는 방법,[9] 중뇌막동맥*middle meningeal artery*이 나오는 극공*foramen spinosum*을 이용하여 관골근에서 극공까지 이르는 선과 극공을 기준점으로 후내측 90도 가상선을 그어 추체연을 만나는 지점의 아래쪽을 드릴하여 찾는 방법도 소개되어 있다.[10]

이상의 방법으로 내이도의 상부를 찾고 나면, 전방과 후방으로 각각 넓게 확장하고 내이도를 덮는 뼈를 달걀껍질같이 얇게 남긴다. 내이도의 경막을 개방하고 내이도 축의 후방에서 경막 절개를 시행하여 뇌척수액을 배액한 뒤 수직릉*Bill's bar*과 안면신경의 미로 분절을 확인한다. 종양을 확인한 후 종양의 외측부터 안면신경과 와우신경에 물리적 손상이 가지 않도록 내이도의 내측에서 외측 방향으로 박리한다. 종양을 흡인기로 고정하며 세척*irrigation*을 충분히 하여 시야를 확보하고 종양과 신경이나 혈관 사이를 미세하게 분리하는 것이 유용하다.

경미로 접근법

경미로 접근법은 내이도 또는 소뇌 교각의 병변에 직접 접근할 수 있는 방법으로 안면신경 보존이 가장 용이한 접근법이다. 소뇌 교각에 발생한 2 cm 이상의 청신경종양의 경우 잔청의 보존이 어려우므로 경미로 접근법이 선호되며, 작은 크기일 경우에도 잔청이 없거나 사회적응청력*serviceable hearing* 이하인 경우 이용된다.[8] 종양이 와우나 전정을 침범한 경우 청력 보존이 어려우므로 경미로 접근법이 선호된다.[11]

경미로 접근법에서는 유양돌기절제술 및 미로절제술 후 내이도를 확인한다. 미로절제술 시 중요한 기준점을 남겨두고 제거해야 안면신경 손상을 방지할 수 있다. 후반고리관의 팽대부와 외반고리관의 하부 경계 부분을 제거할 때 외반고리관의 전벽을 남기고 절제하여 외측에 있는 안면신경을 보호한다. 내이도의 상부 경계는 상반고리관의 팽대부를 일부 남겨 상전정신경의 기준점으로 사용한다. 내이도의 하부 경계는 후반고리관 팽대부를 기준점으로 하여 일부 남기면서 제거한다(그림 18-4). 내이도를 270도 정도 노출하여 상하전정신경을 나누는 횡릉*transverse crest*을 확인한 뒤에 상반고리관의 팽대부를 제거한다. 이때 수직릉과 안면신경을 확인한다. 안면신경은 상팽대부신경*superior ampullary nerve*의 전상방 2 mm 부위에 위치한다.[12] 안면신경 근처를 조작할 때는 드릴의 회전축은 안면신경과 수직으로, 회전 방향을 안면신경에서 멀어지는 방향으로 해야 예측하지 못한 안면신경 손상을 방지할 수 있다. 내이도를 노출한 뒤 경막을 절개할 때 횡릉보다 하방에 절개선을 넣어 안면신경 손상을 예방한다. 안면신경을 박리할 때 내이도공*porus acusticus* 근처에서는 종양과 경막이 유착되

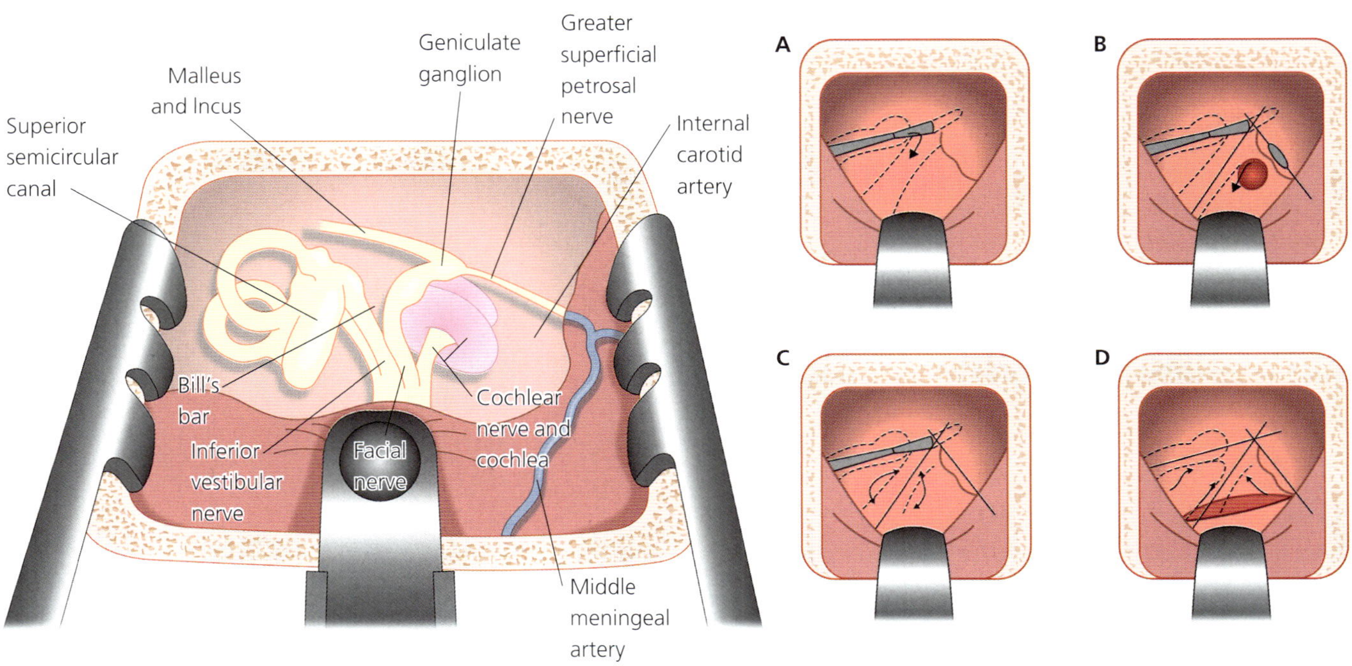

그림 18-3 Location of internal auditory canal in middle cranial fossa approach. A. House, B. Fisch, C. Garcia-Ibanez, D. Sanna

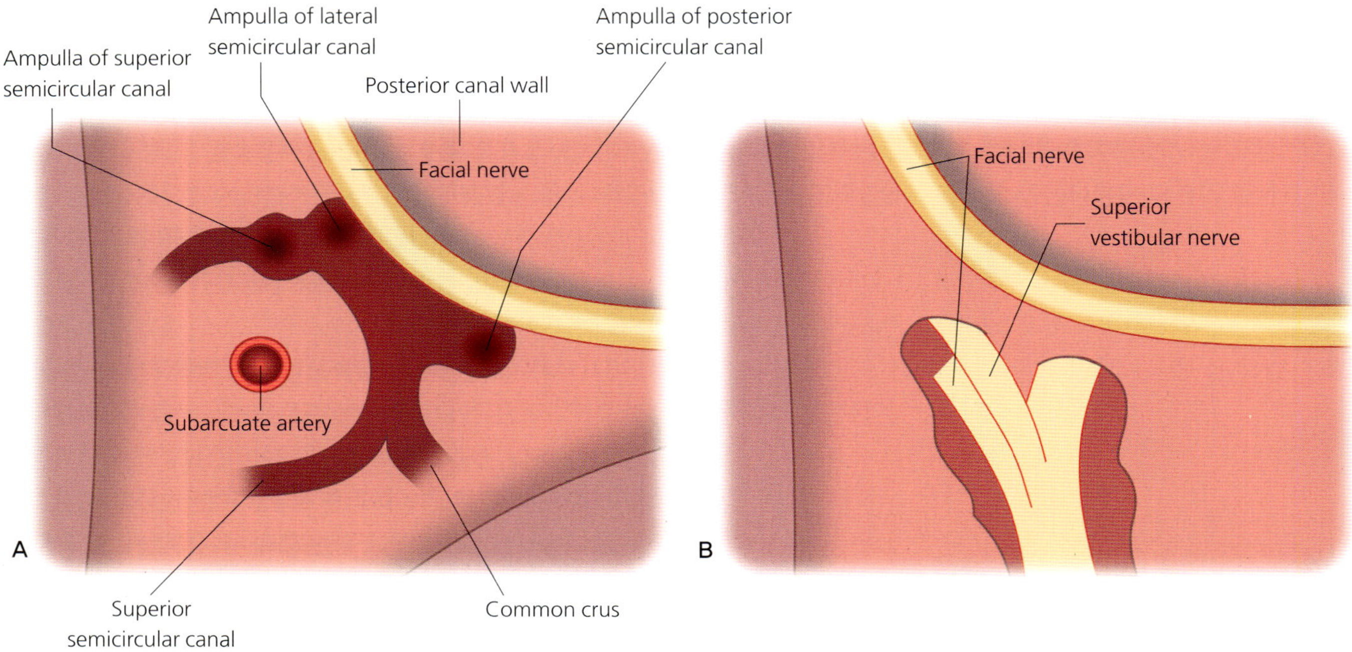

그림 18-4 Translabyrinthine approach. A. Labyrinthectomy has been performed and the vestibule has been opened. B. The superior and inferior vestibular nerves are transected to begin dissection of the tumor from the facial nerve.

어 있으므로 안면신경이 손상되지 않도록 특히 주의가 필요하다. 종양 제거 전에 안면신경을 먼저 확인해야 하고, 안면신경으로부터 완전히 박리하여 제거하기 위해서는 신경과 종양을 싸고 있는 지주막*arachnoid sheath*을 박리해야 한다.

경이 접근법

경이 접근법은 소뇌 교각을 넓게 노출하는 방법으로 전방으로 비교적 확장된 종양과 측두골 진주종의 일부, 안면마비가 없는 측두골 종양, 2.5 cm 이하의 전정신경초종 등을 제거할 때 이용된다. 안면신경 손상의 위험이 높은 전방 소뇌 교각을 노출시킬 수 있어 안면신경 손상의 위험이 적은 장점이 있다.

경이 접근법에서는 피판을 만들고 외이도를 결찰한 뒤 유양돌기절제술을 시행하는 추체아전절제술*subtotal petrosectomy* 후, 내측의 미로절제술과 와우절제술을 시행한다. 안면신경은 전정의 바로 외측에 존재하므로 전정을 드릴할 때 안면신경을 손상시키지 않도록 주의가 필요하다. 안면신경은 유양 분절부터 미로 분절까지 diamond burr를 이용하여 드릴하여 완전히 골격화하고 후두개와를 넓게 노출하는 것이 중요하다. 안면신경이 수술 시야 가운데에 교각을 형성하고 있으므로 불편한 각도에서 수술을 진행하게 되고, 따라서 후방부와 하방부의 수술 시 특히 주의해야 한다. 안면신경의 전방에서 드릴할 때 회전축에 의해 신경이 손상되거나 안면신경관 자체가 골절될 수 있으므로 주의하여야 하며, 이런 예기치 않은 손상을 방지하기 위하여 안면신경관을 충분한 두께로 보존하여야 한다. 내이도와 후두개와로 접근한 뒤 내이도 전상방을 덮고 있는 골조직을 제거하면 안면신경의 미로 분절을 노출시킬 수 있다. 안면신경의 미로 분절은 전정의 내측벽인 내이도저*meatal fundus*의 전상방 2 mm에서 확인할 수 있다. 경막을 절개하고 종양을 제거할 때 종양을 안면신경의 두개내분절로부터 분리해야 하는데, 두개내분절은 종양에 의한 압박으로 전내측으로 전위되어 있는 경우가 많으므로 주의가 필요하다(그림 18-5). 후방의 종양을 흡인기에 cottonoid를 덧대어 고정한 뒤 전방의 안면신경을 조심스럽게 양극소작기겸자 등을 이용하여 분리하는 방법이 안면신경 손상 가능성을 줄이는 데에 유리하다.[12] 안면신경을 얇게 골격화하지만 전위시키지 않기 때문에 안면신경을 해부학적으로 완전히 보존할 가능성이 높은 접근법이다.[13]

경와우 접근법

경와우 접근법은 1970년대 House와 Hitselberger가 경미로 접근법의 전방 확장으로 제시한 접근법으로 안면신경의 후방 전위를 통하여 전방부의 시야를 넓게 확보할 수 있어 뇌간이

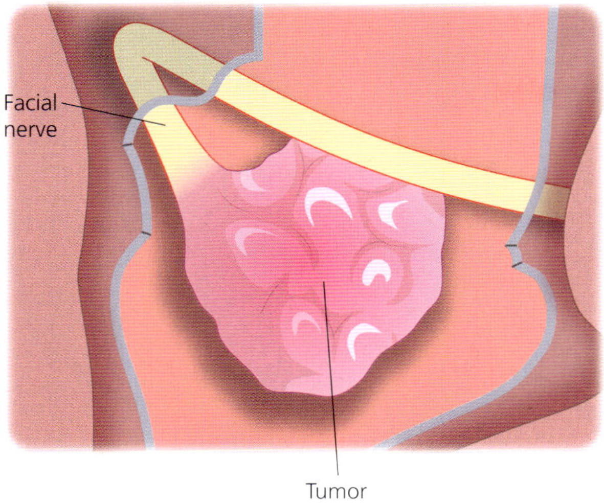

그림 18-5 Transotic approach

나 소뇌의 견인 없이 뇌간의 복측 병변에 접근할 수 있는 방법이다.[14] 초기의 방법과 달리 외이도와 중이 구조를 제거하여 추체골내 내경동맥 주위에 완전히 접근할 수 있고 사대 *clivus* 제거를 통해 추가적인 전방 접근도 가능하다(그림 18-6).

경이 접근법과 같이 안면신경을 경유골동부터 슬신경절까지 완전히 골격화하고 미로절제술을 진행하여 내이도를 확인한다. 뼈를 제거할 때 드릴은 diamond burr를 이용하여 신경 주행에 평행하게, 회전 방향은 신경에서 멀어지는 방향으로 작업한다. 달걀껍질같이 얇게 싼 안면신경관의 뼈를 제거하고 안면신경이 완전히 감압되면 미로 분절과 슬신경절은 180도, 고실 분절과 유양 분절은 270도가 개방될 수 있다. 이후 대천추체신경을 확인하여 슬신경절로부터 기시하는 부분에서 잘라주고 안면신경을 안면신경관에서 꺼낸다. 미로 분절과 슬신경절부터 angled pick으로 뼈에서 분리하기 시작하며 이후 고실 분절과 유양 분절 순서로 분리해낸다. 슬신경절 근처에서는 안면신경의 굵기가 가늘어지고 예각을 이루기 때문에 외력에 의한 손상에 취약하므로 특별히 주의가 필요하다. 유양 분절에서는 Beaver knife로 섬유성 혈관 조직을 조심스럽게 박리해야 한다. 안면신경의 전장이 움직일 수 있게 되면, 안면신경관으로부터 안면신경을 조심스럽게 꺼낸다. 이때 안면신경이 경유골동에 껴서 당겨지지 않도록 주의한다. 안면신경을 후방전위시킬 때는 내이도를 개방하지 말고 경막과 내이도 내용물도 함께 이동시켜 내이도내 분절을 보호할 수 있도록 한다. 안면신경의 후방전위를 마친 뒤 남은 안면신경관의 뼈는 rongeur를 이용하여 정리하고 안면신경은 S상정맥동과 경정맥구 사이 후두개와 경막 위에 섬유소풀로 고정하여 보존한다. 이 모든 과정에서 안면신경은 철저하게 보호하고 마르지 않도록 수분 공급을 지속해야 한다.

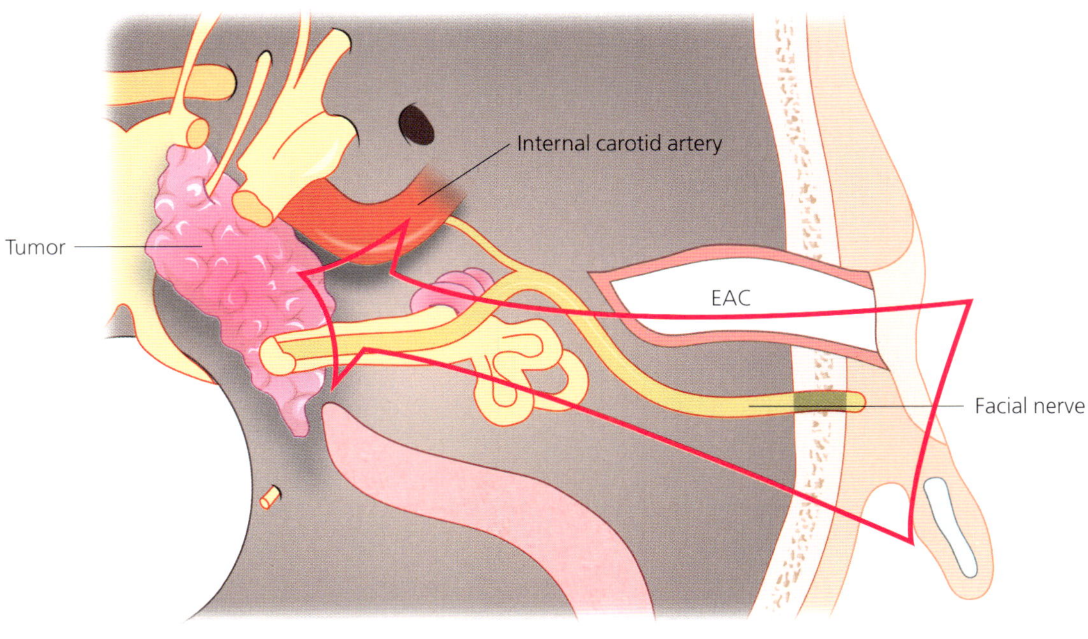

그림 18-6 Transcochlear approach

수술 후 슬신경절 주위 혈류 공급 감소가 불가피하므로 수술 직후 일시적인 안면마비가 발생한다. 수술 후 시간이 경과하면 60~67.5%의 환자에서 House-Brackmann grading scale III 이하로 호전된다는 보고가 있다.[15,16]

측두하와 접근법

측두하와 접근법은 외측으로 두개저에 접근하는 술식으로 측두개저의 종양을 제거하기 위해 보편적으로 사용되고 있다. 두개저를 넓게 노출할 수 있고, 경동맥을 노출하므로 수술 중 잘 보호할 수 있으며, 횡정맥동을 결찰하고 측두골내 안면신경을 전방으로 전위시켜 내측의 시야 확보를 용이하게 하여 종양을 제거할 수 있다.

측두하와 접근법은 후이개*postauricular*와 전이개*preauricular*로 나눌 수 있다. Fisch가 후이개 측두하와 접근법을 분류하였는데, 횡정맥동에서 하악골와와 추체첨부까지 노출하는 A형, 횡정맥동부터 추체첨부와 난원공 및 경동맥의 수평부까지 노출하는 B형, 측두하와와 안장옆*parasella* 및 비인강 부위를 노출시키는 C형으로 구분된다.[17] 전이개 유형은 전방부위 접근을 강조한 술식으로 전상돌기*anterior clinoid process* 주변의 종양을 적출하는 D형으로 분류되기도 한다.[18]

A형은 하고실*hypotympanum*, 유양동, 미로하부*infralabyrinthine area*, 하부 측두하와*posterior infratemporal fossa*, 경정맥구*jugular foramen*에 접근할 수 있고, 안면신경의 전방전위가 필요하다. 경정맥사구종, 뇌신경 신경초종이나 측두골 추체부의 진주종이나 콜레스테롤 육아종 등을 제거할 때 사용된다. B형은 안면신경을 전방전위시키지 않고 관골궁과 측두근을 아래쪽으로 전위시켜 측두개저 뼈를 제거하여 추체첨부, 사대, 상부 측두하와*superior infratemporal fossa*, 추체 경동맥까지 접근할 수 있어 추체첨부나 사대의 종양을 제거할 때 사용된다. C형은 B형에서 익돌판*pterygoid plate* 절단을 추가할 수 있어 전방으로 더 연장이 가능하며 안장*sellar turcica*주변, 비인강 외측벽과 반대측 후벽, 이관 주변과 상악동 후벽, 익구개와*pterygopalatine fossa*, 전상부 측두하와*anterosuperior infratemporal fossa*까지 접근할 수 있어 측두하와나 익구개와*pterygopalatine fossa*, 비인강이나 안장 주위 병변을 제거할 때 사용된다. D형은 전방부위의 접근을 강조하여 척삭종, 선천성 진주종, 혈관섬유종 등이 추체첨부, 사대의 중간부, 상부에 위치하여 경막외 접근법*extradural approach*을 시행할 때 적합한 술식이다. 각 유형별 자세한

표 18-1 Indications of infratemporal fossa approach *ITFA* type A, B, C and D

ITFA type A	Lesions of the jugular foramen Type C and D glomus jugulare tumors Lower cranial nerve schwannomas and meningiomas of the jugular foramen Lesions of the infralabyrinthine and apical compartment of the temporal bone Infralabyrinthine and some cases of apical cholesteatoma Lower clivus chordomas Jugular foramen lesions (paraganglioma, schwannoma, meningioma) Extensive deep lobe parotid tumors with temporal bone invasion Nasopharyngeal and paranasopharyngeal lesions Trigeminal nerve schwannoma with V3 extension inferior to foramen ovale Petrous carotid artery aneurysm or pseudoaneurysm Juvenile nasopharyngeal angiofibroma Petrous apex lesions (cholesterol granuloma, chondrosarcoma, chordoma, epidermoid cyst)
ITFA type B	Petrous apex lesions (petrous bone cholesteatoma of apical and infralabyrinthine types and cholesterol granuloma) Clivus lesions (chordoma, chondrosarcoma, and extensive glomus tumors invading the clivus) Other rare lesions involving the infratemporal fossa (choristomas of the Eustachian tube and giant-cell tumors of the petrous bone)
ITFA type C	Skull base lesions involving the infratemporal fossa, the pterygopalatine fossa, the parasellar region, and the nasopharynx Pathologies on the neighboring regions surrounding the nasopharynx (advanced nasopharyngeal angiofibroma or radiotherapy-failed nasopharyngeal carcinoma)
ITFA type D	Tumors that originate in the infratemporal fossa Intracranial tumors that originate at the anterior aspect of the temporal bone, or greater wing of the sphenoid bone, and that extend into the infratemporal fossa

적응증은 다음 표 18-1과 같다.

수술은 우선 피부 절개 후 피판을 만들고 외이도를 절단하고 폐쇄하며 시작한다. 이하선 내에서 안면신경의 주가지 *main trunk*를 찾고 그 분지들을 충분히 노출시켜서 안면신경을 전방전위시킬 수 있도록 준비한다. 흉쇄유돌근과 골막을 유양돌기 첨부에서 분리하고 완전한 유양돌기절제술을 포함하여 추체아전절제술을 시행하며 안면신경의 고실 분절을 찾는다. 이복능 *digastric ridge* 전상방에서 경유돌공을 확인하여 슬신경절부터 경유돌공까지 안면신경관을 골격화한다. 안면신경관을 모두 노출시키면 미로 분절과 슬신경절은 180도, 고실 분절과 유양 분절은 270도가 개방되도록 뼈를 제거한다. 안면신경의 전방전위를 시행할 때 안면신경의 손상을 줄이기 위해서는 안면신경관을 가능한 많이 제거하는 것이 중요하다.[12]

안면신경의 전방전위는 슬신경절에서 경유골동까지 전부를 전위시키는 방법, 제2슬부에서 경유골동까지 전위시키는 방법, 안면신경관 전장의 내측 골부를 남기는 안면신경교상술 *facial ridge technique*의 세 가지로 구분할 수 있다. 그러나 안면신경의 영구적 전방전위는 안면신경의 부전마비 *facial paresis*나 연합운동 *synkinesis*을 초래할 수 있으므로 가능하면 최소한의 전방전위가 바람직하다. 신경관에서 안면신경을 꺼낼 때 유양 분절부터 들어 올리기 시작하여 제2슬부까지 들어 올리고 안면신경을 보호하면서 주변 혈관들을 정리한다. 유양돌기 첨부를 경유골동의 외측으로 제거한 뒤 이하선을 견인하면 안면신경 주가지가 박리된다. 경유골동 주위의 골막은 안면신경과 강하게 부착되어 있으므로 주변의 연조직을 분리하지 말고 부착된 연조직과 함께 박리하여 들어 올려야 안면신경을 보호할 수 있다. 안면신경의 전방전위로 인한 일시적인 안면마비는 거의 정상으로 회복될 수 있다.

V. 안면신경 재건술

수술 중 안면신경의 손상을 발견하였다면 안면신경 재건술을 바로 시행할 수 있다. 긴장이 없고 신경의 손실이 없다면 단단문합술이 가장 좋은 방법이 되며, 신경외막봉합법 *epineural repair*과 신경다발막봉합법 *perineural repair*을 이용할 수 있다. 문합부의 긴장이 있거나, 절단된 각 말단부 사의의 간격이 2 cm 이상인 경우에는 신경이식술이 필요할 수 있다. 신경이식은 대이개신경 *greater auricular nerve*, 비복신경 *sural nerve*, C3 및 C4 경신경총 *cervical plexus*, 외측대퇴피부신경 *lateral femoral cutaneous nerve* 등이 이용될 수 있다.[19] 두개저 수술 중에는 조심스러운 수술적 접근에도 불구하고 의도하지 않게 안면신경을 희생하게 되는 경우가 발생할 수 있으며, 측두골 아전절제술 *subtotal temporal bone resection*, 측두골전절제술 *total temporal bone resection* 등에서 안면신경을 희생해야 하는 경우도 있다. 이 경우 절단의 근위부에 신경이식에 이용할 안면신경분지가 없는 경우에는 반대측 안면신경분지를 이용하여 피하터널을 만들어 이식하는 안면횡단 신경이식 *cross-face nerve graft*[20] 또는 동측 설하신경에 단측문합을 하는 설하신경 전이 *hypoglossal-facial nerve crossover*가 이용되기도 한다.[21] 설하신경 대신 척수부신경 *spinal accessory nerve*이나 가로막신경 *phrenic nerve*이 이용될 수도 있다. 각 재건술의 자세한 술식은 다음 장에서 상세히 다루게 될 것이다.

VI. 결론

두개저 수술 후 안면마비는 흔하게 발생할 수 있으나, 적절한 접근법과 술식으로 그 발생을 최소화할 수 있다. 우선 안면신경과의 접촉을 최소화하고, 안면신경을 압박하고 있다면 적절한 감압술을 시행하며, 안면신경을 조작해야만 하는 경우에는 본문에서 기술한 대로 조심스럽게 안면신경을 전방 혹은 후방으로 전위시켜 수술 시야를 확보할 수 있다. 안면신경의 절단 등 직접적인 손상이 발생하지 않았다면 일시적 마비로 회복될 수 있으나, 불가피한 경우 상황에 맞는 재건술이 필요할 수 있음을 염두에 두어야 한다.

Reference

1. Russo A, Piccirillo E, De Donato G, Agarwal M, Sanna M. Anterior and Posterior Facial Nerve Rerouting: A Comparative Study. Skull Base. 2003;13(3):123-30.
2. Moe KS, Li D, Linder TE, Schmid S, Fisch U. An update on the surgical treatment of temporal bone paraganglioma Skull Base Surg. 1999;9(3):185-94.
3. Selesnick SH, Abraham MT, Carew JF. Rerouting of the intratemporal facial nerve: an analysis of the literature. Am J Otol. 1996;17(5):793-805.
4. Yi JS, Lim HW, Chang YS, Choi SH, Cho YS, Chung JW. Results of anterior facial nerve rerouting procedures for

removing skull base tumors. Ann Otol Rhinol Laryngol. 2014;123(2):141-7.

5. House WF. Surgical exposure of the internal auditory canal and its contents through the middle, cranial fossa. Laryngoscope. 1961;71:1363-85.
6. Fisch U. Transtemporal surgery of the internal auditory canal. Report of 92 cases, technique, indications and results. Adv Otorhinolaryngol. 1970;17:203-40.
7. Garcia-Ibanez E, Garcia-Ibanez JL. Middle fossa vestibular neurectomy: a report of 373 cases. Otolaryngol Head Neck Surg. 1980;88(4):486-90.
8. Sanna M SE, Khrais T, Mancini F, Piazza P, Russo A, Taibah A. Atlas of microsurgery of the lateral skull base. Stuttgart: Thieme Medical Publishers; 2008.
9. Lee HK, Lee WS. Microsurgical anatomy of the perigeniculate ganglion area as seen from the middle cranial fossa approach. Ann Otol Rhinol Laryngol. 2003;112(6):531-3.
10. Lee HK, Kim IS, Lee WS. New method of identifying the internal auditory canal as seen from the middle cranial fossa approach. Ann Otol Rhinol Laryngol. 2006;115(6):457-60.
11. Arriaga MA, Lin J. Translabyrinthine approach: indications, techniques, and results. Otolaryngol Clin North Am. 2012;45(2):399-415, ix.
12. Fisch U MD. Microsurgery of the skull base. New York: Thieme Medical Publishers; 1988.
13. Chen JM, Fisch U. The transotic approach in acoustic neuroma surgery. J Otolaryngol. 1993;22(5):331-6.
14. House WF, Hitselberger WE. The transcochlear approach to the skull base. Arch Otolaryngol. 1976;102(6):334-42.
15. Sanna M, Mazzoni A, Saleh E, Taibah A, Mancini F. The system of the modified transcochlear approach: a lateral avenue to the central skull base. The Am J Otol. 1998;19(1):88-97; discussion -8.
16. Angeli SI, De la Cruz A, Hitselberger W. The transcochlear approach revisited. Otol Neurotol. 2001;22(5):690-5.
17. Fisch U. Infratemporal fossa approach to tumours of the temporal bone and base of the skull. J Laryngol Otol. 1978;92(11):949-67.
18. Wetmore SJ, Suen JY, Snyderman NL. Preauricular approach to infratemporal fossa. Head Neck Surg. 1986;9(2):93-103.
19. Koshima I, Nanba Y, Tsutsui T, Takahashi Y, Itoh S. New one-stage nerve pedicle grafting technique using the great auricular nerve for reconstruction of facial nerve defects. J Reconstr Microsurg. 2004;20(5):357-61.
20. Galli SK, Valaur i F, Komisar A. Facial reanimation by cross-facial nerve grafting: report of five cases. Ear Nose Throat J. 2002;81(1):25-9.
21. Manni JJ, Beurskens CH, van de Velde C, Stokroos RJ. Reanimation of the paralyzed face by indirect hypoglossal-facial nerve anastomosis. Am J Surg. 2001;182(3):268-73.

CHAPTER

19 Nerve repair and nerve substitution technique

연세의대 문인석

I. 서론

안면신경의 일부 또는 전체가 절제되거나 손상을 받은 경우, 안면신경을 재건하기 위해 가능한 모든 노력을 기울여야 하는데, 안면신경 재건 방법은 여러 가지 상황을 고려하여 선택해야 한다. 절제된 안면신경의 양 끝이 장력 없이 봉합되는 경우에는 단단 문합술*end-to-end re-approximation*이 가장 이상적이고 좋은 재건 방법이지만, 장력이 크게 발생한다면 직접 봉합하기보다는 신경 이식술*nerve graft*을 시행하는 것이 향후 안면기능 회복에 더 유리하다.[1,2]

재건 수술이나 신경 이식술이 필요한 안면신경 손상은 의인성 손상*iatrogenic injury*에 의한 경우가 가장 많은데 이하선을 침범한 악성 종양으로 인한 근치적 이하선 절제술*Radical parotidectomy*로 인한 경우나 소뇌 교각 종양 제거술*cerebello-pontine angle tumor surgery* 후 발생하는 안면신경의 손상이 가장 흔한 경우이다. 그 외에도 중이 수술*middle ear surgery*이나 미용성형 수술*cosmetic surgery* 등에 동반되어 발생할 수 있다. 또한 빈도는 낮지만 외상이나 질병에 의한 경우에도 재건술이나 신경 이식술이 필요할 수 있다.[3~6]

안면신경 재건술 및 신경 이식술은 손상 여부, 손상시기, 손상부위, 그리고 손상 정도에 따라서 다양한 방법이 선택될 수 있다. 예를 들어, 소뇌 교각 종양 제거술*cerebellopontine angle tumor surgery* 후 발생한 안면마비의 경우 안면신경의 손상 여부가 불확실하고 안면신경 기능이 유지될 가능성이 있다면, 6개월에서 12개월가량 경과를 지켜본 후 수술 여부를 결정할 수 있다. 그러나 근치적 이하선 절제술 후 안면신경 손상이 명확한 경우에는 즉시 신경 이식술을 시행하는 것이 좋다.

손상된 안면신경의 근위부 및 원위부 손상, 손상시기에 따라서 안면신경 단단 문합술이나 신경 이식술이 불가능한 경우도 있는데, 그 이유는 손상 후 30일 이내에 안면신경의 근위부와 원위부를 연결해줘야 좋은 결과를 얻을 수 있기 때문이다. 근위부 안면신경을 이용할 수 없거나, 손상 후 1개월 이상이 경과했다면 신경 전위술*nerve transposition*을 시행하는 것이 좋다. 이 장에서는 직접 신경 문합술*direct nerve anastomosis*과 신경 이식술*nerve grafting*, 신경 전위술*nerve transposition*에 대해 알아보기로 한다.[5~7]

II. 본론

직접 신경 문합술 direct nerve anastomosis

안면신경이 절단된 경우, 측두골외*extratemporal*에서 발생한 5 mm 이하의 절단은 장력 없이 직접 봉합을 시행할 수 있으며, 수술 후 가장 좋은 결과를 얻을 수 있다. 그러나 측두골 내*intratemporal*에서 발생한 절단의 경우 신경의 가동성 범위가 매우 적다. 또한 봉합전 양 단면을 절제하여 접합면을 균일하고 깨끗하게 만들어야 하는데 절제 후 신경 근위부와 원위부의 간극*gap*은 원래의 간극보다 더 커지게 된다. 절단면이 불규칙하거나 압축 손상*crushing injury* 등이 발생한 경우는 이 간극이 심화되어 단단 문합 시 더 큰 장력을 초래할 수 있다.[4~6] 그러므로 직접 단단 문합을 결정하기 전, 현재의 손상간극뿐 아니라, 손상이 일어난 곳, 그리고 절단면의 손상 상태나 정도를 잘 관찰하여 예상되는 간극에 따라 신중하게 결정해야 한다.

일반적으로 신경 문합술은 현미경 시야에서 미세수술기구를 이용하여 수술을 진행한다. 기구는 직선 또는 곡선형 쥬얼러 포셉*jeweler's forcep*과 Castroviejo needle holder를 사용하며, 비흡수성 단사 nylon 9-0, 10-0를 이용하여 봉합한다. 먼저, 신경 말단부에서 신경조직 외 기타 연조직을 조심스럽게 제거한다. 이후 새 면도날 *fresh razor blade* 또는 미세수술가위 *microscissors* 를 이용하여 신경 말단을 짓누르지 않고 절제하여 깨끗한 단면을 만든다. 일반적으로 면도날을 이용하는 것이 칼 *scalpel blade* 이나 가위를 이용한 것보다 신경을 짓누르지 않고 깨끗하게 절제할 수 있다. 이후 현미경하에서 미세수술기구를 이용해 준비된 신경을 비흡수성 단사 nylon 10-0으로 신경외막 *epineurium* 끼리 4~6바늘 정도 봉합한다. 봉합을 시행할 때 바늘은 신경다발 *nerve fascicle* 을 손상하지 않기 위해 신경외막만을 통과해야 한다(그림 19-1). 여러 문헌에서 신경다발막 *perineurium* 끼리 직접 봉합하는 것을 권장하기도 하지만, 숙련된 술자의 경우에도 신경다발막끼리 봉합하는 것은 매우 어려우며 비숙련자의 시도는 오히려 신경 손상을 더 일으킬 수 있다. 신경외막을 봉합하는 것으로도 신경 접합은 충분하다. 봉합 횟수는 안면신경 줄기의 경우 4~6바늘 정도의 단순 봉합으로도 충분히 접합될 수 있다. 그러나 신경 굵기가 다르거나 신경 문합이 불충분한 경우에는 충분한 접합을 위해 몇 바늘의 추가 봉합이 필요할 수 있다. 안면신경 말단 분지일 경우엔 굵기에 따라 2바늘 정도의 봉합만으로도 가능하다.

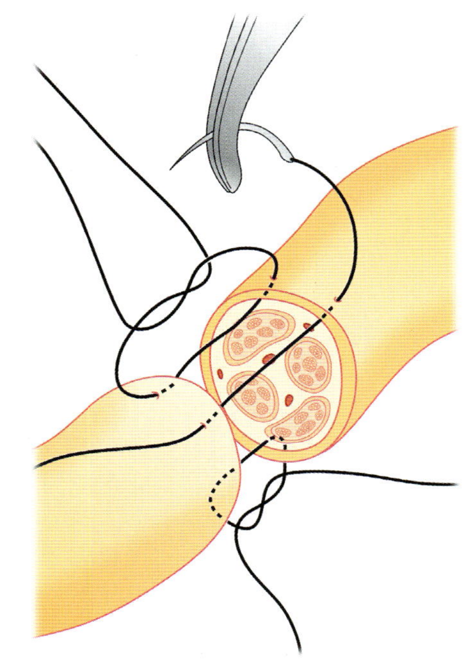

그림 19-1 Suture of epineurium

신경 이식술 nerve grafting

안면신경에 0.5~1 cm 이상의 결손이 있을 경우에 직접 단단문합을 시도할 경우 과도한 장력이 발생하게 되고 좋은 예후를 기대하기 어렵다. 이러한 경우 손상된 안면신경을 재건하는 데 가장 많이 이용하는 방법이 신경 이식 또는 치환술 *cable graft or interpositional nerve graft* 이다. 신경 이식술 시 공여신경 *donor nerve* 으로 대이개신경 *greater auricular nerve*, 비복신경 *sural nerve*, 내측 전완 피부신경 *medial antebrachial cutaneous nerve*, 목신경얼기 *cervical plexus* 를 사용할 수 있다. 공여신경에 대한 선택은 손상된 부위, 필요한 이식편 길이, 안면신경 분지 *facial nerve branch* 문합 여부, 공여부의 상태 등에 따라 달라질 수 있다.

서론에서 기술한 대로 안면신경 이식을 해야 하는 가장 흔한 상황은 근치적 이하선 절제술로 안면신경이 손상된 경우인데, 이 경우는 이하선 내에 위치한 안면신경이 이미 분지를 이룬 상태이므로 안면신경 줄기 *facial nerve trunk* 만 손상되기보다는 안면신경 분지들까지 손상된 경우가 많다. 안면신경 줄기만 손상된 경우에는 신경 이식편을 손상된 안면신경의 원위부와 근위부에 각각 문합하면 되지만, 분지들이 손상된 경우에는 신경 이식편을 몇 개의 갈래로 나누어 각각의 분지들과 문합하는 과정이 필요하다.[2]

1) 대이개신경 greater auricular nerve 채취

대이개신경은 이비인후과 의사들에게 익숙한 구조이며 이하선 근치절제술 시 동일한 수술 범위에서 비교적 쉽게 이식편을 얻을 수 있는 장점이 있다. 환자에 따라 다양하지만 대개의 경우에서 안면신경과 굵기가 비슷하고, 신경다발 패턴이 안면신경과 유사한 장점이 있어 널리 이용되고 있다. 그러나 최대 10 cm 이상의 길이를 확보하기는 어렵고 여러 개의 분지로 나누기는 매우 어려워서 말초의 여러 분지가 손상된 경우 사용이 어려운 단점이 있다.

대이개신경은 흉쇄유돌근 중간 위치의 후방경계부터 흉쇄유돌근을 따라 비스듬히 귀를 향해 올라간다. 이하선 절제술을 위해 변형 안면거상 절개법 *modified facelift incision* 을 이미 시행한 경우나 경부곽청술을 위한 절개술을 시행한 경우는 추가적인 절개 없이 피하조직에서 대이개신경을 발견할 수 있다. 그러나 다른 절개 없이 대이개신경만 채취하고자 한다면, 상경부 *upper neck* 에 작은 절개선이 필요하다. 유양돌기 *mastoid tip* 와 하악각 *angle of the mandible* 을 잇는 선 중간에서 수직으로 가상의 선을 긋고, 이 가상의 선이 흉쇄유돌근과 교차하는 지점에서 피부 주름을 따라 수평으로 절개를 한다. 흉쇄유돌근을 따라 아래쪽으로 박리하면 피하조직에서 대이개신경을 발견할 수 있다(그림 19-2A).

2) 비복신경 sural nerve 채취

비복신경은 대이개신경과 함께 신경 이식에 가장 많이 이용되는 신경이다. 지배하는 감각 영역이 작고 합병증이 적어 신경 이식 외 신경 생검 등에도 비복신경이 자주 사용된다. 비복신경은 슬와 *popliteal fossa* 에 있는 분지들까지 박리할 경우, 40 cm까지 이식편 길이를 얻을 수 있다. 또한, 비복신경의 말초 부위는 많은 분지들이 있어 안면신경 분지를 재건하는 데 유용하다. 따라서, 안면신경 이식을 위해 10 cm 이상의 이식편이 필요한 경우, 또는 여러 안면신경 분지를 재건해야 하는 경우 대이개신경보다 비복신경 이식을 고려해야 한다.

비복신경은 외측 복사뼈 *lateral malleolus* 와 아킬레스건 사이에 위치하고 있으며, 소복재정맥 *lesser saphenous vein* 을 따라 주행한다. 비복신경을 채취하기 위해서는 우선 넓적다리에 압박대 *tourniquet* 를 감고, 외측 복사 바로 뒤에 절개를 넣는다. 신경의 주행 방향으로 수직 절개를 할 경우는 하나의 절개만으로 신경채취가 가능하지만 창상이 커지는 단점이 있다. 신경 주행에 직각으로 약 1~1.5 cm 정도의 수평 절개를 신경 주행을 따라서 여러 개 넣어 신경이 적절하게 노출시키고 신경을 채취할 수도 있다(그림 19-2B). 신경을 채취하는 과정에서 불필요한 조직들은 가능한 모두 제거하며, 신경 이식 바로 직전에 신경을 채취하도록 한다. 신경의 허혈 *devascularization* 시간을 최소화하고 필요한 신경의 길이만큼만 채취함으로써 공여부의 장애 *morbidity* 를 최소화하기 위해서이다. 신경을 채취하는 전 과정에서 신경이 당겨지거나 장력이 가해지지 않도록 주의한다. 비복신경을 채취하기 위한 위 과정은 안면신경과 수술 부위가 서로 다르므로, 안면과 다리 두 부분에 대한 서로 다른 두 팀의 동시 수술 진행이 가능하다.

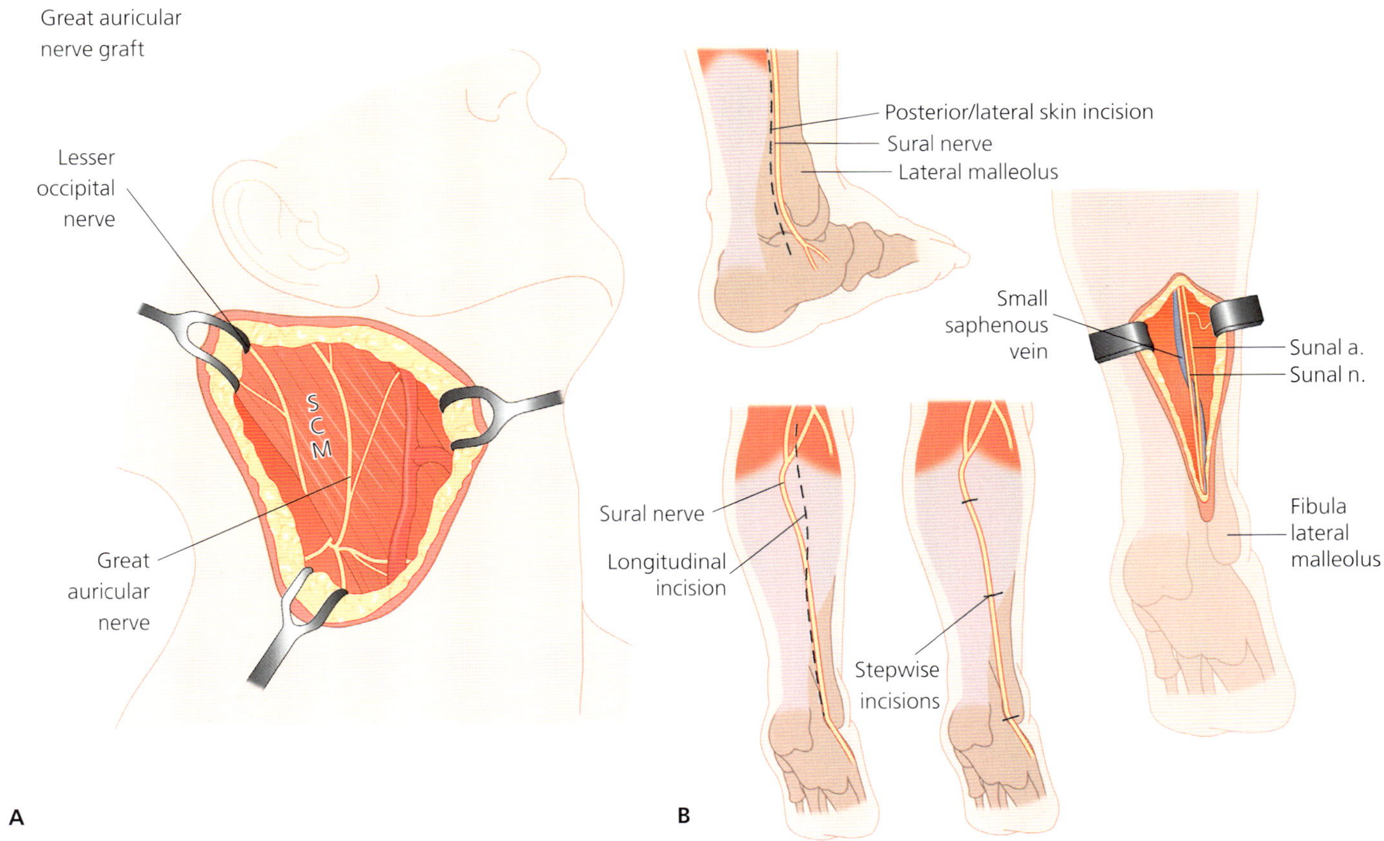

그림 19-2 A. Identification of greater auricular nerve. B. Identification of sural nerve

3) 수술 술기

신경 이식술에서 신경을 봉합하는 과정은 직접 신경 문합술의 일반적인 과정과 같다. 가장 흔한 경우인 이하선 근치 제거술 후에 발생하는 이식수술의 경우 말초 부위가 여러 분지로 나눠진 후에 결손이 발생하는 경우가 흔하므로 대이개신경 또는 비복신경 등의 공여 신경의 한쪽 부분을 여러 갈래로 분지한 뒤에 문합술을 시행한다(그림 19-3C). 또한, 공여 신경인 대이개신경이나 비복신경의 이식편 원위부가 안면신경 근위부로, 이식편 근위부가 안면신경 원위부로 위치하여 봉합되도록 한다. 신경 문합이 완료되면 전체 모양은 약간 늘어진 S자 모양이 될 정도로 길이에 약 1 cm 정도의 여유가 있어야 한다(그림 19-3D). 전체 수술 과정 중 신경 이식편이 마르지 않도록 주의해야 하며, 수술 후 배액관을 거치할 경우 이식된 신경 가까이 위치하지 않도록 주의한다.

4) 증례

16세 여자환자가 이하선 종물을 주소로 내원하였다. 세침흡인생검 검사상 편평상피세포암으로 진단되었고, 술 전 검사상 종양이 이미 안면신경을 침범한 것으로 사료되어 근치적 이하선 절제술을 계획하였다(그림 19-3A). 유양돌기 삭개술과 측두골내의 안면신경 상태를 확인하여 암세포의 침윤이 의심되는 곳보다 근위부에서 신경을 절단하고 frozen biopsy를 시행한 뒤 암세포의 침윤이 남아 있지 않는 것을 확인 후(그림 19-3B), 비복신경을 이용하여 안면신경을 재건하였다(그림 19-3C, D).

신경 전위술 nerve transposition

안면신경 재건을 위해서는 일반적으로 절제된 안면신경의 근위부와 원위부를 직접 또는 신경이식을 통해서 연결해주는 방법이 선호된다. 그러나 여러 가지 이유로 안면신경 근위부를 이용할 수 없는 경우가 발생하면, 다른 가능한 방법을 모색해야 한다. 그중 한 가지 방법이 신경 전위술 *nerve transposition* 이다. 몇 가지 뇌신경이 신경 전위술에 이용되었는데, 그중 설하신경 *hypoglossal nerve* 이 가장 선호된다. 왜냐하면, 안면신경과 설하신경은 해부학적, 기능적으로 관계가 있으며, 두 신경은 뇌간에서 비슷한 신경세포군에서 기원하며, 삼차신경 *trigeminal nerve* 자극에 대해 비슷한 반사를 공유하고 있다. 또한, 설하신경은 안면신경과 해부학적으로 가까운 위치에 있으며, 척수부신경 *spinal accessory nerve*, 횡격막신경 *phrenic nerve* 등 다른 신경을 절제했을 때보다 비교적 경증의 장애를 초래한다. 그럼에도 불구하고 설하신경을 이용한 신경 전위술 역시 동측 혀의 근위축이나 운동 장애가 발생하는 단점이 있다. 또한, 직접 신경 문합이나 신경 이식술 후에는 자발적 감정 표현의 안면 움직임이 가능한 데 반해, 신경 전위술은 수술 후 자발적 감정 표현능력이 감소한다. 이 장에서는 신경 전위술 중 가장 널리 이용되는 설하-안면신경 문합술 *hypoglossal-facial nerve anastomosis* 의 여러 수술 방법에 대해 소개하였다.[8]

1) 직접 문합 end-to-end anastomosis

설하-안면신경 문합 *hypoglossal-facial nerve anastomosis* 의 가장 고전적인 방법은 설하신경의 근위부와 안면신경의 원위부를 직접 문합하는 방법이다. 이 방법은 설하신경의 모든 신경다발을 안면운동 회복에 이용한다는 장점이 있으나, 동측 혀의 근육 위축과 운동 장애가 불가피하다는 단점이 있다.

수술을 위한 절개는 일반적으로 변형 안면거상 절개 또는 이하선 수술을 위한 절개를 설골 *hyoid bone* 부위까지 아래쪽으로 연장한다. 이하선을 노출하고 박리하여 안면신경 줄기 부위를 찾는다. 후이복근 *posterior belly of digastric muscle* 을 노출한 후, 힘줄 바로 안쪽에서 설하신경을 찾아 박리한다. 이때 설하신경의 가동범위를 늘리기 위해 설하고리 *ansa hypoglossi* 를 절제할 수 있다. 이후 설하신경을 가능한 가장 원위부 쪽에서 절제하여 충분한 길이를 확보한다. 절제된 설하신경을 문합하고자 하는 안면신경의 extratemporal trunk 근처로 이동하고, 신경 접합을 위해 절제된 신경 말단부를 깨끗하게 정리한다. 설하신경 근위부와 안면신경 trunk의 신경외막끼리 비흡수성 단사를 이용해 4~8바늘 봉합한다(그림 19-4A).

2) 측면-말단 문합 end-to-side anastomosis

설하신경을 모두 절제하여 발생하는 합병증을 줄이고자, 설하신경을 가능한 보존하는 방법으로 개발된 문합 방법이다. 설하신경을 찾아 박리하는 과정까지는 직접 문합과 같은 방법으로 수술을 진행한다. 이후 설하신경을 절제하지 않고, 신경에 비스듬히 절개를 넣어 신경외막 창 *epineurial window* 를 만들어 약 30% 정도의 신경다발들이 노출되도록 한다. 절제된 안면신경 원위부를 설하신경의 신경외막 창으로 옮겨온 후, 신경외막 창 절개 부위에서 설하신경의 근위부 쪽으로 안면신경을 봉합하여 고정한다(그림 19-4B).[9~13]

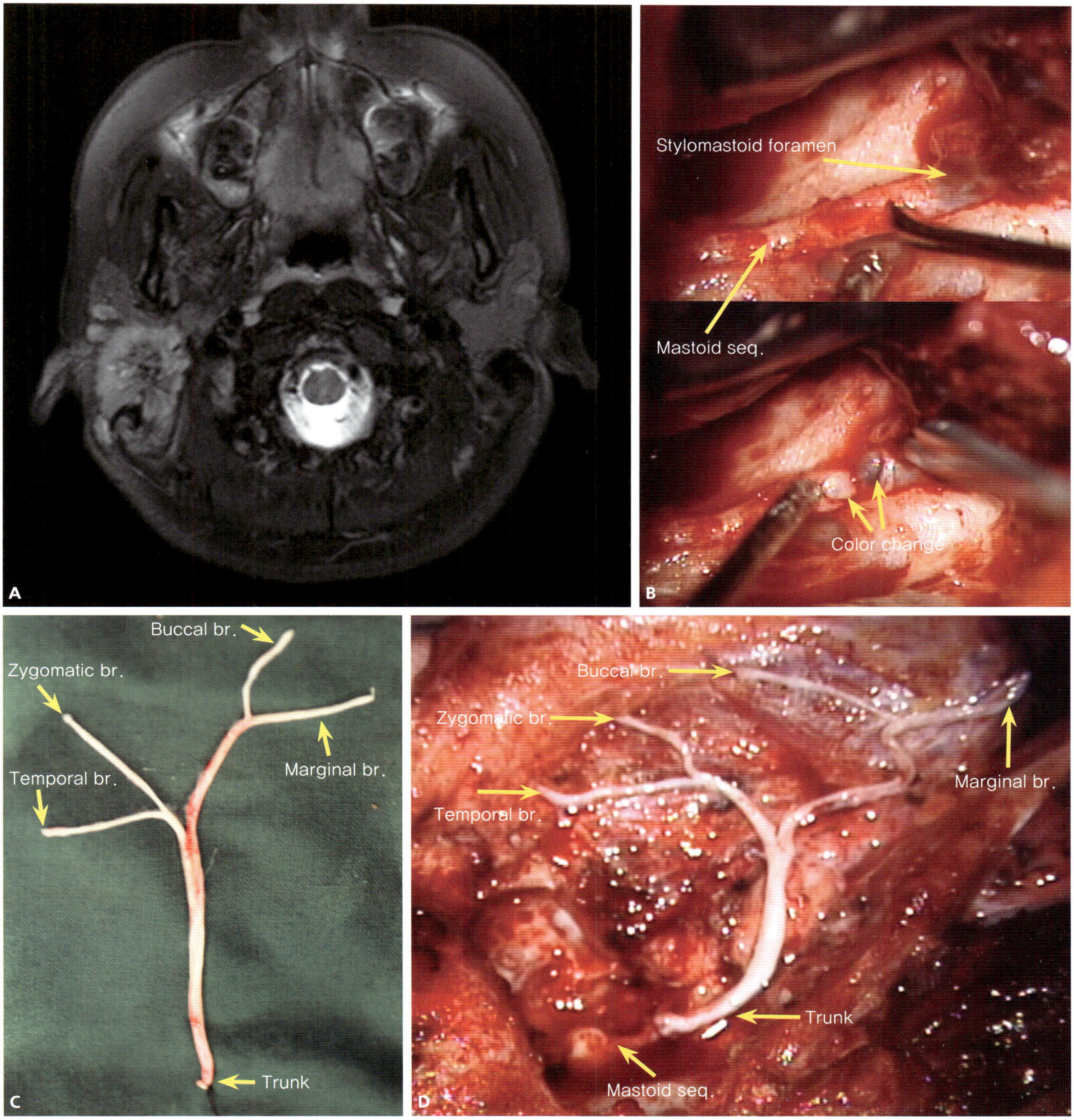

그림 19-3 A. MRI showed that tumor invaded facial nerve from stylomastoid foramen to branches. B. Intratemporal facial nerve was traced and was cut to remove whole the cancer cells. C. Dividing of harvested Sural nerve. D. Nerve graft was done between trunk stump and peripheral branches

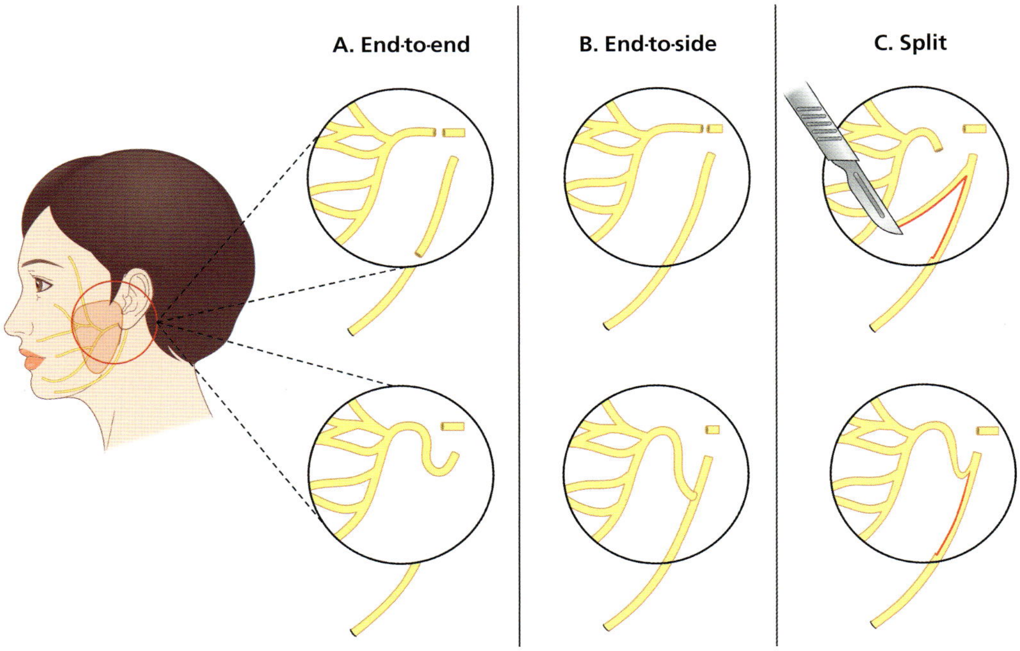

그림 19-4 Scheme of three types of hypoglossal-facial nerve anastomosis

이 방법을 사용하는 경우에는 설하신경을 이동시키지 않고 제자리에 둔 채로 수술하기 때문에 안면신경의 이동거리가 길어진다. 그러므로 유양돌기내 안면신경관에 위치한 안면신경을 안면신경관 밖으로 이동시킨 후 아래쪽으로 전위시켜야 가능한 술식이다. 만약, 안면신경 원위부의 길이가 충분하지 않다면, 대이개신경 등 이식편을 추가로 채취해 안면신경과 설하신경 사이를 연결*jump graft* 해줄 수 있다.

3) 분할 문합 split anastomosis

안면신경 원위부의 길이가 충분하지 않을 때, 다른 이식편을 사용하지 않고 또 설하신경기능을 최대한 보존하면서 설하신경과 안면신경을 문합하는 방법이다. 설하신경을 찾아 박리하는 과정까지는 위 방법들과 동일하다. 이후 설하신경을 완전히 절제하지 않고, 설하신경의 말단부 쪽에서 단면의 절반 정도만 절제한다. 절제된 단면을 따라 설하신경의 주행과 평행하게 세로로 절개를 하여 설하신경의 반을 분지로 만들어준다. 설하신경 분지를 안면신경 원위부와 문합해주고, 설하신경의 나머지 반은 그대로 설하신경의 주행을 유지하도록 한다(그림 19-4C).[10,14]

증례

소뇌 교각 종양의 수술 후 발생한 안면마비를 주소로 환자들이 내원한 경우들이다. 수술 시 안면신경을 해부학적으로 보존하였으나 1년간의 추적관찰에도 안면기능의 회복이 되지 않거나, 수술 시 소뇌 교각의 근위부에서 손상을 받아서 근위부 안면신경에 직접 접합이 불가능한 경우 설하신경을 이용하여 전위한다. 그림 19-5와 그림 19-6에서는 설하신경 전위술의 3가지 경우와 각 수술 방법에 따라 수술 후 안면기능 회복 정도, 그리고 혀의 근위축 및 운동 장애 정도를 볼 수 있다.

Ⅲ. 결론

안면신경 재건 수술은 안면신경이 직접 손상된 경우 가장 우선으로 고려되어야 하는 치료법 중 하나이다. 그러나 상황에 따라 적합한 방법이 다를 수 있으므로, 다양한 안면신경 재건 수술 방법과 술기를 익혀놓는 것이 중요하다. 또한, 이식편 채취를 위해 익숙하지 않은 부위를 수술할 때는 두경부외과나 성형외과 의사들의 도움이 필요할 수 있으므로, 다른 전문분야의 의사들과 협력하여 최선의 결과를 이끌어낼 스 있도록 노력해야 한다.[14~16]

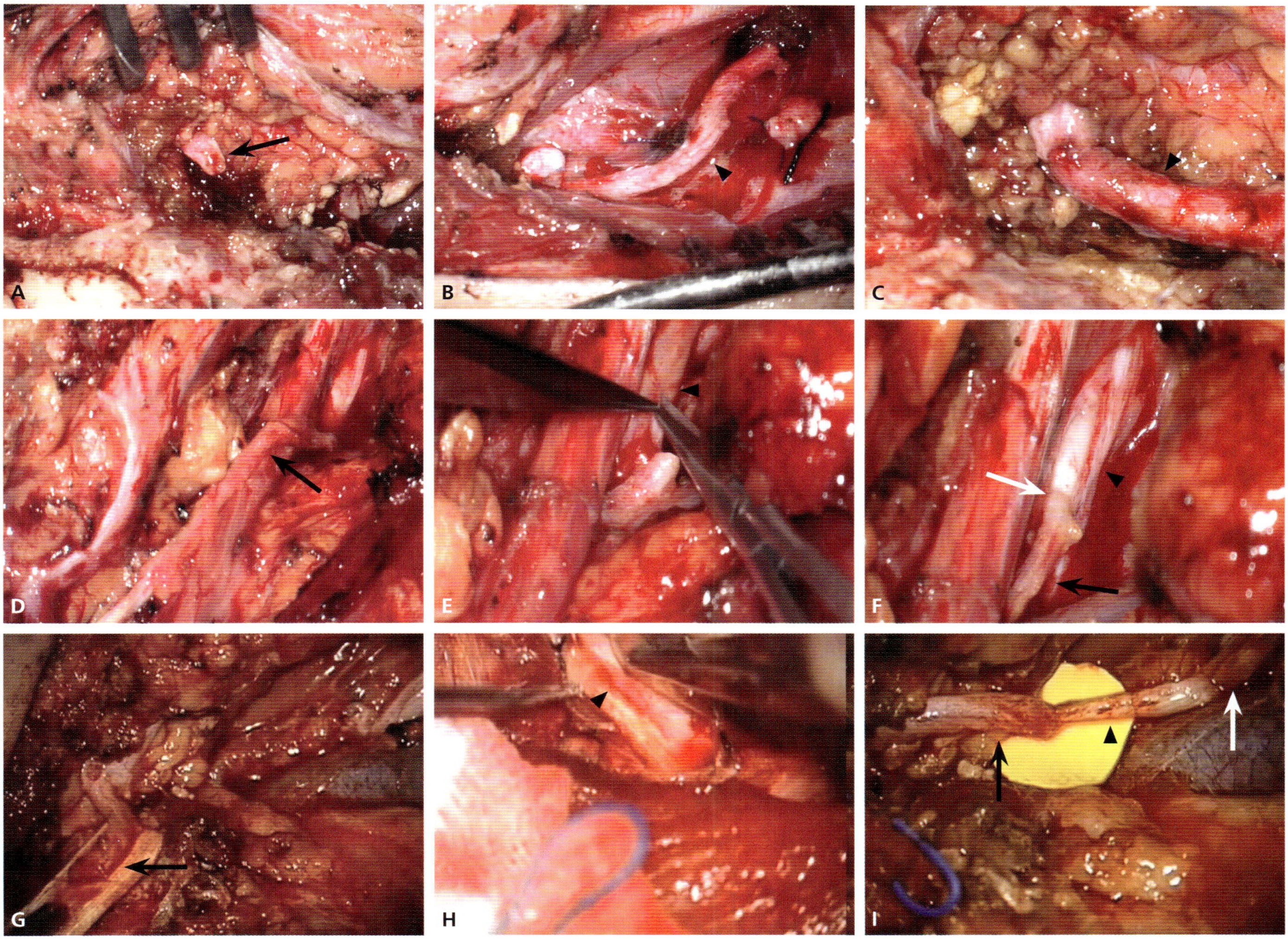

그림 19-5 Intra-operative findings of each type. (A~C) End-to-end type: the distal facial nerve stump was identified within a parotid gland (black arrow); the hypoglossal nerve was identified (arrowhead); and end-to-end anastomosis was performed. (D~F) End-to-side type: the facial nerve stump was dissected and drawn into the upper neck (black arrow); an epineurial window was opened on the hypoglossal nerve (arrowhead); and the facial nerve stump was connected to the epineurial window of the hypoglossal nerve (white arrow), and end-to-side anastomosis was performed. (G~I) Split type: the facial nerve stump was prepared (black arrow); the hypoglossal nerve was divided, and a longitudinal branch was designed (arrowhead); a split anastomosis was performed with the descending portion of the hypoglossal nerve maintaining continuity (white arrow).

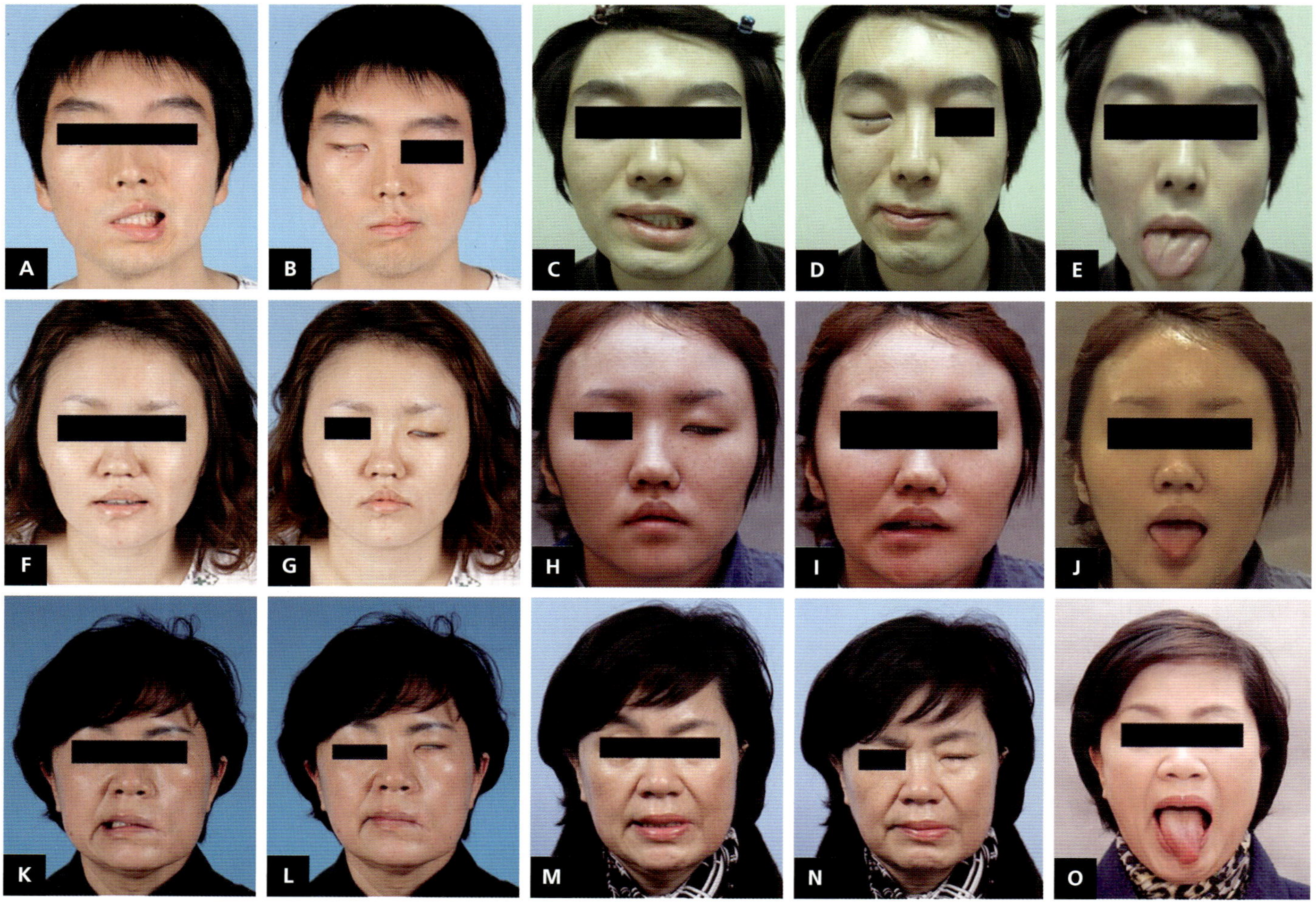

그림 19-6 Comparision of facial expression before and after Nerve transposition. (A, B, F, G, K, L) Pre-operative facial expression. (C, D) Post-operative facial expression after end-to-end anastomosis. (E) Post-operative tongue movement after end-to-end anastomosis. (H~J) The same expressions after end-to-side anastomosis and (M~O) split anastomosis.

Reference

1. Atlas, M. D. and D. S. Lowinger. "A New Technique for Hypoglossal-Facial Nerve Repair." The Laryngoscope 107, no. 7 (1997): 984-91.
2. Baker, D. C. and J. Conley. "Facial Nerve Grafting: A Thirty Year Retrospective Review." Clinics in plastic surgery 6, no. 3 (1979): 343-60.
3. Cheney, Mack L and Tessa A Hadlock. Facial Surgery: Plastic and Reconstructive. CRC Press, 2014.
4. Fisch, U. "Facial Nerve Grafting." Otolaryngologic clinics of North America 7, no. 2 (1974): 517-29.
5. Fisch, U. and M. Rouleau. "Facial Nerve Reconstruction." The Journal of Otolaryngology 9, no. 6 (1980): 487-92.
6. Flint, Paul W, Bruce H Haughey, K Thomas Robbins, J Regan Thomas, John K Niparko, Valerie J Lund, and Marci M Lesperance. Cummings Otolaryngology-Head and Neck Surgery. Elsevier Health Sciences, 2014.
7. Gidley, P. W., B. J. Gantz, and J. T. Rubinstein. "Facial Nerve Grafts: From Cerebellopontine Angle and Beyond." The American journal of otology 20, no. 6 (1999): 781-88.
8. Han, J. H., M. J. Suh, J. W. Kim, H. S. Cho, and I. S. Moon. "Facial Reanimation Using Hypoglossal-Facial Nerve Anastomosis after Schwannoma Removal." Acta Otolaryngol 137, no. 1 (Jan 2017): 99-105.
9. Koh, K. S., J. K. Kim, C. J. Kim, B. D. Kwun, and S. Y. Kim. "Hypoglossal-Facial Crossover in Facial-Nerve Palsy: Pure End-to-Sideanastomosis Technique." British journal of plastic surgery 55, no. 1 (2002): 25-31.
10. Malik, T. H., G. Kelly, A. Ahmed, S. R. Saeed, and R. T. Ramsden. "A Comparison of Surgical Techniques Used in Dynamic Reanimation of the Paralyzed Face." Otology & neurotology

26, no. 2 (2005): 284-91.

11. May, M., S. M. Sobol, and S. J. Mester. "Hypoglossal-Facial Nerve Interpositional-Jump Graft for Facial Reanimation without Tongue Atrophy." Otolaryngology - head and neck surgery 104, no. 6 (1991): 818-25.
12. Samii, M., M. Alimohamadi, R. K. Khouzani, M. R. Rashid, and V. Gerganov. "Comparison of Direct Side-to-End and End-to-End Hypoglossal-Facial Anastomosis for Facial Nerve Repair." World neurosurgery 84, no. 2 (2015): 368-75.
13. Slattery, W. H., A. M. Cassis, E. P. Wilkinson, F. Santos, and K. Berliner. "Side-to-End Hypoglossal to Facial Anastomosis with Transposition of the Intratemporal Facial Nerve." Otology & neurotology 35, no. 3 (2014): 509-13.
14. Spector, J Gershon. "Mimetic Surgery for the Paralyzed Face." The Laryngoscope 95, no. 12 (1985): 1494-522.
15. Spector, JG. "Neural Repair in Facial Paralysis: Clinical and Experimental Studies." European Archives of Oto-Rhino-Laryngology 254, no. 1 (1997): S68-S75.
16. Urken, Mark L, Mack L Cheney, Keith E Blackwell, Jeffrey R Harris, Tessa A Hadlock, and Neal Futran. Atlas of Regional and Free Flaps for Head and Neck Reconstruction: Flap Harvest and Insetting. Lippincott Williams & Wilkins, 2012.

CHAPTER

20 Facial palsy; Surgical reconstruction

연세의대 이원재

I. 서론

성형외과 영역에서의 안면신경마비의 재건술의 목표로는,[1] 얼굴을 움직이지 않았을 때 대칭적인 얼굴 모습,[2] 수의적인 운동 시 대칭적인 얼굴 모습,[3] 입술, 코 및 눈 조임근의 기능 복원,[4] 얼굴의 감정 표현 시 자연스러운 조화를 이루며, 조절이 가능한 균형 잡힌 얼굴표정을 짓게 할 수 있도록 하는 것으로 대략적으로 정리해볼 수 있다. 이러한 목적을 충족시키되 안면의 다른 중요한 기능이 상실되어서는 안 된다. 워낙 임상 양상이 환자마다 다양하게 발현되기 때문에 아직도 수술자 간에 이견을 보이는 영역이 상당히 존재하는 분야라고 할 수 있다.

안면신경마비가 상당히 진행된 경우에 이를 완전히 정상으로 돌려 놓을 수 있는 방법은 아직 없으며, 따라서 여러 단계의 복합적인 수술법을 시행한 후에야 비교적 좋은 결과를 얻을 수 있는 경우가 많다. 과거 초기의 수술법들은 입과 눈의 기능을 보완하기 위한 정적인*static* 재건술에 중점을 두었지만, 혈관 및 신경 미세문합술이 보편화된 현재는 신경이전 및 근육이식을 함께 시행하는 동적인*dynamic* 재건이 많이 이루어지고 있다.

II. 수술 전 검사 및 관리

수술 전 검사

안면마비에 대한 철저한 과거력 조사가 선행되어야 한다. 마비 발생 원인, 마비 발생 후 소요된 시간, 환자가 특별히 걱정하는 부분, 임상증상, 특히 각막 자극 혹은 손상이 있는지 여부를 확인하여야 하고, 구강이 제대로 닫히는지를 살펴야 한다. 후천적으로 신경이 다쳐서 발생한 경우라면 neurapraxis 혹은 axonotmetric injury가 손상 후 12개월 내지 그 이후에라도 수술적 치료 없이 호전될 수 있으므로, 마비 증세가 시작된 후 얼마간의 시간이 소요되었는지 확인하는 것은 중요하다.

신체 검사를 통해서 힘을 주었을 때 눈썹이나 눈꺼풀의 움직임이 어떠한지를 확인하고, Bell phenomenon이 정상적으로 있는지도 확인하며, snap test를 통해서 눈꺼풀 구조나 주변 근육의 힘을 가늠해서 마비로 인한 ectropion 발생 여부를 확인한다. 숨을 들이쉬거나 내쉴 때 콧망울의 움직임이 어떠한지도 관찰하며, 미소지을 때 정상측의 움직임이 어떻게 이루어지는지, 치아는 어느 정도로 보이는지 분석한다. 5번 뇌신경의 기능을 보기 위해, 측두근이나 깨물근의 힘이나 양을 확인하기도 한다.

신경 손상이 발생한 지 오래되지 않은 병변인 경우에는 전기생리학적인 검사가 도움이 된다. 연속적으로 검사해서 추적하면, 임상적인 회복이 확인되기 전에 전기신호상에서의 회복을 미리 앞서서 확인할 수 있다는 장점이 있다. 특히, 동적인 안면마비 재건술을 시행하기 가장 적합한 시점을 결정하는 데 있어서도 중요하다고 할 수 있는데, 전기생리학적인 검사로 6개월 이상 기능적인 회복 사인을 전혀 보이지 않는다면, 근육이나 motor endplate 마저도 완전히 위축되기 전에 이 시점 즈음하여 신경 이식술을 시행하여야 한다. 물론 신경 손상 후에 얼마간의 기간까지 기다릴 수 있는지에 대한 합의된 한계 시점은 없으며, 수상 후 오랜 시간이 흐른 뒤에도 근육섬유가 어느 정도는 항상 남아있다는 주장이 있지만, 대체로 손

표 20-1 눈을 보호하기 위한 비수술적 방법

눈꺼풀 테이핑 고정(특히 수면 시에)
소프트 콘택트렌즈 착용
Moisture chambers(안구 주변으로 테이핑해서 고정 가능)
Lateral shield가 장착된 안경의 착용
눈 감는 힘이 약한 환자의 경우 힘주어 눈 감는 연습의 반복
안대 착용
임시적인 안검판 봉합술

환자의 상태나 여건에 맞추어 다양한 안구 보호 방법을 적용한다.
(출처: Neligan Vol III. Chr 11. Table 11.3.)

상 후 12개월에서 18개월까지 성공적으로 재건술을 시행할 수 있다고 알려져 있다.

수술 전 관리

수술이 계획되기 전까지는 비수술적 방법을 사용하는데, 주로 눈을 보호하고 안구의 윤활력을 보존하기 위한 목적이다(표 20-1). 여러 가지 안구용 윤활제가 있는데, hydroxypropy methylcellulose 혹은 polyvinyl alcohol이 함유된 제품들이 있으며, 작용 시간은 제품마다 차이가 있지만 대개 45분에서 3시간가량이므로 하루 중 여러 번 떨어뜨려야 한다. 수면 중에는 petrolatum, mineral water, lanolin alcohol 등이 함유된 더 진득한 연고를 사용하게 된다. 과도하게 눈물을 흘리는 경우는 사실 안구 건조인 경우가 많으며, 이 경우 인공 눈물을 사용한다.

Ⅲ. 수술적 치료법

수술법은 다양하기 때문에 적절한 수술법을 고르는 것이 쉽지 않지만, 환자의 요구 및 술기를 고려하여 판단하도록 한다(표 20-2). 환자의 나이, 안면마비 기간, 남아 있는 안면근육의 상태, 연부 조직의 배치와 양, 공여부위의 근육 및 신경의 상태 등이 모두 치료법의 결정에 영향을 미치는 요소라고 할 수 있다.

정적 재건술 static reconstruction

1) 눈썹 부위 교정술

일측성으로 이마근육 마비가 온 경우 눈썹이 최대 12 mm까지도 떨어질 수 있다. 눈썹 처짐증을 교정하는 방법은 직접적으로 눈썹 위의 조직을 절제하여 제거하거나 *direct brow lift*, 관

표 20-2 안면마비 환자에게 각 부위별 많이 사용되는 수술법

Brow (brow ptosis)
Direct brow lift (direct excision) Coronal brow lift with static suspension Endoscopic brow lift
Upper eyelid (lagophthalmos)
Gold weight Temporalis transfer Spring Tarsorrhaphy
Lower eyelid (ectropion)
Tendon sling Lateral canthoplasty Horizontal lid shortening Temporalis transfer Cartilage graft
Nasal airway
Static sling Alar base elevation Septoplasty
Commissure and upper lip
Nerve transfer either directly or via narve graft to reinnervate recently paralyzed muscles Microneurovascular muscle transplantation with the use of ipsilateral seventh nerve, cross-facial nerve graft, or other canial nerve for motor innervation Temporalis transposition with or without masseter transposition Static slings Soft-tissue balancing procedures (rhytidectomy, mucosal excision or advancement)
Lower lip
Depessor labii inferioris resection (on normal side) Muscle transfer (digastric, platysma) Wedge excision

각 부위마다 정적인 재건술, 동적인 재건술로 크게 양분되는 다양한 수술법이 존재하며, 환자의 요구나 상태에 따라 가장 적절한 수술법을 선택하게 된다.
(출처: Neligan Vol III. Chr 11. Table 11.4.)

상 절개를 통한 눈썹 올림술 *open brow lift*, 내시경을 이용한 눈썹 올림술으로 크게 최소 세 가지 방법이 있다고 하겠다. 관상 절개를 하는 경우는 수술 범위가 커지고 조절량을 알기 어려운 단점이 있으며, 내시경을 이용하는 경우는 시간이 지남에 따라 다시 처짐 증세가 나타날 가능성이 있으므로, 교정량이 많은 경우에는 이마근육을 부분적으로 절제하고 봉합하는 것을 포함한 직접적인 눈썹위 조직 절제술 *direct brow lift* 이 적절

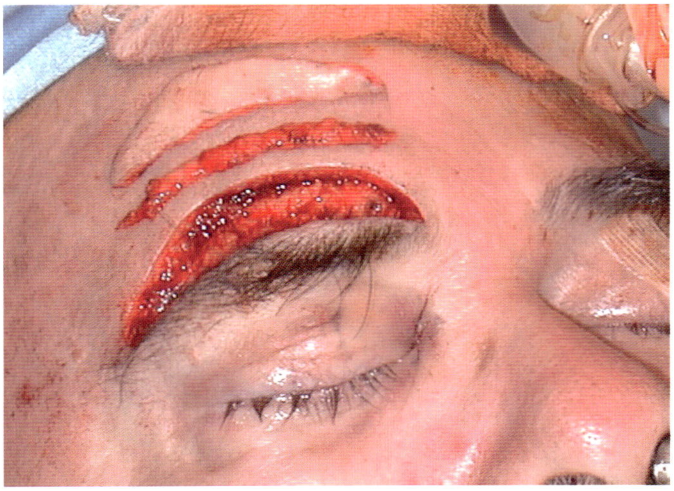

그림 20-1 Direct brow lift: 눈썹 처짐의 교정량이 많이 필요한 경우에는, 직접적인 눈썹위 조직 절제술을 통해 피부를 비롯하여 전두근을 띠 형태로 절제하여 눈썹의 처짐을 교정한다. (출처: Neligan Vol III. Chr 11. Figure 11.6.)

하다고 할 수 있다(그림 20-1). 특히 정상측의 눈썹 움직임이 활발한 경우에는 약간의 과교정을 하는 것이 도움이 된다.

2) 윗눈꺼풀 교정술

안면마비로 인한 토안증 *lagophthalmos* 을 교정하는 방법은 여러 가지가 있지만, 모두 눈꺼풀 올림근 *levator palpebrae superioris* 의 힘을 극복하고 상쇄하기 위한 수술법들이다.

금 조각 보형물 *gold prothesis* 을 윗눈꺼풀에 삽입해서 눈꺼풀에 무게를 더해주는 수술법이 기법상 상대적으로 수월하기도 하고, 결과가 안좋은 경우 보형물 제거로 간단히 원상태로 되돌릴 수 있기 때문에 가장 널리 이용되는 방법이라 할 수 있다(그림 20-2). 다만, 눈꺼풀 피부를 통해 불룩하게 보형물이 비쳐 보일 수 있기 때문에 수술 전에 환자의 상태를 주의해서 확인해야 한다. 환자가 눈을 똑바로 뜬 모습을 보았을 때, 속눈썹 바로 위에 쌍꺼풀 라인 아래쪽으로 노출되는 피부의 폭이 5 mm보다 많은 경우에는 금 보형물이 티가 날 가능성이 높다고 할 수 있다.

물질의 불활성과 안정성이 뛰어난 24 캐럿의 금이 사용되며, 드물지만 금에 알러지 반응을 보이는 경우에는 플래티넘 *Platinum* 이 사용될 수도 있다. 보형물로서 사용되는 금의 무게는 0.8~1.2 g이 주로 사용된다. 수술 전 눈꺼풀에 보형물을 테이프로 임시 부착하여 적절한 무게를 선택하게 되

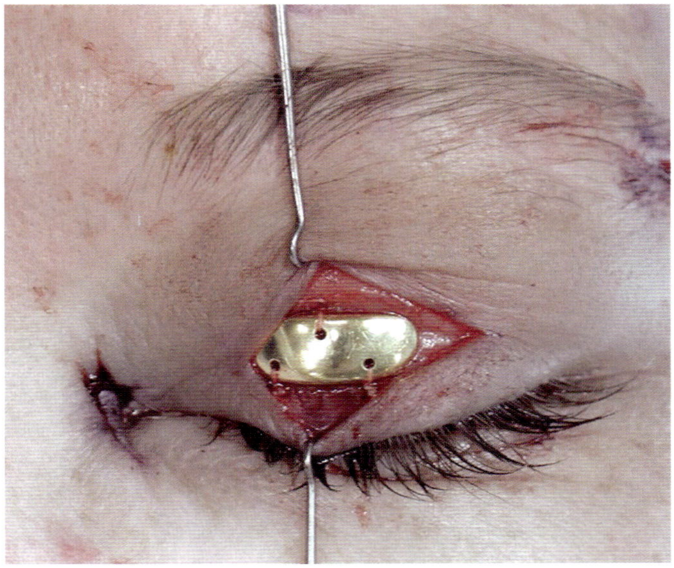

그림 20-2 Gold prosthesis placement: 각막 바로 윗편으로 안검판의 상부 절반을 덮는 식으로 금 보형물 판을 고정한다. 봉합사가 만져질 수 있으므로, 매듭은 표면 쪽이 아니라 바닥 쪽으로 숨기는 것이 낫다. (출처: Neligan Vol III. Chr 11. Figure 11.8.)

며, 각막을 충분히 덮어주고 아랫눈꺼풀로부터 2~4 mm 이내로 윗눈꺼풀이 감기는 정도가 적당하다고 할 수 있다. Bell phenomenon이 정상적으로 확인되는 경우, 눈꺼풀이 완전히 닫힐 필요는 없다.

보형물은 안검판 *tarsal plate* 의 윗쪽 절반에 비흡수성 봉합사로 고정하게 되며, 안검판을 통과해서 고정한다. 뮬러근 *muller muscle* 이 안검판에 붙는 부분을 방해해서는 안된다. 적절하게 보형물이 고정되었다면 눈을 떴을 때 쌍꺼풀 라인 속으로 감춰지게 된다. 금 보형물이 삽입되어도 정상측의 눈에 비해 눈을 감는 속도는 여전히 상대적으로 느리며, 환자에게 의식적으로 눈꺼풀 올림근의 긴장을 풀 수 있도록 지도한다.

3) 아랫눈꺼풀 교정술

눈둘레근은 눈구석인대와 연결되어 있기 때문에 근육이 수축하면서 아랫눈꺼풀을 약 2~3 mm가량 높여주는 역할을 한다. 따라서 안면마비로 인해 이러한 힘이 소실되면서 시간이 지남에 따라 아랫눈꺼풀이 늘어지고, 공막이 노출되고 *scleral show*, 눈물점과 함께 아랫눈꺼풀이 뒤집어져 눈꺼풀 겉말림 *ectropion* 증세가 나타난다.

전통적으로는 lateral tarsorrhaphy를 통해, 외측의 아랫

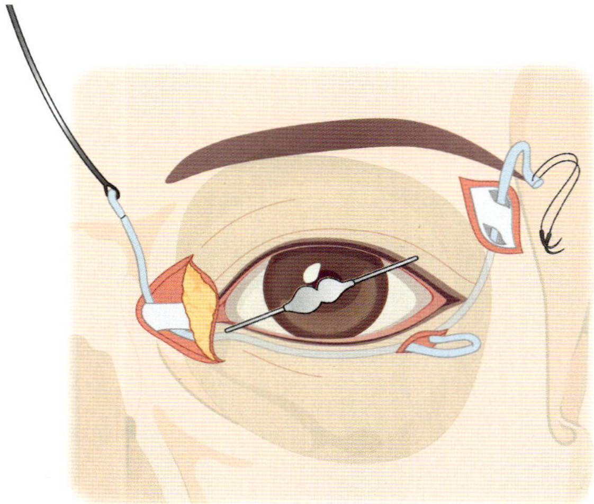

그림 20-3 Static sling for lower eyelid ectropion: 내안각 쪽과 안와 외측 위쪽으로 절개선을 내어, 내측으로는 내측 눈구석인대 둘레를 감싸며 고정하고, 외측으로는 안와 골막을 띠 형태로 거상해서 그 밑으로 넣어 골막띠를 감싸는 형태로 고정한다. (출처: Neligan Vol III. Chr 11. Figure 11.14.)

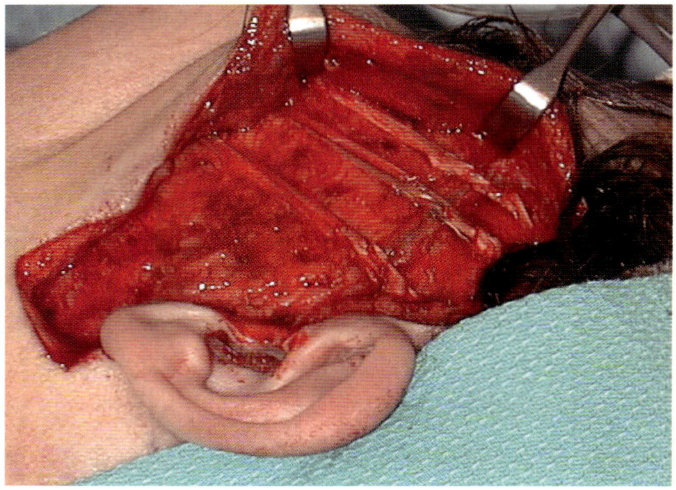

그림 20-4 힘줄 조직을 이용한 정적인 정적인 걸기술*static sling*: 입과 뺨 부위를 지지하고 올려주기 위해 긴손바닥근*palmaris*의 힘줄을 세 가닥 채취하여 슬링 구조로 걸어준 모습 (출처: Neligan Vol III. Chr 11. Figure 11.31.)

눈꺼풀의 피부, cilia, 눈둘레근을 부분적으로 제거하고 윗눈꺼풀의 결막과 안검판에 부착하는 시술을 시행하였으나, 결과적으로 눈의 수평길이가 많이 짧아지고, 외측의 시야를 가리며, 외관상으로도 좋지 못하여 현재는 잘 시행하지 않는다.

대신 아랫눈꺼풀의 교정술은, 아랫눈꺼풀의 gray line으로부터 1.5~2 mm 아래 높이에서 눈꺼풀 전체 길이에 걸쳐 안검판 앞쪽 피하조직 층으로 내측에서 외측으로 통과해 지나가는 정적인 걸기술*static sling*을 시행할 수 있다(그림 20-3). 대퇴근막*fascia lata*보다 잘 늘어나지 않는 근육의 인대 조직을 사용하는 게 효과가 오래 지속되는 장점이 있으며, 주로 장딴지빗근*plantaris*, 긴손바닥근*palmaris*의 힘줄을 1.5 mm 폭으로 채취하여 사용한다. 위치를 적절히 잡는 것이 중요한데, 너무 낮게 잡으면 오히려 눈꺼풀 겉말림 증세를 악화시킬 수도 있다. 걸이*sling*는 내측으로는 내측 눈구석인대*medial canthal ligament*의 둘레로 통과시켜 스스로 고리를 만들어 고정되도록 하고, 외측으로는 관골-전두골 골봉합선 위쪽 높이로 외측 안와 경계부위에 골막에 고정해준다.

4) 윗입술과 뺨부위 정적 교정술

대부분의 환자는 대칭적인 웃음을 짓기 위한 윗입술과 뺨 부위의 동적인 재건*dynamic reconstruction*을 선호하지만, 몇몇 환자들은 단지 평상시의 대칭성만을 원하는 경우도 있다. 이런 환자들에게는 근막이나 인대를 이용한 정적인 걸기술*static sling*이나 안면거상술 등의 연부조직 교정술을 시행해볼 수 있다.

걸기술의 경우 Gore-Tex를 사용하는 방법도 가능하지만 원치 않는 염증 반응이 발생할 수 있으므로 주의해야 한다. 최근에는 뇌사자에게서 채취한 인공 근막을 사용하는 것도 가능해졌다. 근막보다는 근육의 인대를 사용하는 것이 선호되는데, 채취하기도 용이하고 조직 사이로 얽혀서 고정하기가 좋기 때문이다. 윗입술과 입꼬리에 균등하게 힘이 걸릴 수 있도록 유념하여 3개가량의 인대를 걸어준 뒤, 원하는 방향에 따라 측두근막*temporalis fascia*이나 광대뼈에 고정한다(그림 20-4).

동적 재건술 dynamic facial reanimation

1) 신경 이식술

웃음을 짓기 위해서는 신경자극, 신경지배를 받는 기능근 및 적절한 근육의 위치 등 세 가지 요소가 필요하다. 안면마비 재건 양식은 크게 두 가지 기준에 의해 나뉜다. 첫째는 재건의 밑바탕이 안면신경인지, 다른 뇌신경인지이고, 둘째는 작용하는 근육단위가 안면근육인지 이식된 근육피판인지 하는 것이다. 안면마비 지속기간이 12개월 이하라면 안면근육은 신경재분포가 가능하다. 그러나 24개월 이상 지속될 경우에 안면근육은 비가역적으로 위축되어 근육치환이 필요하게 된다.

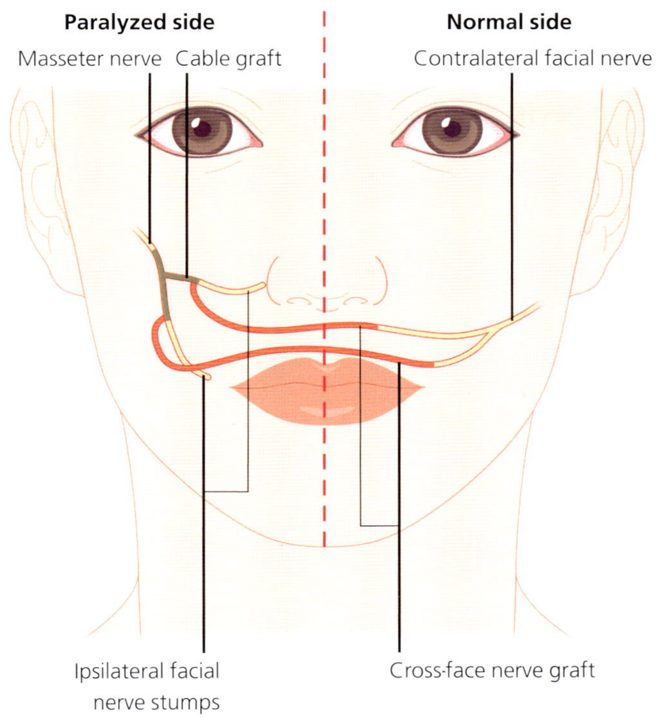

그림 20-5 Babysitter procedure: 1차 재건 수술로서 안면횡단신경 이식술을 시행할 때 cable graft를 이용해 잘려진 안면신경에 연결해줌으로써, cross-face nerve graft가 자라나는 4~8개월의 시간 동안 근육의 위축을 예방할 수 있으며, 1차 수술 후 2~3개월 안에 마비되었던 근육의 힘이 다시 mass pattern motion으로나마 회복되는 것을 확인할 수 있게 된다. (출처: Neligan Vol III. Chr 11. Figure 11.15.)

일차신경 복원술 *primary facial nerve repair* 은 안면신경의 최근 손상에 의한 마비일 경우 가능하다. 동측 잘라진 신경의 근위부를 zygomaticobuccal branch의 원위부에 이어주기 위해서는 sural cable nerve graft가 이용된다. 근위부를 찾기 힘든 경우에는 설하신경이나 삼차신경의 가지인 깨물근 신경 *masseter nerve* 과 같은 다른 뇌신경 가지를 잘라진 신경의 원위부에 이어줄 수도 있다. 안면신경 가지가 절단된 부위보다 근위부에 쓸 만한 안면신경 가지가 없거나 있다고 해도 거기까지 도달할 수 없는 경우에는 안면횡단신경 이식술 *cross-face nerve grafting* 이나 신경교차술 *nerve cross-over* 을 시행하는 것이 바람직하다.

안면신경이 재생되는 동안 4~8개월의 시간이 소요되기 때문에, 그 기간 동안의 근위축을 방지하기 위하여 동측의 운동신경 *masseter or hypoglossal* 을 끊어진 안면신경의 말단부 stump에 일시적으로 이어주어야 한다. 이것을 babysitter procedure라고 부르는데(그림 20-5), 특히 신경마비가 발생한 뒤 6개월 이상 2년 이하 경과한 환자들에게서 babysitter procedure의 효과가 더 두드러지게 나타나는 것으로 알려져 있다.

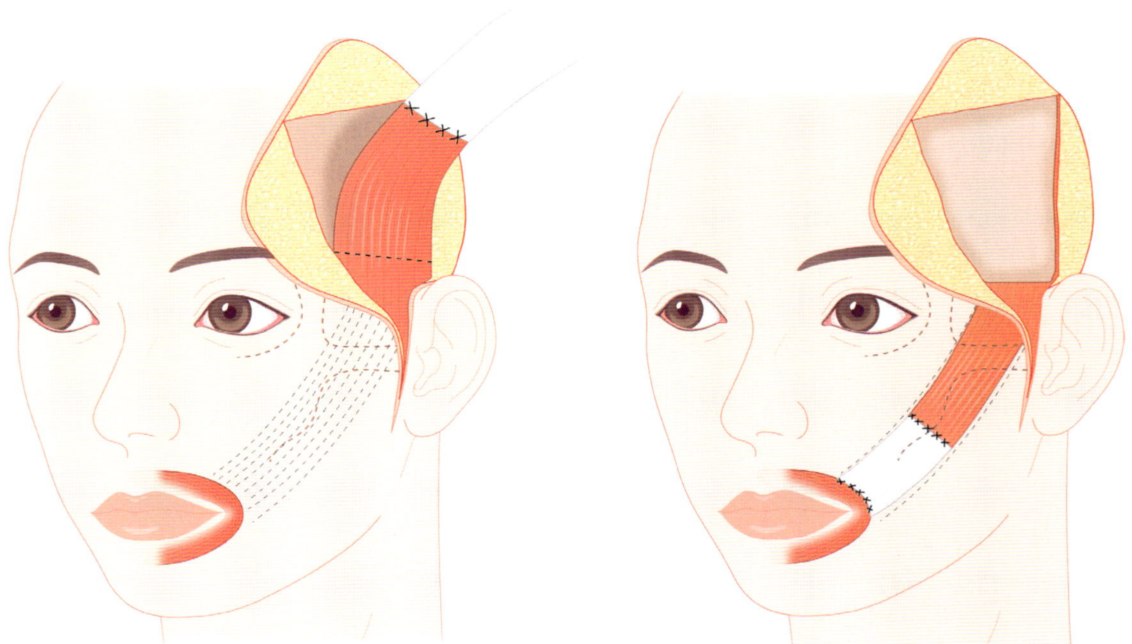

그림 20-6 Retrograde 혹은 turnover 측두근 전이술을 통한 동적인 입꼬리 재건술. 광대활을 넘어 거상된 측두근을 입꼬리 쪽으로 보내어 입꼬리 재건술을 시행한다. 근막을 근육으로부터 분리하여 측두근 끝에 연결함으로써 부족한 길이를 보충한다.

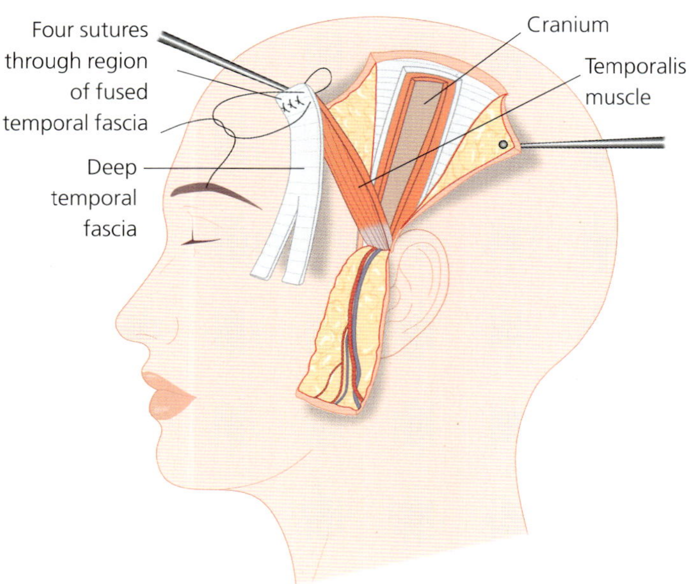

그림 20-7 닫히지 않는 눈꺼풀과 외검반을 교정하기 위한 측두근 전이술. 혈관과 운동신경을 보존하며 약 1.5 cm 너비의 근육을 거상한 뒤, 측두근막을 근육 끝에 고정하여 전이술을 시행한다. Lateral canthus 쪽으로 피하층 깊이로 빼낸 뒤 눈꺼풀의 가장자리를 따라 연결된 근막 strap을 통과시켜 medial canthal ligament에 고정한다. (출처: Neligan Vol III. Chr 11. Fig 11.11.)

2) 근 전이술

오래된 위축으로 인하여 표정근*mimetic muscles*이 없거나, 새로운 근육 또는 myoneurotization을 주기 위한 표정근의 보조적인 목적으로 사용하거나, 신경 이식술 또는 신경교차술에서 동반 사용되는 근으로 사용되는 경우가 있다. 대표적인 근전이술로는 교근*masseter muscle*의 전이술과 이외 측두근 전이술, 이복근의 전방지*anterior belly of digastric muscle* 전이술 등이 있다. 이 근육들은 삼차신경*trigeminal nerve*의 지배를 받기 때문에, 웃음을 짓기 위해서는 처음에는 치아를 다물어 힘을 주어야 하지만, 반복된 연습을 통해 차차 턱을 덜 움직이고도 근육을 움직일 수 있게 된다.

(1) 측두근 전이술

측두근 전이술은(그림 20-6), Temporal fossa로부터 측두근을 분리해서 광대활*zygomatic arch*을 넘어 입꼬리로 연결하게 되며, 측두근만으로는 거리가 부족한 경우가 많으므로 근막조직을 끝에 연결하여 입꼬리 부위까지 도달하게 한다. 한편, 입꼬리를 올려 웃는 표정을 만드는 수술 외에도, 근육의 폭을 좁게 거상하고 측두근막을 끝에 연결한 뒤에 전이하면, 눈꺼풀 부위까지 연결할 수 있는데, 이를 이용하여 눈을 감을 수 있게끔 하는 수술도 가능하다(그림 20-7).

하지만, 이렇게 측두근을 분리하여 사용하는 수술 후에는 측두부위에 심한 꺼짐이 발생하므로, 보형물을 사용해서 꺼진 부위를 채우거나 측두근의 앞쪽 부위는 남겨두는 방법 등이 사용되어 왔다. 또한 광대활을 넘어가는 부위는 겉에서 보았

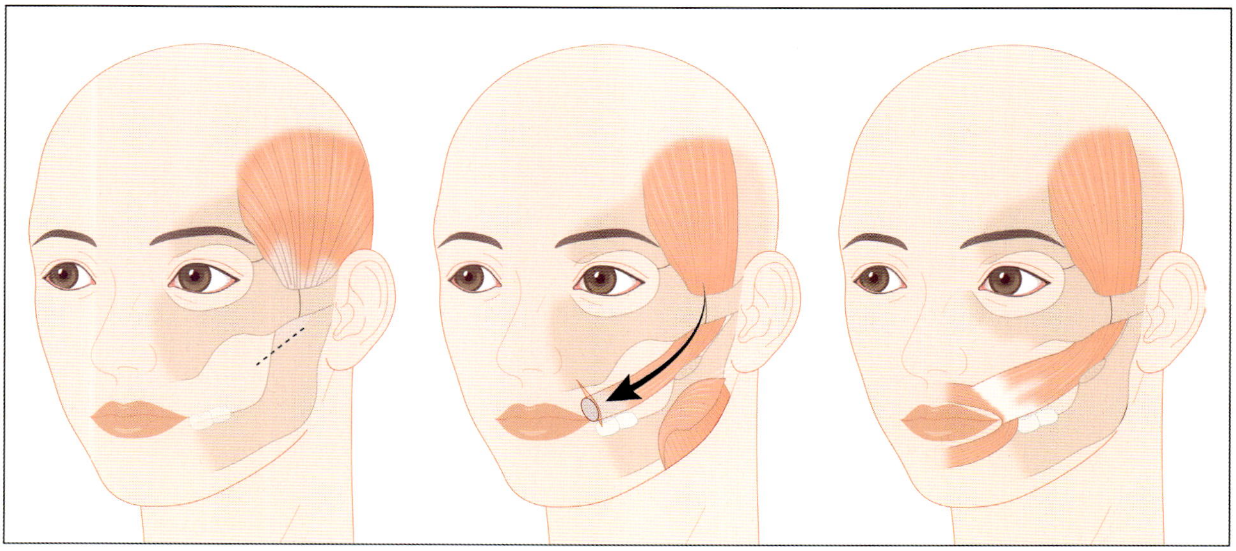

그림 20-8 Antegrade temporalis transfer (lengthening temporalis myoplasty). (좌측) 점선을 따라 temporalis가 부착되어 있는 coronoid process를 절골한다. (중앙) 뒤편에서부터 temporalis와 인대를 박리하며 buccal fat pad를 통해 tunnel을 마련해 nasolabial fold의 절개선을 통해 빼낸다. (우측) 절골되어 붙어있는 coronoid process 조각을 떼어낸 뒤 인대를 펼치고 입꼬리와 윗입술 부위에 고정한다. (출처: Plast Reconstr Surg. 2016 Nov;138(5):950e)

을 때 불룩해지기 때문에 미적으로도 좋지 못하다.

따라서 이러한 합병증을 극복하기 위해서, antegrade temporalis transfer가 시행되기도 하는데, 구강내, 두피, 코입술선 *nasolabial fold* 의 절개를 통해서 측두근을 아래턱뼈의 coronoid process로부터 분리해내고, 그대로 아래쪽으로 내리는 방식이다(그림 20-8). 이 경우에도 길이가 부족하다면 근막을 끝에 연결하여 입꼬리까지 가는 길이를 확보할 수 있다. 근육을 분리하기 위해 관골활 부위를 절골시켜야 하며, 수술을 마무리하면서 다시 연결해준다. 분리된 근육은 buccal fat pad를 통과해 입꼬리 부위로 보내게 되며, 40 mm 이상 전방으로 이동할 수 있다.

(2) 깨물근 전이술

깨물근 전체 혹은 앞쪽 부위만을 분리해내어 입꼬리 쪽으로 옮기는 수술도 가능하다. 깨물근의 중간 지점 위쪽으로 바닥에서부터 들어오는 깨물근 신경이 지나기 때문에, 근육을 분리해낼 때 주의하여야 한다. 하지만 깨물근 자체로는 full smile을 만들어내기는 힘이 부족하며, 움직임이 너무 수평 방향이라는 단점이 있다. 따라서 측두근 전이술을 하면서 함께 이용하여 입꼬리나 아랫입술을 지지해주는 역할 정도로 사용하기도 한다.

3) 유리근판 이전술 microneurovascular muscle transfer

안면신경이 마비된 지 오랜 기간이 지나(2년 이상) 표정근이 심하게 위축된 경우에 미세신경혈관문합 기법으로 원거리에서 근판을 이전하고 그 운동신경을 안면신경 분지나 설하신경, 또는 심부에 들어 있는 뇌신경에 문합해주는 것을 말한다. 설하신경이나 심부 뇌신경에 문합해주기보다는 안면신경 분지에 문합해주는 것이 결과가 더 좋기 때문에 반대편 안면신경의 관골분지나 협부 분지, 또는 일차수술로 이식된 신경의 원위단에 문합해 준다.

(1) Functioning muscle transfer 시 고려해야 할 사항들

1. Form of donor muscle: 이상적인 공여 근판의 조건: 수축력을 충분히 발휘하기에 적합한 횡단면을 갖고 있으며, 정상측 근과 같은 정도로 근 운동을 할 수 있는 길이를 갖고 있으며, 신경혈관경 *neurovascular pedicle* 이 길고, 확실하고, 굵기가 수혜부의 것과 비슷하며, 채취해와도 공여부에 기능적 결함이 생기지 않으며, 두 팀이 수술할 수 있을 정도로 공여부가 얼굴로부터 멀리 떨어져 있는 것이어야 한다.
2. Type of skeletal muscle: 안면근육의 섬세한 운동을 위해서는 skeletal muscle fiber의 유형도 안면마비 재건에 있어 중요한 인자가 된다.
3. Size of motor unit: 축삭 대 근섬유의 비율이 적으면 적을수록 섬세한 운동이 가능하다. 정상 표정근에서는 축삭당 25개의 근섬유가 지배를 받고 있는데 박근과 소흉근에서는 축삭당 150~200개의 근섬유가 지배를 받고 있다. 최근에는 박근의 운동신경에서 한 개의 신경 섬유속 *nerve fascicle* 을 분리하여 이 신경 섬유속이 지배하는 알맞은 크기의 근 분절만 이전하여 사용하기도 한다.
4. Type of neuron-muscular junction
5. Activities of recipient nerve
6. Ischemic time of muscle and nerve
7. Regeneration of nerve graft
8. Grafted muscle stimuli before nerve regenerate: 이식하여 놓은 근육이 다시 innervation될 때까지는 수개월이 소요되므로 그때까지 계속하여 galvanic stimulation을 시행함으로써 이식한 근육의 위축을 예방하고 탁월한 수축기능의 회복을 기대할 수 있다.

표 20-3 가장 흔하게 쓰이는 근육 및 신경 공여부

Gracilis
Pectoralis minor
Rectus abdominis
Latissimus dorsi
Extensor carpi radialis brevis
Serratus femoris
Rectus femoris
Abductor hallucis

박근 *gracilis* 을 사용하는 빈도가 가장 많으나, 다양한 부위에서 공여조직을 채취할 수 있다.

(2) 공여근

다양한 종류의 근육을 사용할 수 있다(표 20-3). 문합할 수 있는 혈관이 있고, 안면신경과 연결할 수 있는 운동신경을 충분히 확보할 수 있는 근육을 사용한다. 초기에는 안면부위에 필요한 크기의 근육만을 사용해오다가 점차 큰 근육을 필요한 크기와 모양에 맞게 잘라내는 방식을 사용하게 되었다. 박근 *gracilis* 이 신경혈관 다발이 안정적이고 채취하기가 비교적 용이하며, 허벅지 안쪽의 흉터가 잘 눈에 띄지 않고, 하지에 기능적인 손실을 발생시키지 않기 때문에 많이 사용된다.

(3) 수술 방법

다음과 같이 1단계 수술법과 2단계 수술법으로 나눌수 있다.

One-stage	Muscle innervated by ipsilateral facial nerve (if available) Muscle with long nerve segment innervated by contralateral seventh-nerve branches Muscle innervated by masseter, hypoglossal, or accessory nerve
Two-stage	Cross-facial nerve graft followed by the muscle transplantation

1. 1단계 수술(안면횡단신경 이식술): 전술한 안면횡단신경 이식술을 해준다.
2. 2단계 수술(유리근판 이전): 2단계 수술을 시행하기 전에 미리 마비측에 있는 수혜부 혈관 *recipient vessel* 의 위치, 입구석 운동 정도, 웃는 모습을 관찰해둔다. 정상적으로 미소 짓는 모습을 보면 입구석은 수평으로부터 30~80도 방향으로 당겨지고 있으며, 최대로 미소 지을 때는 입구석이 1~2 cm 움직이며, 대관골근이 가장 큰 역할을 한다. 한 팀은 마비측 얼굴에서 표식해둔 신경 이식편의 말단과, 수혜부 혈관이 될 안면혈관 *facial vessel* 이나 천측두혈관 *superficial temporal vessel* 을 준비하고, 다른 팀은 공여 근판을 채취해온다.

공여근판으로는 박근이 가장 흔히 사용되며 이때 박근이 긴장도 *tension* 를 원래의 상태대로 유지하기 위해 공여근을 잘라내기 전에 gentian violet으로 근육에 1 cm 단위의 가로선을 표시해둔다. 근육 채취 후 수혜부에 이식할 때 원래의 긴장도를 다시 유지하도록 하고 봉합한다. 채취해온 유리근판을 마비측 얼굴 피하에 넣고 유리근판의 부착부를 우선 입구석에 봉합해주고 나서, 윗입술, 아랫입술, 비구순구, 비익저에 있는 근들과는 깍지 끼듯 *interdigitation* 얽혀질 수 있도록 고정해준다(그림 20-9). 유리근판의 기시부를 관골궁과 Tragus (이주, 耳珠) 사이로 가져가서 입구석이 당겨지기를 원하는 방향에 따라 관골체 골막 또는 관골궁 골막에 고정해준다. 이때에 유리박근을 위치시키는 방향에 대해 Manktelow는 약 40도 방향으로, Helix-Scalp junction 방향으로 당겨서 고정하는 것이 가장 자연스러운 smile을 유발할 수 있다고 보고하였다. 유리근판의 혈관과 수혜부의 혈관을 단단 문합 *end to end anastomosis* 해주고, 유리근판의 신경과 안면횡단신경 이식편과는 신경주막봉합법으로 연결해준다. 수술 후에는 약 10일간 입 또는 입 주위 운동을 금한다.

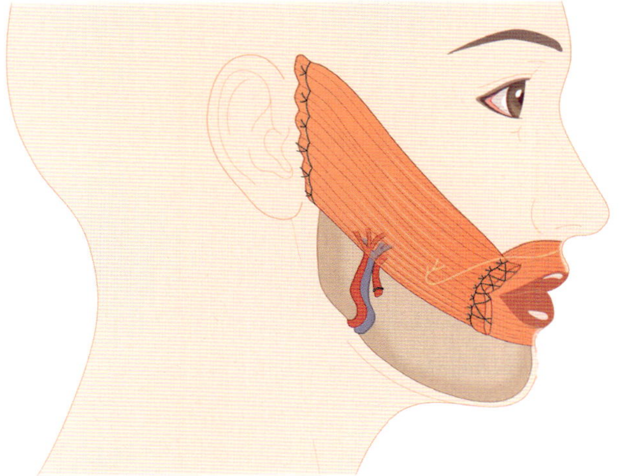

A

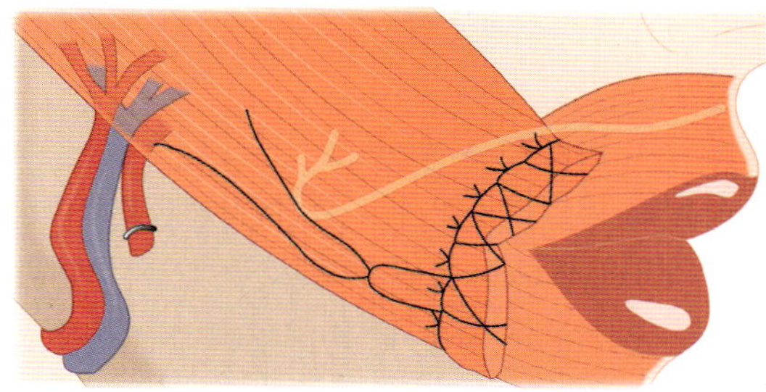

B

그림 20-9 박근을 이용한 유리근판 이전술. A. 안면부로 근육을 위치시키고 안면 동맥과 정맥을 문합시킨다. 안면횡단신경에 신경문합도 시행하며, 근육을 입 주변과 귀 앞쪽과 얇은 측두근막에 고정시킨다. B. 마비된 입둘레근에 공고하게 이전된 박근을 고정시키기 위해 입둘레근을 통과하여 박근 끝의 matress suture 너머로 figure-of-eight 봉합을 여러 차례 시행한다. 이렇게 근육간의 연결을 강하게 해주어야 수술 후에 근육 문합이 벌어지는 것을 예방할 수 있다. (출처: Neligan Vol III. Chr 11. Fig 11.26.)

이 수술방법은 신경교차술과는 달리 정상측 안면신경을 통해서 얼굴 운동이 일어나기 때문에 자연스런 불수의적 운동이 가능하고, 마비측 근위축으로 인한 부피의 감소를 보충해줄 수 있는 장점을 갖고 있다. 그러나 술식이 복잡하고 수술 시간이 오래 걸리는 단점이 있다. 이전한 유리근판은 신경 재지배가 될 동안 다소 위축되어 부피가 줄어들고 수축력도 어느 정도 약해진다. 하지만 전술한 바와 같이 galvanic stimulation을 시행함으로써 이식하여 놓은 근육의 위축을 예방하고 탁월한 수축기능의 회복을 기대할 수 있다.

Ⅳ. 합병증, 술 후 경과 및 결과

합병증은 다양하지만 자주 일어나지는 않는다. 초기에는 출혈이나 감염, 혈관 문합부 이상 등이 있을 수 있다. 후기에 나타나는 합병증이 더 흔하고 해결하기 어렵다. 적절하지 않은 근육의 위치나 지나친 부피감이 문제가 될 수 있다. 이를 극복하기 위해 정확한 근육 고정 위치를 설정함과 동시에 소량의 근육을 채취해 고정부위의 근육을 넓게 펴준다든지 뺨 부위의 지방조직을 제거해주기도 한다. 그 밖에 이전된 유리근판의 움직임이 환자나 수술자의 기대에 못미치는 경우가 있다. 이는 사용된 운동신경이나 근육의 고정 위치, 근육에 가해지는 장력의 크기 등의 여러 가지 요소가 영향을 미치지만 교정하기는 쉽지 않은 문제이다.

안면마비로 인한 안면 비대칭이 환자의 삶의 질에 있어서 얼마만큼의 영향을 미치는지 충분히 파악하고 수술을 시행하는 것이 중요하다. 수술에 소요되는 시간이 길고, 그 과정이 쉽지 않기 때문에 수술로 인해 얻는 효과가 그리 크지 않다면 수술을 재고해야 할 수도 있다. 안면횡단신경 이식과 유리근판 이전술을 통해 입꼬리 재건을 시행하더라도 정상측에 비해서 입꼬리가 움직이는 거리가 75%가량 회복된다고 보고되고 있으며, 이는 정상측의 움직임이 7~8 mm에 불과한 사람은 4~5 mm가량의 미미한 입꼬리 움직임을 확보하기 위해 장시간의 수술을 견뎌야 한다는 의미가 되므로 모든 환자들에게 일률적으로 수술을 권할 수는 없다.

나이가 어릴수록, 수상한 지 12개월 이내인 경우가 그보다 오래 경과한 경우보다 결과상 유리하다고 알려져 있다. 암성 병변을 제거하는 수술적 치료 중에 안면신경이 손상되어 안면마비가 온 경우에는, 암수술 후 방사선치료를 진행해야 한다는 것 때문에 수술자로서 안면마비 재건술 시행이 망설여질 수 있으나, 방사선치료를 받더라도 신경 이식술을 성공적으로 수행할 수 있다.

V. 결론

안면신경마비 환자는 증후 및 증상이 다양하기 때문에 환자마다 치료가 다양하다. 웃는 모습이나 안면의 감정표현이 자연스럽게 되도록 하는 것이 가장 중요한 목표이지만 환자가 안면마비로 인해 가장 힘들어 하는 부분이 무엇인지도 놓쳐서는 안된다. 안면거상술*facelift*이나 눈꺼풀 수술*blepharoplasty*, 보톡스 주사*botulinum toxin injection*, 지방이식*fat graft*을 부수적으로 시행함으로써 좀 더 나은 결과를 얻을 수도 있다.

재건수술에 대하여 환자 및 가족이 가지고 있는 가장 그릇된 인식은 재건수술 후 마비되기 전 얼굴 모습을 되찾고 자연스런 표정을 지을 수 있으리란 기대이다. 따라서 수술 후 얼굴 운동이 돌아오더라도 정상 쪽보다는 늘 약하며, 모든 세세한 안면근육의 움직임이 회복되는 것이 아니고, 정교한 표정근육 운동이 아닌 집단적인 표정근육의 운동이기 때문에 마비 전과 같은 자연스러운 표정으로 완벽히 돌아갈 수 없다는 것을 주지시켜야 한다.

References

1. Ishikawa Y: An anatomical study of the distribution of the temporal branch of the facial nerve. J Craniomaxillofac Surg. 18:287 1990.
2. Nelson DW, Gingrass RP: Anatomy of the mandibular branches of the facial nerve. Plast Reconstr Surg. 64:479 1979.
3. Falco NA, Eriksson E: Facial nerve palsy in the newborn: incidence and outcome. Plast Reconstr Surg. 85:1 1990.
4. Diels HJ: Neuromuscular retraining for facial paralysis. Otolaryngol Clin North Am. 30:727 1997.
5. Manktelow RT: Use of the gold weight for lagophthalamos. Operative Techniques Plast Reconstr Surg.
6. Manktelow RT, Tomat LR, Zuker RM, et al.: Smile reconstruction in adults with free muscle transfer innervated by the masseter motor nerve: effectiveness and celebral adaptation. Plast Reconstr Surg. 118:885-899 2006.
7. Terzis JK, Noah ME: Analysis of 100 cases of free-muscle transplantation for facial paralysis. Plast Reconstr Surg. 99:1905-1921 1997.
8. Michaelidou M, Chieh-Han J, Gerber H, et al.: The combination of muscle transpositions and static procedures for reconstruction in the paralyzed face of the patient with limited life expectancy on who is not a candidate for free muscle transfer. Plast Reconstr Surg. 123:121-129 2009.
9. Braam MJ, Nicolai JP: Axonal regeneration rate through cross-face nerve grafts. Microsurgery. 14:589-591 1993.
10. Bae Y, Zuker RM, Maktelow RM, et al.: A comparison of commissure excursion following gracilis muscle transplantation for facial paralysis using a cross-face nerve graft versus the motor nerve to the masseter nerve. Plast Reconstr Surg. 117:2407-2413 2006.
11. Terzis JK, Tzafetta K: The "babysitter" procedure: minihypoglossal to facial nerve transfer and cross-facial nerve grafting. Plast Reconstr Surg. 123:865-876 2009.
12. Parashar A, Sharma RK.: Lengthening Temporalis Myoplasty for Single-Stage Smile Reconstruction in Children with Facial Paralysis. Plast Reconstr Surg. 2016 Nov;138(5):950e.

13. Salimbeni G.: Eyelid reanimation in facial paralysis by temporalis muscle transfer. Operative Techniques Plast Reconstr Surg. 1999;6159.
14. Bae Y, Zuker RM, Maktelow RM, et al.: A comparison of commissure excursion following gracilis muscle transplantation for facial paralysis using a cross-face nerve graft versus the motor nerve to the masseter nerve. Plast Reconstr Surg. 2006;117:2407–2413.
15. Gidley PW, Herrera SJ, Hanasono MM, et al.: The impact of radiotherapy on facial nerve repair. Laryngoscope 2010;120:1985–1989.
16. Terzis JK, Konofaos P. Experience with 60 adult patients with facial paralysis secondary to tumor extirpation. Plast Reconstr Surg. 2012 Jul;130(1):51e-66e.

CHAPTER

21 Facial rejuvenation for facial palsy

인제의대 김 진

Ⅰ. 서론

안면신경마비 *facial nerve paralysis, facial palsy, facial paralysis* (顔面神經痲痺)는 갑자기 혹은 서서히 일측(一側)의 안면근육이 마비되는 질환으로서 그 원인은 여러 가지가 있으나 이학적 검사상 단지 안면근육의 마비 형태로만 나타나게 되는 특성을 가지고 있다. 하지만 무엇보다 중요한 것은 적절한 치료를 받고 안면마비 질환이 가능한 그 후유증이 없이 회복이 되어야 그 환자의 정서적 혹은 사회적인 삶의 질적인 측면에서 진정한 회복을 보일 수 있다.[1] 특히 벨마비 *Bell's palsy* 라 알려진 급성(急性) 안면마비는 그 증상이 안면근육의 마비 증상 외에는 특별한 증상이 없어 환자 입장에서는 뇌경색 *cerebral infarction* (腦梗塞) 또는 뇌출혈 *cerebral hemorrhage* (腦出血) 등의 중추성(中樞性) 병변에 대한 두려움이 앞서 아직 검증이 부족한 치료를 권유받거나 혹은 과도한 검사를 권유받기도 한다. 하지만 벨마비는 측두골 *temporal bone* (側頭骨)내 질환으로서 슬상신경절 *geniculate ganglion* (膝狀神經節)에 잠복 *latent* (潛伏) 되어 있던 헤르페스 바이러스 *herpes simplex virus* 의 재활성화 *reactivation* (再活性化)가 안면신경 부종 *edema* (浮腫)의 주된 원인으로 여겨지고 있으며,[2~4] 안면신경마비를 초래하는 여러 가지 원인을 배제한 후에야 진단할 수 있는 특성을 가지고 있다. 바이러스 손상에 의한 안면신경마비는 대부분이 저절로 사라지는 자연 회복의 과정을 거치게 되는 것으로 알려져 있어, 아무 치료를 받지 않아도 약 71%의 환자에서 완전회복되며, 약 84%는 정상에 가까운 회복이 이루어지고,[5] 약 15~20%의 환자는 불완전회복이 되어 이 환자군에 대해 주의를 기울여야 한다. 그 외 측두골골절 *temporal bone fracture* (側頭骨 骨折)에 의한 안면마비가 생긴 환자의 경우 약 38%에서, 이성대상포진 *herpes zoster oticus, Ramsay-Hunt syndrome* (耳性帶狀疱疹) 환자의 약 40%에서, 중이염 *otitis media* (中耳炎) 등의 감염(感染)성 질환에 의한 안면마비가 생겼을 경우 약 72%, 측두골내 종양 *intra-temporal tumor* (側頭骨內 腫瘍)에 의한 안면마비가 생긴 환자의 경우 약 76%에서 안면신경이 불완전(不完全)회복이 되어 안면 장애가 생기게 된다고 보고되고 있다.[6~9]

안면신경의 손상은 다른 질환과 달리 안면의 기능적인 결함과 동시에 정서적인 영향을 주는 독특한 질환으로서 다른 말초(末梢)신경과 같이 회복을 위한 일련의 계획된 변화를 가지게 되나 그 회복이 불완전하게 되면 환자는 후유증(不遺症)으로 남게 된 일측의 안면 장애로 인하여 심한 정서적인 충격에 휩싸이게 되어 사회, 경제적인 활동에 매우 치명적인 손상을 받는다.[10~12]

안면신경마비가 있는 환자를 적절히 치료하기 위해서는 환자에 대한 정확한 평가가 이루어져야 하며 이를 위해 자세한 문진, 이학적 검사 및 방사선 검사와 함께 신경전도 검사 *electroneurography* (神經電圖 檢査)나 근전도 검사 *electromyography* (筋電圖 檢査)가 필요하다(표 21-1). 문진을 통하여 안면신경 손상의 종류와 시점, 환자의 나이, 전반적인 건강상태 및 기대 수명, 영양상태, 수술 및 방사선 치료에 대한 과거력 등을 알아볼 수 있으며, 이학적 검사를 통하여 과거 수술의 흔적과 반흔, 삼차신경 *trigeminal nerve* (三叉神經)미주신경 *vagus nerve* (迷走神經), 설하신경 *hypoglossal nerve* (舌下神經)등의 상태, 안면근육의 움직임과 구조, 안구 및 안륜근 *orbicularis oculi muscle* (眼輪筋)의 상태를 확인하며, 근전도 검사를 통하여 안면신경 및 근육의 기능을 알아보고 CT 및 MRI 검사를 통하여 안면신경의 형태학적인 상태와 그 주위 구조물과의 관계, 이하선 *parotid gland* (耳下腺)등의 상태를 면밀히 알

표 21-1 Assessment of facial nerve paralysis

History	Physical Examination	Testing/Imaging
· Type of injury · Time from injury · Age, Overall health, Life expectancy · Nutritional factors · Previous operative report, radiation therapy	· Previous incisions and scars · Integrity of trigeminal, vagal, and hypoglossal nerves · Facial motion, tone, structure · Status of eye, eyelid	· Electroneurography (within 2 weeks) · Electromyography · CT and MRI (temporal bone and parotid gland, if there is any question about the cause of paralysis)

아볼 수 있다.[13,14]

II. 본론

안면신경이 손상이 된 경우 다른 말초신경과 같이 손상 정도를 분류할 수 있으며 그 정도에 따라 서로 다른 변성시기 *degeneration phase*(變性時期)와 재생시기 *regeneration phase*(再生時期)를 가지게 된다. 흔히 신경 손상을 전기생리 및 해부학적 특성에 따라 신경차단 *neuropraxia*(神經遮斷), 축삭절단 *axonotmesis*(軸索切斷)신경절단 *neurotmesis*(神經切斷)의 3가지로 분류한 Seddon의 분류방법[15,16]과 신경절단을 3가지로 세분한 Sunderland의 분류법[17,18]을 참고하여 손상된 안면신경이 어느 등급 *grade*(等級)에 속하느냐를 예측하여 그 예후를 짐작할 수 있다(그림 21-1). 하지만 임상적인 면에서 표면적으로 안면 근육의 상태를 바로 알 수 있고 임상의간 원할한 의사소통과 추적관찰이 용이하게 구분할 수 있는 House-Brackmann grading scale이 표준적인 평가방법으로 널리 쓰이고 있다.[19]

안면신경 손상 후 그 운명은 손상되는 순간 결정이 된다 해도 과언은 아니다. 즉 안면신경이 신경내막 *endoneurium*(神經內膜)을 포함하여 손상을 받게 되면 안면신경은 재생 과정 중에 이상재생 *aberrant regeneration*(異狀再生), 전기연접전달 *ephaptic transmission*(電氣連接傳達) 및 중추세포과민증 *cellular hypersensitivity*(細胞過敏症) 현상을 가지게 되어 안면근육에 비정상적인 움직임과 수축(收縮)이 유발된다(그림 21-2).[20~22]

하지만 안면신경 손상 후 안면신경 내 섬유다발 *axon fascicle*(神經纖維다발)이 어떠한 상태에 있느냐를 예측하기는 매우 어려운 경우가 있다. 그 이유는 모든 섬유다발이 동일한 손

Seddon	Sunderland	Injury	Degeneration	Regeneration
Normal		Normal	Normal	Normal
Neuropraxia	First degree	Myelin sheath (M)	Conduction block	Complete recovery
Axonotmesis	Second degree	M + Axon (A)	Wallerian degeneration	
Neurotmesis	Third degree	M + A + Endoneurium (E)		Incomplete recovery
	Fourth degree	M + A + E + Perineurium (P)		
	Fifth degree	M + A + E + P + Epineurium		

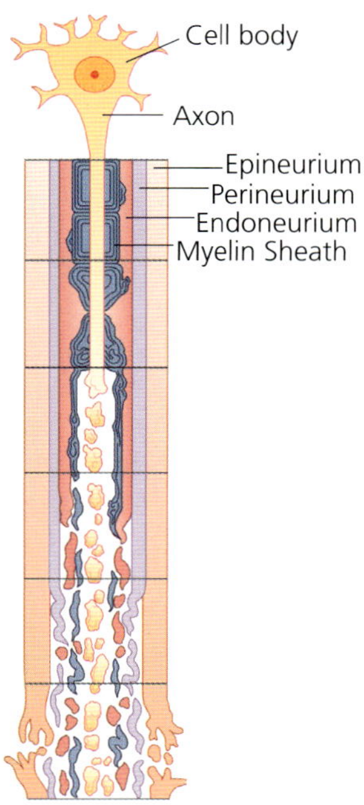

그림 21-1 An overview of Seddon and Sunderland classifications

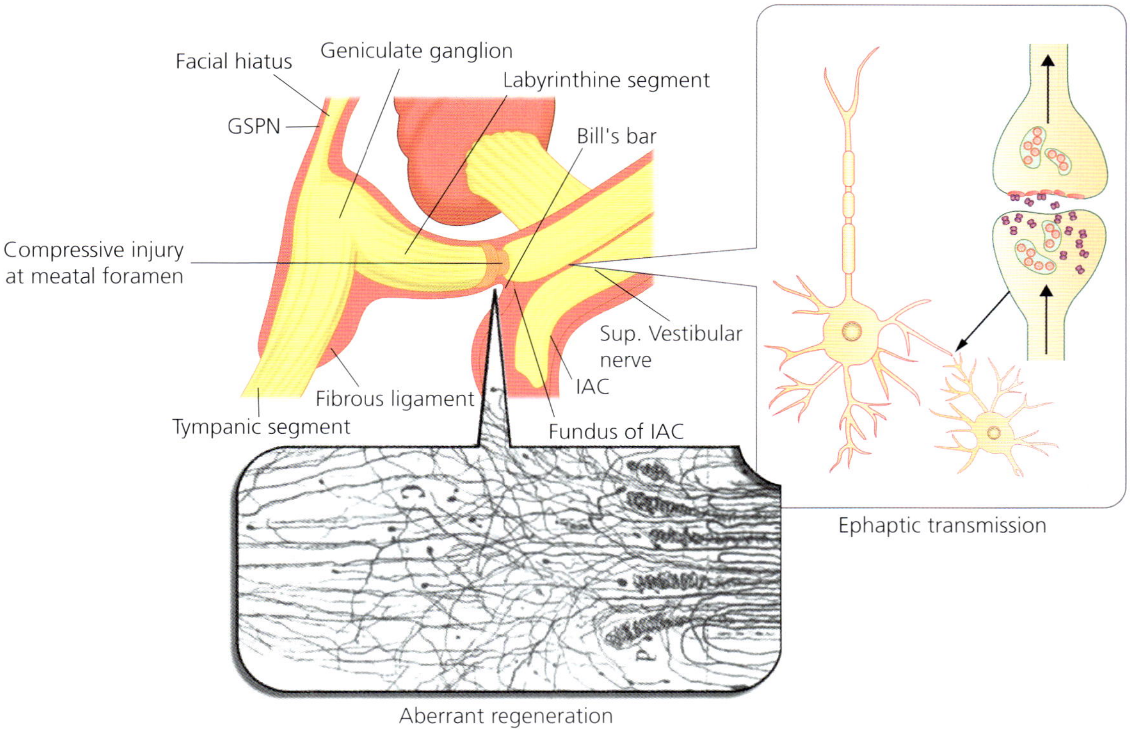

그림 21-2 Mechanisms of facial synkinesis after neurotmesis

상 정도를 가지는 것이 아니라 서로 다른 손상 정도를 가지고 있으며, 전기생리학적 검사가 신경차단 *neuropraxia* 과 월러변성 *Wallerian degeneration* 이 일어나는 축삭절단 *axonotmesis* 을 구별해줄 수 있으나, 축삭절단 *axonotmesis* 과 신경절단 *neurotmesis* 을 정확히 구별해주지는 못하기 때문이다. 다만 안면신경 내에 신경절단 *neurotmesis* 의 손상을 가지고 있는 신경 섬유가 많은 비율로 존재한다면 전기생리학적 검사상 변성비율 *degeneration ratio* (變性比率)이 수일 내 비교적 급격하게 증가하는 것으로 알 수 있으며 이는 House-Brackmann grading scale 상 grade V나 grade VI에 해당되는 상태로서 불완전회복될 가능성이 높다고 할 수 있다.[23~25]

급성 안면신경 손상과 달리 만성 압박성 손상 *chronic compressive injury* (慢性 壓迫性 損傷)의 경우 위의 경우와 다른 병태생리학적 과정을 가진다. 안면신경에 만성적인 압력이 가해진다면 슈반세포 *Schwann cell* (신경섬유 초(鞘) 세포)의 변성 *degeneration* (變性)과 재생 *regeneration* (再生)이 동시에 일어나 안면신경의 기능에는 큰 문제가 없으나 시간이 오래 지속되거나 압력이 높아지는 경우에는 변성 중의 슈반세포 *degenerative Schwann cell* 의 비율이 상대적으로 증가하여 결국 안면신경의 기능이 저하되고 안면마비가 생기게 된다. 따라서 진주종 *cholesteatoma* (眞珠腫)이나 청신경초종 *acoustic schwannoma, vestibular schwannoma* (聽神經鞘腫), 혹은 안면신경초종 *facial nerve schwannoma, facial neurinoma* (顔面神經鞘)에 의해 안면마비가 발견이 된 경우, 근전도 검사상 안면근육의 퇴화된 소견을 보인다면 이미 안면신경과 근육의 불가역적(不可逆的) 손상이 생기게 된 경우로서 종양이 수술적 제거가 된다 하더라도 그 예후는 좋지 않은 경우가 많다.[26~29]

급성이나 만성 질환에 의한 안면신경이 손상을 받았다면 그 이후에는 불가역적인 재생과정이 일어나게 되는데, 대표적인 현상이 안면 동조현상 *facial synkinesis* (同祖現像), (혹은 연합운동, 聯合運動)이다. 안면의 동조현상은 수의적이건, 불수의적 움직임에 상관없이 일측 안면근육이 한 덩어리와 같이 움직이는 현상으로 모든 안면근육에서 일어날 수 있으며 흔히 볼 수 있는 동조현상은 그림 21-3의 사진에서 볼 수 있다.

대표적인 동조현상으로 입가의 움직임에 안륜근이 움직이는 현상 *oral-ocular synkinesis* 과 그와 반대로 안륜근의 움직임에 입가의 근육이 움직이는 현상 *ocular-oral synkinesis* , 음식을 씹을 때 눈물이 나는 자율신경계의 동조현상(악어눈물 *croco-*

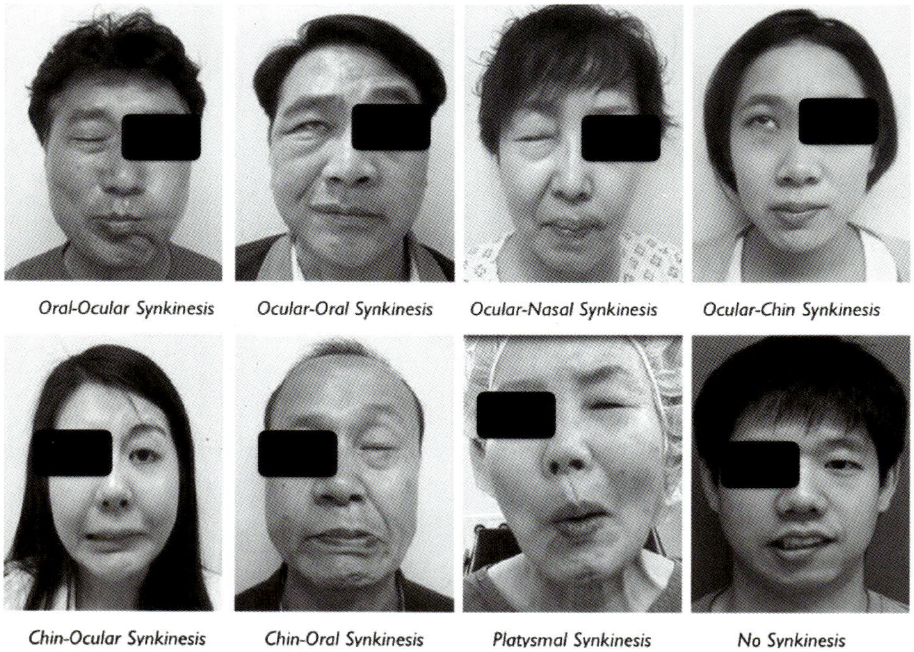

그림 21-3 Various facial synkinesis after severe facial palsy

*dile tear*이 있다.[7,13,30] 전형적인 안면 운동과다*facial hyperkinesis*(運動過多)증으로는 병변 측에 좁은 눈*narrow eye*, 깊은 팔자(八字)주름*deep nasolabial fold*과 깊은 입술외측 슬픈 주름*deep bitterness furrow*의 형성을 들 수 있다.[31] 또한 안면마비 이후 시간이 지남에 따라 건측(健側)의 근육이 보상적으로 발달하게 되어*weak antagonism of the contralateral muscles* 건측 안면 근육의 진행성 비대증과 깊은 주름이 생기게 된다.[32]

안면신경마비 이후 완전회복되지 않은 안면 근육의 움직임은 House-Brackmann grading scale로 등급을 정하기가 매우 곤란한 경우가 있어, Babak Azzizadeh와 Kimberly Lee에 의해 만성 안면마비*chronic facial paralysis*를 5등급으로 나누어 분류한 등급시스템이 최근에 소개가 되어 분류하기가 훨씬 수월해졌다(표 21-2).[33]

지난 3년간(2012년 6월~2015년 6월) 본 교실에 만성 안면마비로 내원한 환자 360여 명의 안면근육의 움직임을 조사한 결과 약 44%는 type B, 32%는 type C, 8%는 type D, 16% 환자에서는 type E의 만성 안면마비 소견을 보였다.

표 21-2 Facial evaluation for chronic facial paralysis (by Babak Azzizadeh, Kimberly Lee)

Types	Severity
Type A	Normal facial function
Type B	Partial paralysis with mild synkinesis
Type C	Partial paralysis with moderate to severe facial synkinesis
Type D	Partial paralysis without synkinesis
Type E	Complete facial paralysis

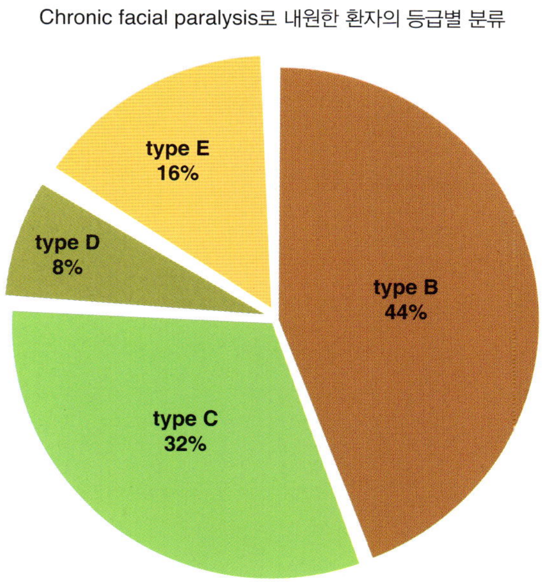

그림 21-4 Differential types of chronic facial palsy at Inje university hospital by classification of Babak Azzizadeh & Kimberly Lee

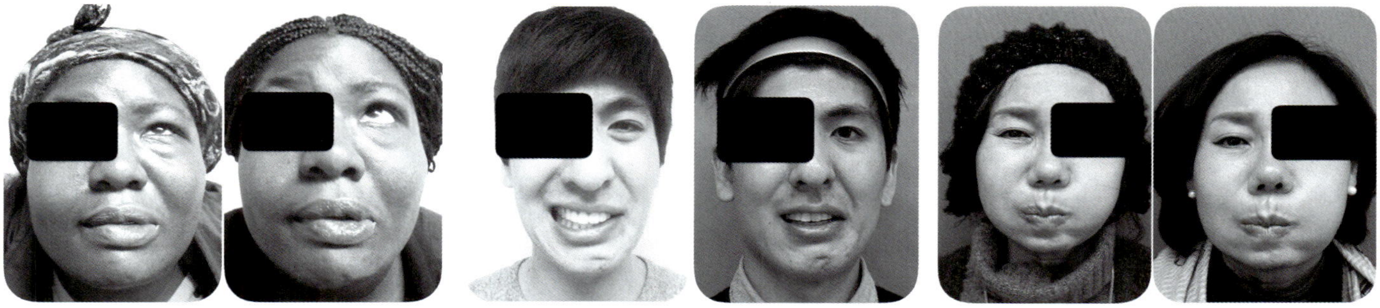

그림 21-5 Facial expressions after botox treatment for chronic facial paralysis

이러한 동조현상을 위해 효과적으로 치료할 수 있는 방법은 보툴리눔 독소 *Botulinum toxin A, BTX-A* 를 안면근육에 주사하는 것이다. 1895년 클로스트리디움 보툴리눔 *Clostridium botulinum* 이라는 병원균이 최초로 알려지게 된 후[34] 86년이 지난 1981년 보툴리눔 독소 A형이 인체에 처음으로 인간의 사시 *strabismus* (斜視)교정에 사용되기 시작하였다.[35] 그 이후 안검경련 *blepharospasm* (眼瞼痙攣)의 치료, 양미간 이마 양측 눈가의 주름 치료로 확대되었고,[36,37] 안면경련 *hemifacial spasm* (顔面痙攣)의 치료와 여러 주름제거 시술에 널리 쓰이기 시작하여[38,39] 1990년대 초반부터는 보톡스(Botox®, Allergan, CA USA)가 안면마비 후에 생긴 동조현상과 유루과다 *dacryorrhea hyperlacrimation* (流淚過多)의 치료,[40,41] 최근에는 안면 운동과다 및 안면근육 비대 *facial muscular hypertrophy* (顔面筋肉肥大)에도 효과적으로 쓰이고 있다.[42,43]

안면마비 환자에 대한 보톡스 주사요법 및 물리치료의 구체적인 방법에 대해서 저자들 간 서로 의견의 일치는 아직 이루어지지 않았지만, 본 저자는 18~24개월간의 2~3회에 걸친 보톡스 주사법과 1년 이상의 반거울 바이오피드백 *half-mirror biofeedback* 물리치료법을 통해 안면 장애의 재활요법을 시행하고 있으며 그 범위는 안면마비 후 생긴 동조현상, 안면 운동과다증 및 안면근육 비대증과 내과적 질환에 의한, 또는 고령에 의한 수술할 수 없거나 약물치료를 할 수 없는 심한 급성 안면신경마비, 안면경련증, 안면마비에 의해 생긴 깊은 주름 치료에 주로 적용시키고 있다(그림 21-5).[44~46]

하지만 오랫동안 안면 장애를 가지고 있는 해당 근육은 신경의 전도 속도가 느리고 진폭이 작으며, 탈신경 *denervation* (脫神經)에 의한 신경근 접합부 *neuromuscular junction* (神經根接合部)가 퇴화되었기 때문에[47,48] 정상 근력을 가지고 있는 부위와 다르게 고려하여 주사용량과 주사부위를 결정해야 한다. 특히 해당되는 근육에 과도한 용량이 주사되었을 때 생기는 부작용과 안와 *orbit* (眼窩)내로 보톡스가 우연히 스며들어 생기는 부작용으로 크게 나눌 수 있으며, 그에 해당하는 것들로 안검하수 *eyelid ptosis* (眼瞼下垂), 가성안면마비 *pseudo Bell's palsy* (假性顔面痲痺), 복시 *diplopia* (複視)가 있는데(그림 21-6), 이 모든 증상은 보톡스의 특성상 가역적(可逆的)이어서 영구적인 부작용은 아니다. 그러나 안면마비를 한 번 이상 경험하여 정신적으로 큰 고통을 받았거나 받고 있는 환자의 입장

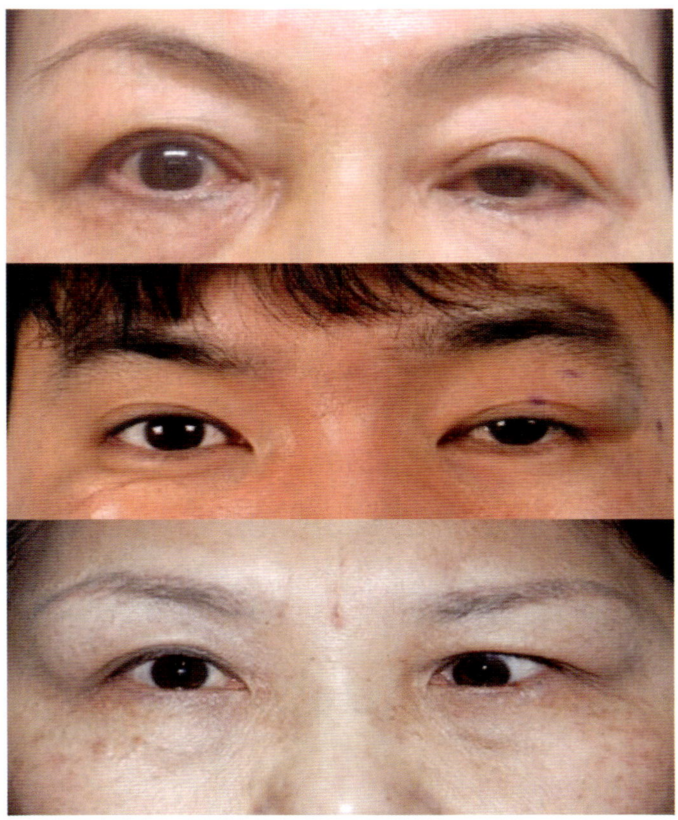

그림 21-6 Facial complications by inaccurate injections of Botox

에서는 매우 놀라지 않을 수 없으며 몇 개월 동안의 환자의 삶의 질에 매우 부정적인 영향을 미칠 뿐 아니라 환자와 의사 간의 관계가 한 순간에 단절이 될 수 있는 심각한 부작용이다.

만성 안면마비의 특징 중 하나는 SMAS *Superficial Musculoaponeurotic System* (표층 근건막체계)층이 안면근육층과의 결합력이 약화되면서 생기는 얼굴 처짐 *drooping face* 이 있는데 이는 나이가 많을수록 두드러지게 생기는 현상 중 하나이다. 병변 측으로 치우쳐진 얼굴 처짐 현상은 실제 나이보다 더 노안

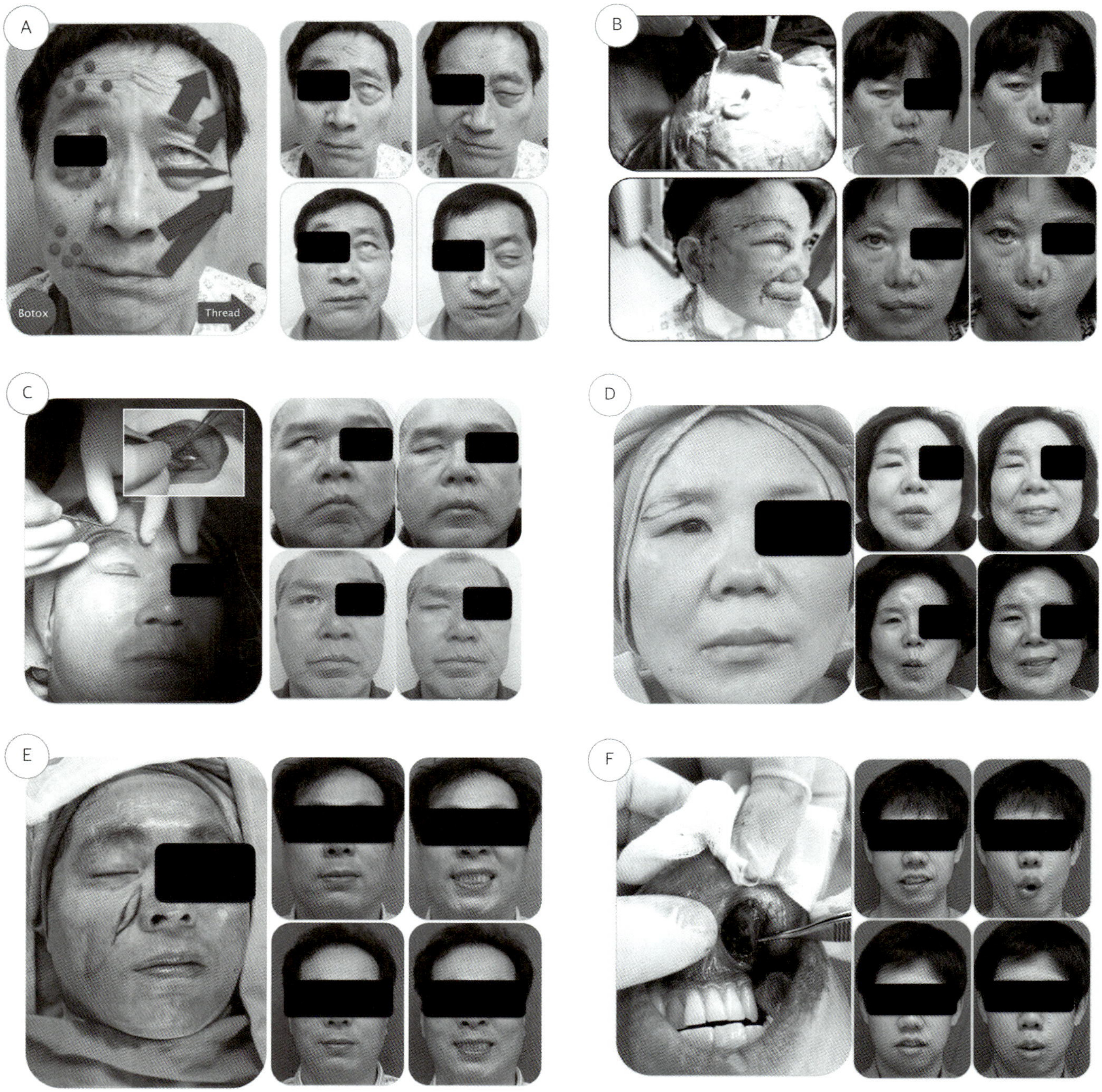

그림 21-7 A. Thread lifting combination with Botox injection, B. Face lift with sling suspension, correction of brow ptosis, C. Gold implant with correction of brow ptosis, D. Blepharoplasty for eyelid ptosis, E. Thread lifting with correction of external nasal valve stenosis, F. Contralateral selective resection of depressor labii inferioris muscle.

aging face(老顔)의 효과를 가져오며 환자에게는 또 다시 가중되는 정서적, 심리적 문제라고 할 수 있다. 이를 해결하기 위해서는 환자에게 알맞은 여러 안면거상술*face lifting*이 도움을 줄 수 있다. 뿐만 아니라 안면마비 환자에게서 흔히 관찰되는 눈썹처짐*brow ptosis*, 외비판막협착*external nasal valve stenosis*(外鼻瓣膜狹窄) 등도 안검하수의 개선술*repair of brow ptosis*, 토안(兔眼)을 위한 금/프라티넘 이식술*gold/platinum weight reconstruction for lagophthalmos*, 하안검의 재건술*lower eyelid reconstruction*, 하순근 단축술*lower lip shortening*, 외비판막 재건술*external nasal valve reconstruction*, SMAS 층을 이용한 주름 개선술*superficial musculoaponeurotic system (SMAS) rhytidectomy*, 정적인 걸기술*static sling suspension* 등의 술식을 안면부의 결함이 있는 부위에 따라 적응시킬 수 있다(그림 21-7).

III. 결론

마비된 얼굴의 재활은 매우 어려움이 많은 부분으로서 다른 분야와 다르게 환자의 심리적인 문제를 적극적으로 고려하여 환자와의 관계를 맺는 것이 중요하다. 안면 재건술의 결과는 다른 수술과 달리 환자의 주관적 만족도가 매우 중요한 요소임을 고려하여 그에 따라 추가적인 세부조정*tuning*(細部措定) 작업이 필요한 경우가 많이 있다. 특히 안면마비가 상당히 진행된 경우 이를 완전히 복원시키기는 불가능하며 점진적으로 다단계의 복합적인 수술법을 시행하여야 최종적으로 정상에 가까운 결과를 가져올 수 있다. 이와 더불어 정상측의 근육이 발달하는 것을 방지하고자 보톡스를 이용하여 안면의 대칭을 유도할 수도 있고, 특히 노인의 경우 얼굴 처짐을 위해 여러 안면거상술을 하여 대칭을 시켜줄 수 있으며, 안구의 불편함을 없애고자 안와주위 내 수술 등을 같이 하여 안면마비에 의한 안구 후유증을 해결할 수 있다. 오래된 안면마비를 치료하는 데 가장 중요한 것은 안면의 대칭성과 자연적인 모습을 유도하는 것이며, 최대한 좋은 결과를 얻기 위해 수술적인 방법과 함께 비침습적이고 다각도의 접근이 필요하다

Reference

1. Lee WS, Kim J Facial nerve paralysis and surgical management. J Korean Med Assoc 2009; 52(8): 807-18.
2. Adour KK, Wingerd J. Idiopathic facial paralysis (Bell's palsy): factor affecting severity and outcome in 446 patients. Neurology 1974;24:1112-6.
3. Sullivan FM, Swan IR, Donnan PT. Early treatment with prednisolone or acyclovir in Bell's palsy. N Engl J Med 2007;357:1598-607.
4. Selesnick SH, Patwardhan A. Acute facial paralysis: Evaluation and early management. Am J Otolaryngol 1994;15:387-408.
5. Peitersen E. Bell's palsy: the spontaneous course of 2,500 peripheral facial nerve palsies of diVerent etiologies. Acta Otolaryngol Suppl 2002; 549: 4-30.
6. Kim J, Moon IS, Shim DB, Lee WS. The effect of surgical timing on functional outcomes of traumatic facial nerve paralysis. J Trauma. 2010 Apr;68(4):924-9.
7. Kim J, Lee HR, Jung JH, Lee WS. Features of facial asymmetry following incomplete recovery from facial paralysis. Yonsei Med J. 2010;51(6):943-8.
8. Kim JH, Kim J, Park SY, Chung HJ, Lee WS. Immediate, postoperative facial paralysis after vestibular schwannoma surgery: What happens next? Korean J Audio. 2011;15:76-80.
9. Kim J, Chung SM, Moon IS, Lee HK, Lee WS. Correlation between enhanced MRI and surgical findings in herpes zoster oticus. Acta Otolaryngol. 2008 Oct 3:1-6.
10. Coulson SE, O'dwyer NJ, Adams RD, Croxson GR. Expression of emotion and quality of life after facial nerve paralysis. Otol Neurotol 2004;25:1014–1019.
11. Neely JG, Neufeld PS. Defining functional limitation, disability, and societal limitations in patients with facial paresis: initial pilot questionnaire. Am J Otol 1996;17:340–342.
12. Crumley RL. Mechanisms of synkinesis. Laryngoscope 1979;89:1847–1854.
13. Yamamoto E, Nishimura H, Hirono Y. Occurrence of sequelae in Bell's palsy. Acta Otolaryngol Suppl 1988;446:93–96.
14. Celik M, Forta H, Vural C. The development of synkinesis after facial nerve paralysis. Eur Neurol 2000;43:147–151.
15. Seddon H. Three types of nerve injury. Brain. 1943;66:237-288.
16. Seddon H. Surgical disorders of the peripheral nerves, 2nd ed. Edinburgh: Chuchill and Livingston; 1972.
17. Sunderland S. The function of nerve fibers whose structure has been disorganized. Anat Rec.1951;109:503-509.
18. Sunderland SS. Nerves and Nerve injuries. 2nd ed. Edinburgh: Chuchill and Livingston; 1978.
19. House JW, Brackmann DE: Facial nerve grading system. Otolaryngol Head Neck Surg 93:146-147,1985.
20. Montserrat L, Benito M. Facial synkinesis and aberrant regeneration of facial nerve. In Jankovic J, Tolos E, eds. Advanc-

es in Neurology. New York, NY: Raven Press; 1988:211-224.

21. May M. Management of facial hyperkinesis: overview of hyperkinesis. In: May M, Schaitkin B , eds. The Facial Nerve. New York: Thieme; 2000:431-439.
22. Moran CJ, Neely JG. Patterns of facial nerve synkinesis. Laryngoscope 1996;106:1491-6.
23. Gantz BJ, Rubinstein JT, Gidley P, Woodworth GG. Surgical management of Bell's palsy. Laryngoscope. 1999 Aug;109(8):1177-88.
24. McCabe BF. Injuries to the facial nerve. Laryngoscope. 1972;82:1981–1986.
25. Eberstein A, Pachter BR. The effect of electrical stimulation on reinnervation of rat muscle: contractile properties and endplate morphometry. Brain Res 1986;384:304–310.
26. Burggraaff B, Luxford WM, Doyle KJ. Neurotologic treatment of acquired cholesteatoma. Am J Otol 1995;16:480-5.
27. Ikeda M, Nakazato H, Onoda K, Hirai R, Kida A. Facial nerve paralysis caused by middle ear cholesteatoma and effects of surgical intervention. Acta Otolaryngol 2006;126:95-100.
28. Yetiser S, Tosun F, Kazkayasi M. Facial nerve paralysis due to chronic otitis media. Otol Neurotol 2002;23:580-8.
29. Kim J. Jung GH, Park SY, Lee WS. Facial nerve paralysis caused by chronic otitis media and surgical intervention. Yonsei Med J. 2012;53(3):642-8.
30. Moran CJ, Neely JG. Patterns of facial nerve synkinesis. Laryngoscope 1996;106:1491-6.
31. Filipo R, Spahiu I, Covelli E, Nicastri M, Bertoli GA. Botulinum toxin in the treatment of facial synkinesis and hyperkinesis. Laryngoscope. 2012 ;122(2):266-70.
32. Ferreira MC. Aesthetic considerations in facial reanimation. Clin Plast Surg. 2002;29:523-32Dirk Dressler. Botulinum toxin therapy. georg thieme Verlag p3, 2000.
33. William HS, Babak A, Mark BL. Measurement of facial nerve function. In: John WH, Mark BL, eds. The Facial Nerve. New York: Thieme; 2014:41-47.
34. Dirk Dressler. Botulinum toxin therapy. georg thieme Verlag p3, 2000.
35. Scott AB. Botulinum toxin injection of eye muscles to correct strabismus. Trans Am Ophthalmol Soc 1981;79:734-70.
36. Carruthers JDA, Carruthers A. Botulinum A exotoxin in clinical ophthalmology. Can J Ophthalmol 1996;31:389-400.
37. Carruthers A, Carruthers J. History of the cosmetic use of botulinum A exotoxin. Dermatol Surg 1998; 24:1168-70.
38. Jankovic J, Brin MF. Therapeutic uses of botulinum toxin. N Engl J Med 1991;324:1186-94.
39. Clark RP, Berris CE. Botulinum toxin: A treatment for facial asymmetry caused by facial nerve paralysis. Plast. Reconstr. Surg. 84:353,1989.
40. Hussenman J, Mehta RP. Management of synkinesis. Facial Plast Surg. 2008;24:242-249.
41. May M. Management of facial hyperkinesis: overview of hyperkinesis. In: May M, Schaitkin B , eds. The Facial Nerve. New York: Thieme; 2000:431-439.
42. Borodic G, Bartley M, Slattery W, et al. Botulinum toxin for aberrant facial nerve regeneration: double-blind, placebo-controlled trial using subjective endpoints. Plast Reconstr Surg. 2005;116:36-43
43. Toffola ED, Furini F, Redaelli C, Prestifilippo E, Bejor M. Evaluation and treatment of synkinesis with botulinum toxin following facial nerve palsy. Disabil Rehabil. 2010;32:1414-1418.
44. Lee JM, Choi KH, Lim BW, Kim MW, Kim J. Half-mirror biofeedback exercise in combination with three botulinum toxin A injections for long-lasting treatment of facial sequelae after facial paralysis. J Plast Reconstr Aesthet Surg. 2015 Jan;68(1):71-8.
45. Kim J. Contralateral botulinum toxin injection to improve facial asymmetry after acute facial paralysis. Otol Neurotol. 2013 Feb;34(2):319-24.
46. Choi KH, Rho SH, Lee JM, Jeon JH, Park SY, Kim J. Botulinum toxin injection of both sides of the face to treat post-paralytic facial synkinesis. J Plast Reconstr Aesthet Surg. 2013 Aug;66(8):1058-63.
47. Segal B, Zompa I, Danys I. et al. Symmetry and synkinesis during rehabilitation of unilateral facial paralysis. J Otolaryngol 1995;24:143-48.
48. Brach JS, VanSwearingen JM, Lenert J, Johnson PC. Facial neuromuscular retraining for oral synkinesis. Plast Recontr Surg 1997;99:1922-31.

CHAPTER

22 Physical therapy and neuromuscular retraining

한양의대 이승환

I. 서론

안면신경마비는 다양한 원인에 의해 발생하며 치료 후 회복의 정도는 신경 손상의 정도에 따라 매우 다른 결과를 보인다. 안면신경기능이 회복되지 않을 경우, 신체적 문제뿐 아니라 대인관계의 장애, 불안, 우울 등 사회적, 정신적인 고통이 동반되는 경우가 많다. 따라서 안면신경마비로 인한 신체적, 사회적 장애를 최소화하기 위해 적극적인 치료가 필요하다.[4]

안면신경의 재생을 촉진하고, 안면 기능을 회복하기 위해 다양한 치료법이 적용되고 있으며, 물리치료는 전통적으로 시행되는 치료법 중의 하나이다. 물리치료는 크게 수동적 물리치료, 능동적인 물리치료로 나눌 수 있으며, 수동적 물리치료는 고식적인 물리치료 방법을 안면신경에 적용한 것으로 전기자극 치료, 온열치료, 마사지 등이 있다. 능동적 물리치료로는 안면근육에 대한 능동 운동, 거울을 이용한 안면신경 운동, 신경근 재훈련 *neuromuscular retraining* 등이 있다. 특히 신경근 재훈련은 문제해결 접근방식의 치료법으로 환자 개개인의 특성에 따른 맞춤형 치료를 한다는 점이 특징이다.[2]

이 장에서는 안면신경의 치료로 주로 사용되는 물리치료의 종류 및 특성을 살펴보고, 신경근 재훈련 치료의 개념에 대해 기술하고자 한다.

II. 본론

안면근육의 특징

제7뇌신경인 안면신경은 여러 분지로 나뉘어져서 안면근육으로 분포하며, 일반적인 골격근과는 몇 가지 다른 점이 있다. 안면근육은 작은 크기의 운동단위 *small motor unit* 로 구성되어 있어 미세하고 정밀한 움직임이 가능한 것이 특징적이다. 또한 안면 운동이나 감정 표현은 단순히 하나의 근육의 수축만으로 이루어지는 것이 아니라 다양한 안면근육들의 수축의 조합으로 완성된다. 안면근육은 근막 *fascia* 에 싸여있지 않고, 건 *tendon* 이 없어 기시부 *origin* 와 정지부 *insertion* 가 자유롭게 움직일 수 있는 특징이 있다. 따라서 안면근육들 간의 상호작용이 용이하여 섬세하고 다양한 얼굴 표현이 가능하다. 안면근육은 관절 수용체 *joint receptor*, 내인성 근육 수용체 *intrinsic muscle receptor* 가 없다. 따라서 내인성 근육 수용체를 자극하여 근육의 긴장력을 증진시키는 고전적인 물리치료 기법인 스트레칭, 진동, 타진 *tapping* 등은 안면근육에는 효과가 없다. 또한 이 같은 신경 수용체가 없어 안면근육의 고유수용성 감각은 중추신경계로 피드백이 어렵다. 따라서 안면근육 위치 및 움직임에 대한 정적/동적 정보가 부족한 상태에서 얼굴 움직임을 유도하는 자발적인 운동만으로는 원하는 표정을 정확하게 표현하기 어려워 거울 등의 도구를 이용한 이용한 보상 피드백이 필요하다.

그리고 안면근육은 기타 골격근에 비해 근육변성 *muscle degeneration* 이 매우 천천히 일어나는 것으로 알려져 있다. 연구에 따르면 안면근육은 신경차단 이후 3년 이상 근육이 변성되지 않는 특징을 지닌다고 알려져 있다.[3]

마지막으로 안면근육은 수의운동에 대한 자극뿐 아니라 감정자극을 받아들이는 특징이 있다. 따라서 신경근 재훈련 시에 감정신호 *emotional cue* 를 적절히 사용하면 보다 자연스러운 안면기능의 회복을 유도할 수있다.

물리치료의 적응

경증 및 중증 안면마비 환자는 모두 물리치료의 적응이 된다.

하지만 안면신경마비의 급성기인 이완성마비*flaccid facial palsy* 상태에서는 적극적인 물리치료는 도움이 되지 않는다. 이완성 마비는 말초신경의 장애로 신경이 정상적으로 근육을 지배하지 못하는 것을 의미하며 안면근육이 수의적으로나 반사적으로 수축을 하지 못하는 탈신경근*denervated muscle* 상태이다. 이 같은 경우 물리치료가 신경의 재생*regeneration*을 촉진시키거나 근육으로의 신경재분포*reinnervation*를 촉진시키는 증거가 없다. 하지만 임상에서 신경재분포 이전까지 근육의 위축을 감소시킬 수 있다는 가설을 바탕으로 전기신경 자극이 흔히 사용되나, 이 같은 치료의 효용에 대하여는 논란이 있다.

근전도 검사*electromyography* 혹은 임상적 평가를 통해 안면근육의 신경재분포가 확인되면 안면신경마비의 병인에 상관없이 신경근 재훈련 치료를 시도해볼 수 있다. 안면비대칭을 유발하는 가장 큰 문제는 연합운동*synkinesis*과 선택적 근육 동원*selective muscle recruitment*이며 이들을 억제하는 것이 물리치료의 가장 중요한 목표다.

고전적 물리치료

안면신경마비의 표준치료법으로 온열치료, 마사지, 초음파, 총체적 안면운동*gross facial exercise*, 전기자극 치료와 같은 고전적인 물리치료법이 오랫동안 시행되었다(그림 22-1).

온열치료는 핫팩이나 자외선 조사기를 사용하여 피부, 진피에 열을 가해 국소 혈액순환을 증가시키는 효과가 있다. 마사지*massage*는 국소 혈액순환에 도움이 되며, 근육의 구축*contracture*을 막아 유연성을 향상시키는 효과가 있다. 초음파 치료 역시 구축 억제에 도움이 된다.

총체적 안면운동은 환자에게 "최대한 눈을 감으세요", "입술 내밀기", "크게 웃으세요" 등 큰 표정들을 연습시키는 것으로 흔히 사용되는 물리치료 기법으로 최대 노력 운동*maximal effort exercise* 형태의 훈련으로 임상에서 많이 시행되고 있다. 총체적 안면운동은 일상생활에서 자연스러운 표정을 지을 때 작용하는 작은 안면운동단위*motor unit*에 대한 훈련이 아니다.[9] 따라서 안면마비의 초기에 총체적 안면운동을 과도하게 시행하는 것은 안면근육을 대칭적으로 유지하고, 미세 근육을 제어하는 데는 큰 도움이 되지 않고 오히려 비정상적인 안면운동 패턴을 강화시킬 수 있어 대상 환자를 적절하게 선택하는 것이 중요하다.[9]

전기자극은 가장 대표적인 수동적 물리치료로 직류 혹은 교류 자극을 피부와 근육에 제시하여 수동적인 근육 수축을 유발하는 물리치료 기법으로 고전적으로 안면신경마비의 치료에 활발하게 사용되고 있다. 하지만 안면신경은 크기가 작고 안면신경분지들이 서로 가깝게 위치하여 특정 안면근육만을 자극하는 것이 어려워, 전기자극 치료 시 여러 안면근육들이 동시에 자극될 수 있다. 이 같은 이유로 안면신경기능의 회복되는 기간에는 전기자극이 오히려 비정상적인 안면신경활동을 강화하여 연합운동*synkinesis*을 유발할 수 있고, 비특이적 전기자극은 신경 손상 후 신경 재생을 방해할 수 있다는 보고도 있다.[5] 따라서 안면신경마비 환자에서 환자의 안면상태와 회복 정도에 따라서 적절한 전기자극 치료를 선택하는 것이 중요하다. 또한 전기자극은 통증을 동반한 비정상적인 운동 패턴을 유발할 수 있어 전기자극의 세기와 빈도를 정할 때는 자극 시 발생할 수 있는 안면통증에 대해서도 고려해야 한다(그림 22-2).

신경근 재훈련 neuromuscular retraining

신경근 재훈련은 환자 중심 치료 접근법을 안면신경마비에 적용한 치료법으로, 사전평가를 통해 환자의 마비 정도와 안면근육 상태를 파악한뒤, 가정에서 시행할 수 있는 개인 맞춤형

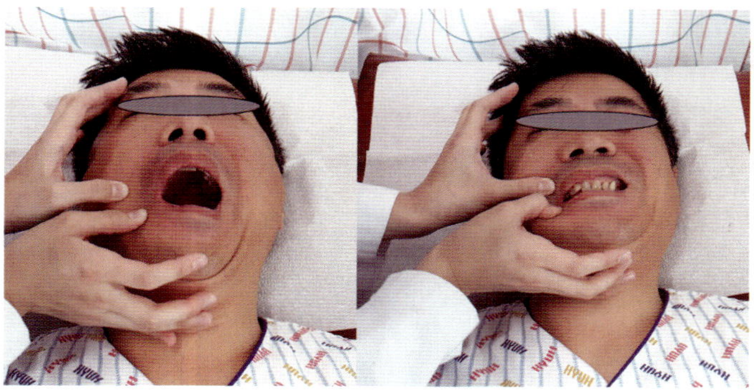

그림 22-1 고전적 물리치료: 마사지, 수동적 안면 운동

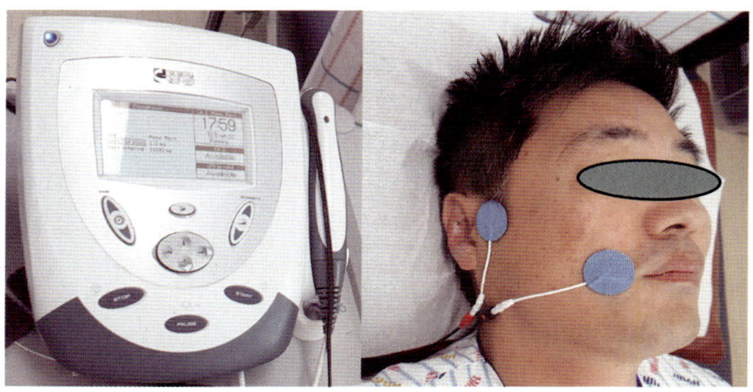

그림 22-2 고전적 물리치료: 전기자극

치료 프로그램을 개발하고 이를 환자에게 적용하는 포괄적인 과정을 의미하며, 안면마비 환자의 삶의 질을 높이는 것을 최종 목적으로 한다.

기존의 안면신경마비 치료는 환자의 개인적 특성을 고려하지 않은 일괄적인 총체적 안면운동, 전기자극 치료 등이 표준치료로 시행되었다. 하지만 안면신경마비는 환자에 따라 마비의 정도 및 주된 기능 장애 부위가 다양할 수 있으며, 마비에 따른 감정적인 반응 역시 다양하게 나타날 수 있어 맞춤형 치료 기술을 접목시킨 신경근 재훈련의 개념이 개발되었다.

신경근 재훈련은 (1) 환자 교육, (2) 개인별 운동 프로그램 개발 및 훈련, (3) 능동적인 환자 참여라는 특징적인 요소로 이루어지며, 재훈련 기법으로는 표면전극 근전도를 이용한 바이오 피드백*surface EMG biofeedback*, 거울, 체성감각을 이용한 바이오 피드백 등이 사용된다.

1) 치료조건 및 환자선택

안면신경마비 환자 중 신경근 재훈련 치료를 적용하는 데 가장 중요한 요소는 안면근육이 안면신경으로부터 신경자극을 받을 수 있는 상태여야 하는 것이다. 즉 신경근 재훈련 치료는 안면신경이 안면근육까지 온전히 연결되어 있거나 수술적인 방법으로 재건된 상태에서만 시행 가능하며, 안면근육이 신경차단된 상태에서는 진행할 수 없다. 그리고 신경근 재훈련 치료를 성공적으로 이끌어가기 위해서는 환자의 의지와 노력이 필수적이다. 일반적으로 환자가 스스로 시행하는 가정 훈련은 매일 30~60분간 집중하여 훈련하여야 한다. 이 같은 훈련은 상당한 끈기와 노력이 필요하기 때문에 환자의 강력한 동기 없이는 성공적인 결과를 얻기 어렵다. 또한 환자가 신경근 재훈련 과정을 이해하고, 가정훈련 프로그램을 정확하게 시행하고, 가정훈련에 대한 운동 결과의 적절한 피드백을 위해서는 일정 수준 이상의 인지능력과 집중력을 지닌 안면마비 환자를 선택하는 것이 중요하다.

2) 환자 평가

신경근 재훈련을 시작하기전 환자의 과거력 및 안면신경기능에 대한 포괄적인 평가가 이루어져야 한다. 안면신경마비의 원인 및 기존의 치료법, 안면운동상태 및 후유증 여부 등 다양한 요소에 대한 평가가 필요하다.

안면신경기능에 대해서는 전체평가방법인 House-Brackmann grading system, 국소평가방법인 Sunny-brook facial grading system 등을 사용하여 휴지 시의 비대칭, 운동 시의 비대칭, 연합운동 여부 등을 평가할 수 있으며, 동시에 통증, 강직도, 눈물 분비, 코막힘, 안면감각이상 등에 대해서도 면밀히 조사해야 한다. 초기 안면신경기능 평가자료는 치료효과를 확인할 수 있는 기준으로 사용될 수 있으므로 영상, 사진자료로 저장하는 것이 중요하다. 특히 영상자료는 카메라와의 거리, 조명, 표정 등에 대한 지침을 만들고 이에 따라 제작하면 추후 치료효과 비교에 용이하다.

안면신경기능 평가 시에는 식사, 대화, 비언어적 소통 시 문제와 불편감에 대해서도 조사해야 하며, 초기 환자 평가에서는 환자의 우울감, 자존감, 삶의 질, 부끄러움 등 심리사회적인 문제에 대한 평가도 함께 진행하여야 한다.

3) 안면마비 환자의 분류 및 치료 전략

신경근 재훈련은 안면신경마비의 원인에 따라 치료 방법을 결정하는 것이 아니라 안면신경기능의 상태에 따라 치료 방침을 결정해야 한다. 신경근 재훈련 치료의 대상이 되는 환자는 이완성 마비(완전 마비), 불완전 마비, 연합운동, 수술 후 재활환자로 분류가 가능하며 각각 환자군에 대한 치료 전략은 다음과 같다.

(1) 완전 마비(이완성 마비)

신경 절단*neurotemesis*은 신경전도기능이 완전히 차단된 상태를 의미하며, 근전도상 전형적인 퇴행성 변화를 보인다. 이 같은 경우는 신경근 재훈련 치료를 적용할 수 없으며, 안면재건술*facial reanimation*을 시행받지 않으면 안면운동기능이 회복을 기대하기 힘들다. 하지만 신경차단*neropraxia* 또는 축삭절단*axonotmesis*은 시간이 지나면 신경전도기능이 회복되는 특징이 있다. 이 같은 경우에서도 안면마비가 발생한 후 안면운동기능이 돌아오기 시작하기 이전에는 신경근 재훈련 치료의 효과는 미미하다. 마비가 있는 상태에서 너무 일찍 안면운동에 대해 능동적으로 연습하는 것은 오히려 정상측 안면근육의 운동을 강화하여 안면 비대칭이 오히려 과장되어 보일 수 있다. 따라서 이완성 마비기의 환자에게는 신경근 재훈련 치료가 적응이 되지 않지만, 환자 교육 프로그램을 통해 안면마비에 대한 대처방법을 알려줄 수 있다. 환자 교육내용은 일상생활에서 주의하거나 신경써야 할 사항들로 구성되며 1회의 면담만으로도 충분하다.

안구 보호를 위해 인공누액, 안대, 선글라스 등의 착용을 권유하고, 안검외반*ectropion*을 지지하기 위해 테이프를 사용하게 하며, 지속적인 안과 전문의와의 상담을 강조해야 한다. 식사 시에는 음식을 작게 잘라서 섭취하고 가급적이면 음식을 정상측으로 저작하도록 한다. 또한 음료를 섭취할 물잔은 정상측 입술에 대고 마시거나, 빨대를 사용할 수 있도록 교육한다. 양측 구각에서 볼까지 테이프를 붙이면 의사소통 시 말의 명료도를 향상시킬 수 있으며, 안면마사지와 얼굴을 촉촉하게 유지하는 것은 얼굴의 인식에 도움이 된다. 안면마비 환자는 감정의 표현을 꺼리는 경향이 있기 때문에 얼굴이 아닌 다른 신체(팔, 전신)를 이용한 감정 표현방법을 교육해야 하며, 특히 이완성 마비기 환자들에게서 과도하게 나타나는 스트레스, 두려움, 불안, 불확실성에 대한 상담이 도움이 된다.

(2) 불완전 안면마비

신경재분포가 일어나면서 안면근육의 움직임이 회복되기 시작하면 신경근 재훈련 치료가 필요하다. 신경근 재훈련 치료사는 안면기능의 회복을 위해 적절한 안면운동 교육을 시행해야 하며, 일반적으로 가능한 크게 움직이도록 연습하는 경우가 많으나 이는 잘못된 것이며, 이 시기의 환자는 작은 범위의 안면운동을 천천히 부드럽게 시행하는 것이 중요하다.

작고 부드러운 안면운동은 양측 얼굴의 대칭을 강화시킬 수 있으며, 안면근육 움직임의 정확성을 훈련할 수 있다. 또한 동시 수축 및 연합운동의 발생을 억제하는 역할을 한다.

안면마비가 없는 정상인의 표정에서는 움직임을 위해 많은 노력이 필요 없는 자발적인 안면 움직임을 관찰할 수 있다. 현재 단계에서 시행하는 정밀한 운동은 안면의 자연스럽고 자발적인 움직임을 목표로 진행한다.

치료자는 환자의 중간 회복 목표를 설정하고 그 단계에 따라 가정 운동 프로그램을 제작한다. 가정 운동 프로그램은 목표치에 따라 하루에 30분에서 60분 정도로 구성해야 하며, 추적 진료 빈도 및 치료 기간은 환자의 순응도에 따라 다양할 수 있으나, 일반적으로 6~8회 정도 피드백을 받으면 최상의 결과를 얻을 수 있고, 치료기간은 수개월에서 2년 정도까지 소요된다.

(3) 연합운동synkinesis

연합운동은 자발적인 운동에 동반되는 비자발적인 안면운동을 의미하며, 표정을 지을 때 정상적으로는 수축하지 않아야 할 근육이 동시에 수축하는 것이 특징적이다. 이는 신경재분포 시 일부의 신경섬유들이 원래의 근육이 아닌 다른 근육으로 연결되어 발생하는것으로 알려져 있으며, 안면마비의 불완전 회복과 관련된 증상으로 치료하기 매우 까다롭다.

비정상적인 근육 활동이 완전 마비 환자에서 관찰되는 안면 움직임과 유사한 경우는 이를 연합운동과 구별하기가 힘들 수 있으며, 자발적으로 운동하는 근육의 움직임을 제한하는 방식으로 연합운동이 일어날 경우도 있어 세심한 관찰이 필요하다.

안면근육은 피부를 움직여 다양한 표정을 생성하며, 미묘한 표정은 안면근육의 섬세한 균형으로 이루어진다. 안면근육이 부적절하게 수축하면 얼굴 피부가 왜곡되어 의도와 다른 표정을 짓게 된다. 환자는 흔히 연합운동을 인지하지 못하고 무의식적으로 오히려 큰 힘으로 움직이려고 하여 비정상적인 반응을 강화시킬 수 있다. 환자가 마비와 연합운동의 개념을 분명히 이해하고 안면근육을 효과적으로 조직화할 수 있는 훈련이 필요하다.

연합운동을 개선하기 위해 신경근 재훈련 치료가 도움이 될 수 있으며, 이는 휴지기의 근긴장도를 감소시켜주는 치료와 안면근육의 조절력을 향상시키는 훈련으로 구성된다.[12]

안면마비 환자들은 환측의 근긴장도가 증가되어 있음을 호소한다. 근긴장도가 증가되면, 코입술 주름*nasolabial fold*이 깊어지고, 눈꺼풀틈새*palpebral fissure*가 감소하며, 구각*angle of mouth*이 후퇴할 수 있으며, 턱이 들어가고, 광경근*platysma*의 작용으로 목이 앞으로 구부러질 수 있으며, 얼굴 중간부위가 부어오르거나 구축이 발생할 수 있다. 온열치료 및 안면마사지로 근긴장도와 구축을 완화시킬 수 있으며, 근긴장도가 증가로 인해 발생한 통증은 마사지 반응점*trigger point*을 깊게 눌러주면 좋아질 수 있다.

연합운동이 일어나면 특정 표정을 지을 때 필요이상의 많은 근육을 수축시키게 된다. 이처럼 과도한 안면근육의 운동은 오히려 전체적인 안면기능을 떨어뜨릴수 있다. 따라서 환자는 정상측 얼굴을 모델로 삼아 특정한 운동 패턴에 필요한 근육과 불필요한 근육을 정확하게 인지하는 훈련이 필요하다.[12] 이때 올바른 근육을 선택적으로 움직면서 연합운동이 발생하는 근육을 억제시킬 수 있는 작은 표정을 천천히 만드는 안면 운동을 시행해야 하며, 다른 근육이 수축되면 안 된다는 점을 집중하여 훈련한다. 이후 연합운동을 억제하면서 안면근육의 일차운동을 연습해야 하며, 이 과정에서는 상당한 집중력과 인내가 필요하다. 안면운동이 완료되면 환자는 새로운 운동 패턴을 배울 수 있고, 개별 근육에 대한 제어능력이 향상되면, 개별 근육 움직임의 범위 역시 향상될 수 있다.

연합운동 억제를 위한 신경근 재교육 훈련에는 거울을 이용한 피드백 기법과 고유감각을 이용한 피드백 기법을 모두 사용할 수 있다.[13] 안면근육은 내재 수용체가 없어 근육의 수축/이완에 대한 피드백이 어렵지만 근육이 수축하고 얼굴이 움직이면서 발생하는 피부의 변위를 느낄 수 있다. 이 같은 고유감각정보를 이용한 피드백은 거울을 이용한 피드백 기법과 달리 인지적 해석과정이 필요 없어 보다 즉각적으로 반응할 수 있는 장점이 있다. 이 같은 피드백 훈련으로 안면신경마비 환자는 양측 안면기능의 차이를 쉽게 인지하고, 비교할 수 있으며, 고유감각 피드백 훈련을 통해 본인의 안면 상태에 대한 더 깊은 통찰력을 지니게 되며, 거울 없이 가정훈련 프로그램을 수행할 수도 있게 된다.[14]

신경근 재훈련은 마비된 근육을 자극하여 다시 움직이게 하는 것이 아니라, 현재 움직이는 근육에 대한 신경 운동 패턴을 재교육하여 원활한 안면기능 회복을 꾀하는 방법이기 때문에 연합운동이 발생한 지 수년 이상 경과해도 신경근 재훈련 치료를 적용할 수 있다.

(4) 수술 환자를 대상으로 한 신경근 재훈련 치료

안면마비 발생 후 일정시간이 지나도 안면운동이 회복되지 않고 근전도의 변화가 없는 경우, 신경이식, 근육 전위 등의 안면재건술의 적응이 된다. 수술을 통해 안면근육의 움직임이 나타나면 신경근 재훈련 치료를 시도해볼 수 있다. 물론 신경근 재훈련 치료를 시행하더라도 안면기능의 완전회복은 기대하기 어렵지만, 특정 수술에 적합한 개별적인 훈련 프로그램을 적용하여 최적의 결과를 얻을 수 있다.[15]

신경근 재훈련 치료는 facial suspension, sling 수술 등 정적인 안면마비 수술을 받은 환자에서는 적용하기 어렵다. Cross-face nerve graft를 시행받은 환자는 술 후 6개월 이후 얼굴 움직임이 시작되면, 신경근 재훈련 치료를 시도할 수 있으며, 휴지 시 및 운동 시의 안면 대칭 및 발음의 정확도를 향상시키는 것을 목적으로 훈련할 수 있다. 측두골 전위술 *temporalis muscle transposition* 을 받은 환자는 술 후 6주 이후 수술부위가 안정되면 신경근 재훈련 치료를 시작할 수있다. 저작근을 안면근으로 사용할 수 있도록 훈련을 시행하며, 훈련이 완성되면, 저작하지 않고 입꼬리를 움직일 수 있게 된다. 하인두-안면신경 이식술 *hypoglossal facial nerve interpositional nerve graft* 을 받은 경우 술 후 6개월 이후 안면 움직임이 시작되면 신경근 재훈련 치료를 시행한다. 주로 환자가 혀로 치아나 연구개를 밀 때 안면 움직임이 함께 나타나는 것을 느끼게 되며, 혀 움직임으로 안면근육을 조절하는 방법을 훈련받는다. 또한 음식을 먹거나 말을 할 때 혀가 움직이면서 동시에 안면이 움직이지 않도록 하는 교육이 필요하다. 많은 환자들이 혀에 대한 압력자극이나 움직임 없이도 안면운동을 할 수 있도록 회복되나, 자연스러운 미소를 회복하기는 어렵다.[10]

신경근 재훈련 기법

1) 환자 교육

신경근 재훈련은 환자가 수동적으로 치료를 받는 것이 아니라 안면마비 환자의 능동적인 참여가 필수적이다. 따라서 치료자는 환자에게 안면신경 근육의 해부와 운동, 치료 기법에 대해 충분히 교육해야 한다. 환자가 안면근육의 움직임의 원리를 이해하고, 본인이 수행하는 운동의 과정과 목적을 정확히 파악할 수 있도록 적극적인 지도가 필요하다. 신경근 재훈련 기법은 주로 가정훈련 프로그램으로 이루어지고 오랜 시간 동안 진행되므로, 환자가 질환에 대해 많이 이해할수록 환자의 순응도가 높아지고, 가정훈련 프로그램의 수행력 역시 좋아질 수 있다(그림 22-3).[16]

2) 맞춤형 가정훈련 프로그램

강한 동기부여를 바탕으로 매일 반복되는 연습으로 개인의 능력을 향상시키는 스포츠, 음악 교육과 신경근 재훈련 기법은 유사성을 지닌다. 새로운 운동 기술을 얻기 위해 반복되는 노력이 필요하며, 반복되는 연습을 통해 자연스러운 표정을 만

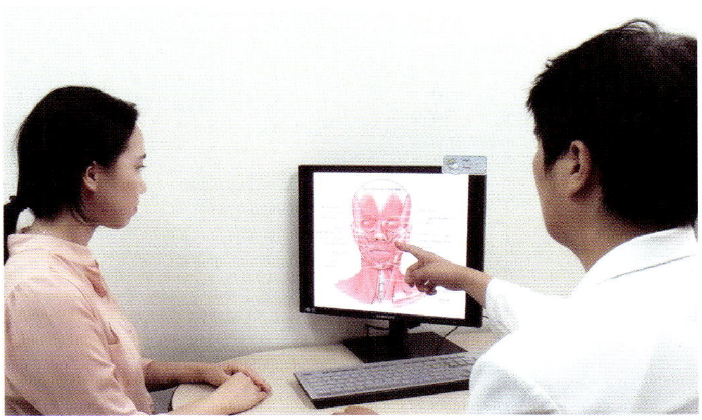

그림 22-3 신경근 재훈련 기법: 환자 교육. 환자가 정확한 자가훈련을 수행하기 위해서는 안면근육의 해부, 기능에 대한 교육은 필수적이다.

들어낼 수 있다. 이를 위해 맞춤형 가정훈련 프로그램을 제작하여 통해 환자가 가정에서 운동할 수 있도록 유도해야 한다. 치료자는 환자의 안면마비 상태에 고려하여 가장 적합한 운동 프로그램을 구성하여 제공해야하며 가정훈련 시간은 30분에서 60분 정도가 적합하다. 일반적으로 거울 피드백, 고유감각 피드백 등을 이용하여 환자가 정확한 동작을 할 수 있도록 교육한다.[11]

3) 근전도 바이오 피드백 surface electromyography biofeedback

안면 표면전극을 이용한 근전도 바이오 피드백은 무의식 중에 발생하는 안면근육의 움직임을 의식적으로 조절할 수 있도록 고안되었다.[6] 일반적으로 4채널 기기가 사용되며, 환측 근육, 연합운동이 일어나는 근육에 전극을 붙이고, 나머지 2의 전극은 정상측의 근육에 부착하여 환자가 안면운동을 하면서 발생하는 근육 수축의 빈도와 강도에 대한 정보를 실시간으로 확인할 수 있으며, 정상측과 비교가 가능하다(그림 22-4). 시각적인 바이오 피드백을 통해 환자는 수의운동을 증가시킬 수 있으며, 원치 않는 연합운동을 억제할 수 있다. 이같이 근전도 바이오 피드백은 안면마비의 치료에 이용할 수 있으며, 신경근 재훈련 치료 효과를 평가하는 도구로도 사용될 수 있다. 근전도 바이오 피드백 기기는 신경근 재훈련 치료에 매우 유용하지만 병원에서만 사용할 수 있어 가정에서의 활용은 제한된다. 따라서 병원에서는 근전도 바이오 피드백과 거울 및 고유감각 바이오 피드백을 동시에 적용하여 환자가 안면근육의 움직임을 보다 더 종합적으로 인지할 수 있도록 유도해야 한다. 근전도 바이오 피드백을 적극적으로 활용하여 거울 및 고유감각 바이오 피드백을 더욱 강화시키고 객관화하여 환자가 가정훈련 프로그램을 정확하게 수행할 수 있게 도움을 줄 수 있다.[7,8]

4) 거울 바이오 피드백 mirror biofeedback

안면근육의 작용을 시각적으로 확인하기 위해 거울을 앞에 두고 훈련하는 기법으로 가정훈련 프로그램에 적용할 수 있는 기술이다. 근전도 바이오 피드백 훈련을 통해 이후 환자가 운동을 올바르게 수행하고 있다는 확신이 있는 경우 거울 바이오 피드백 기법을 적용할 수 있다(그림 22-5).[1]

하지만 눈감기 훈련과 같은 운동은 근전도 바이오 피드백의 도움 없이 거울 바이오 피드백만으로도 충분하다. 환자는 손거울을 얼굴 아래에 두고 시선을 아래를 향하게 하고 눈을 감는 연습을 한다. 거울은 환자의 시선이 항상 아래로 향하게 유지하는 것에 도움을 주며 이는 눈을 감을 때 안구가 상외측으로 회전하는 벨현상 *bell's phenomenon* 을 억제한다. 이 같은 방법으로 안륜근의 기능을 훈련하고 점점 거울의 위치를 얼굴과 수평이 되게 올리면서 눈감기 연습을 지속할 수 있다.

Ⅲ. 결론

안면신경마비로 인해 환자가 겪는 사회심리적인 문제는 매우 심각할 수 있으며, 작은 안면기능장애조차도 환자에게는 매우 큰 영향을 줄 수 있다. 따라서 안면신경의 기능을 최대한 회복할 수 있도록 노력해야 한다. 물리치료 및 신경근 재교육을 통해 선택적인 근육 훈련을 촉진하고, 연합운동을 감소시켜 전체적인 안면근육의 기능을 향상시킬 수 있다.

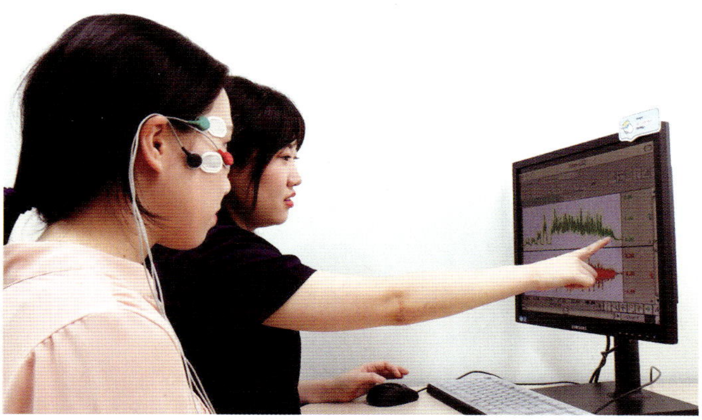

그림 22-4 신경근 재훈련 기법: 근전도 바이오 피드백 훈련

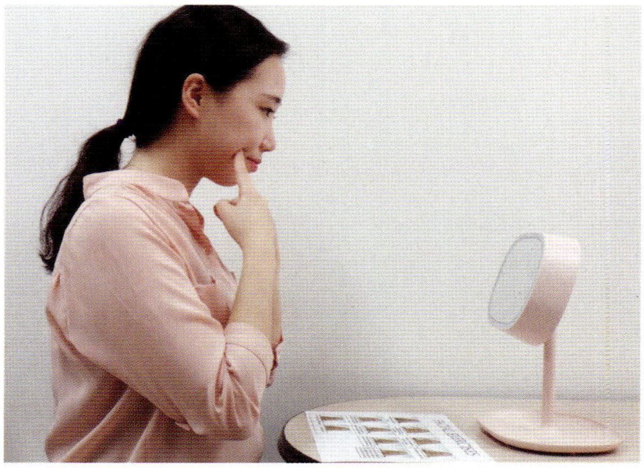

그림 22-5 신경근 재훈련 기법: 거울 바이오 피드백 훈련

신경근 재훈련은 환자 중심의 안면재활 프로그램으로 개인의 안면운동상태, 사회심리적인 요소를 고려하여 제작된 맞춤형 운동이다. 기타 안면재활 치료 및 안면재생 수술과 마찬가지로 신경근 재훈련 치료 역시 완벽한 안면운동 회복을 보장하지는 않는다. 하지만 안면마비 환자의 적극적인 참여, 인내를 통해 환자의 신체기능이 조금씩 향상되고 나아가 안면마비 환자의 자존감, 만족도 및 삶의 질을 개선시킬 수 있다.

Reference

1. Azuma T, Nakamura K, Takahashi M, Ohyama S, Toda N, Iwasaki H, et al. Mirror biofeedback rehabilitation after administration of single-dose botulinum toxin for treatment of facial synkinesis. Otolaryngol Head Neck Surg 2012;146 (1):40-5.
2. Brach JS, VanSwearingen JM. Physical therapy for facial paralysis: a tailored treatment approach. Phys Ther 1999;79 (4):397-404.
3. Brown MC, Holland RL. A central role for denervated tissues in causing nerve sprouting. Nature 1979;282 (5740):724-6.
4. Cardoso JR, Teixeira EC, Moreira MD, Favero FM, Fontes SV, Bulle de Oliveira AS. Effects of exercises on Bell's palsy: systematic review of randomized controlled trials. Otol Neurotol 2008;29 (4):557-60.
5. Cohan CS, Kater SB. Suppression of neurite elongation and growth cone motility by electrical activity. Science 1986;232 (4758):1638-40.
6. Cronin GW, Steenerson RL. The effectiveness of neuromuscular facial retraining combined with electromyography in facial paralysis rehabilitation. Otolaryngol Head Neck Surg 2003;128 (4):534-8.
7. Diels HJ, Beurskens CHG. Neuromuscular Retraining: Nonsurgical Therapy for Facial Palsy. In: Hiscock TY, 'editor'. The Facial Nerve. New York, Stuttgart: Thieme Medical Publishers, Inc.;2013. p.205-12.
8. Diels HJ, Combs D. Neuromuscular retraining for facial paralysis. Otolaryngol Clin North Am 1997;30 (5):727-43.
9. Lindsay RW, Robinson M, Hadlock TA. Comprehensive facial rehabilitation improves function in people with facial paralysis: a 5-year experience at the Massachusetts Eye and Ear Infirmary. Phys Ther 2010;90 (3):391-7.
10. Novak CB. Rehabilitation strategies for facial nerve injuries. Semin Plast Surg 2004;18 (1):47-52.
11. Park S-K, Shin W-S. The Effect of Muscle Reeducation Training on Recovery and Function in People with Acute Facial Nerve Paralysis. J Korean Soc Phys Ther 2014;26 (4):240-8.
12. Pourmomeny AA, Asadi S. Management of synkinesis and asymmetry in facial nerve palsy: a review article. Iran J Otorhinolaryngol 2014;26 (77):251-6.
13. Pourmomeny AA, Zadmehre H, Mirshamsi M, Mahmodi Z. Prevention of synkinesis by biofeedback therapy: a randomized clinical trial. Otol Neurotol 2014;35 (4):739-42.
14. Segal B, Hunter T, Danys I, Freedman C, Black M. Minimizing synkinesis during rehabilitation of the paralyzed face: preliminary assessment of a new small-movement therapy. J Otolaryngol 1995;24 (3):149-53.
15. Terzis JK, Karypidis D. Therapeutic strategies in post-facial paralysis synkinesis in adult patients. Plast Reconstr Surg 2012;129 (6):925e-39e.
16. Vanswearingen J. Facial rehabilitation: a neuromuscular reeducation, patient-centered approach. Facial Plast Surg 2008;24 (2):250-9.

CHAPTER

23 Future treatment modalities

전남의대 장철호 · 김홍찬 · 조용범

Ⅰ. 서론

현재까지 임상영역에서 손상된 안면신경과 같은 말초신경부위를 치료하는 최근의 경향으로는 환자의 동, 정맥 혹은 비복신경 *sural nerve*, 대이개신경 *greater auricular nerve* 과 같은 감각신경을 절단하여 취한 조직 *donor tissue* 을 이식하는 자가이식법 *autologous* 으로 절단된 신경의 양쪽을 봉합하려는 수술이 사용되어 왔다. 하지만 이식되는 신경과 신경의 직경 및 미세신경구조(신경섬유나 신경다발의 밀도, 구성 등)를 정확하게 맞추기 어렵고, 신경을 채취하기 위한 2차적인 수술이 필요하다는 단점이 있다. 또한 이 방법은 환자로부터 이식편이 제거된 부위에서 발생하는 본연의 기능상실과 통증을 유발하는 국소적인 신경종의 생성 및 자가신경이 아닌 경우 제공자와 수여자 간의 조직거부반응 등의 문제점을 내포하고 있어 면역억제제를 사용해야 하는 등의 단점을 가지고 있다.

신경재생을 위한 전통적인 방법들의 한계는 신경유도도관 *nerve guide conduit* 개발로 이어졌으며, 자가신경이식법에 견줄만한 신경재생 효과가 있다는 연구결과가 있어 최근 이에 대한 연구가 집중적으로 이루어지고 있다. 신경유도도관은 합성재료로 구성된 도관으로서 신경의 손상부위 사이를 연결해주는 가교 *bridge* 역할을 수행하여 직접적으로 신경재생 유도에 기여하고 있다. 도관은 내부가 비어있는 상태로 이식되거나 성장인자세포, 혹은 섬유상 물질로 채워진 채로 이식되므로, 신경도관을 위한 tubing 기술과 내부 충전용 재료 및 충전물의 3차원적인 구조를 어떻게 설계하느냐에 따른 신경재생효율의 향상에 관심이 집중되고 있다. 하지만 아직까지 손상된 신경조직을 단시간 내에 완벽하게 재생시키는 신경도관은 개발되지 않고 있는 실정이다. 따라서 고효율의 신경도관을 인공적으로 제조하기 위해서는, 도관의 재질과 도관벽의 물질 투과성 확보, 도관내부 충전물과 신경세포와의 적합성, 내부 충전물의 3차원적인 구조와 신경재생능과의 상관관계 등을 충분히 고려한 재료의 설계 및 구조 결정이 매우 중요하다고 하겠다.

Ⅱ. 본론

이상적인 신경유도도관으로서 갖추어야 할 특성

신경유도도관은 투과성, 내구성 및 세포부착능과 같은 신경유도도관 벽의 물리화학적 특성들이 간격을 연결하는 신경재생에 영향을 미친다. 새로 재생되는 신경섬유를 위해 기계적으로 안정된 구조를 제공해야 하며, 재생된 축삭돌기 *axon* 를 근위부에서 원위부 신경말단 쪽으로 유도하는 특성을 지녀야 하며, 주변 반흔조직 침윤을 방지해야 하지만 신경성장인자들이 침투할 수 있는 구조적 특성을 유지해야 한다.[1] 따라서 신경유도도관은 3가지 생물학적 적합성인 혈액 적합성, 조직 적합성 그리고 기계적 적합성을 지니고 있어야 한다.[2,3]

1. 혈액 적합성: 혈액의 용해가 일어나지 않아야 하며, 특히 혈구의 응고로 인해 혈전이 생기지 않아야 한다.
2. 조직 접합성 : 주변 조직에 대한 독성반응이 없는 생체분해성 물질이어야 한다. 신경유도도관의 분해가 빠를 경우 와해 *collapse* 되어 신경재생이 이루어지지 않으며 주변 반흔조직 등으로 인해 섬유화될 수 있다. 결국 생체 적합성을 띠면서 생체내에서 상당기간이 지난 후 천천히 흡수되며 이물반응이 없는 물질이 이상적인 도관의 재료가 될 수 있다.
3. 기계적 적합성: 재생된 신경이 손상되지 않도록 물리적으로 안정적이어야 하며,[4] 세포의 접착이나 신경재생에 필요

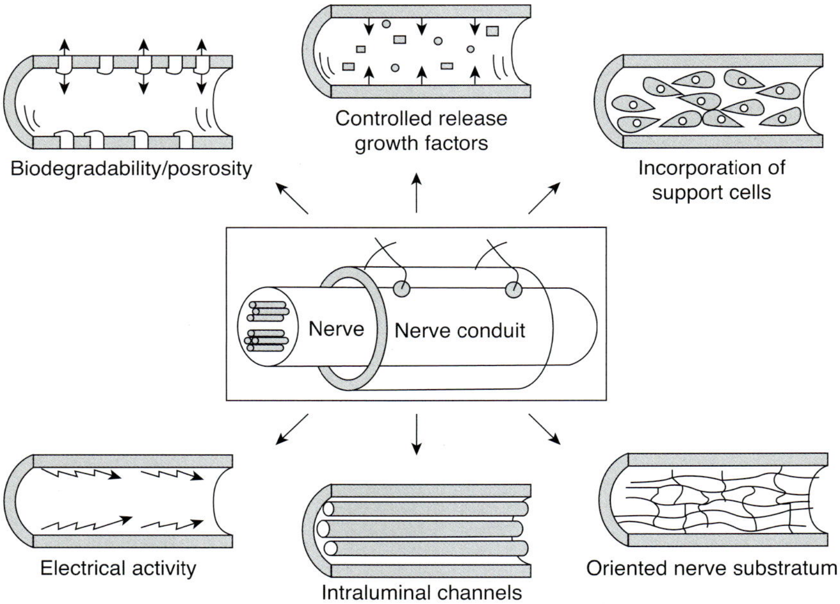

그림 23-1 이상적인 신경유도도관

한 신경성장인자, 신경영양물질 등에 대해 친화적 성격을 가져야 한다. 이로 인해 과거에 처음 연구되었던 실리콘은 더 이상 연구되지 않고 있으며 현재는 선택적인 투과막 특성을 제공하여 신경재생에 여러 가지 이점을 겸비하고 있는 반투성막이 좋은 것으로 알려져 있다. 반투성막의 pore size는 5 μm 이하의 경우 재생에 필요한 세포 및 조직들이 도관을 투과하지 못하며 30 μm 이상이면 염증세포들이 통과하여 신경재생에 유익하지 않기 때문에 5~30 μm가 좋은 것으로 알려져 있다. 또한 일부 연구자들은 도관이 최대 50 kDa의 분자량을 투과할 수 있어야 한다고 생각한다.

결국 이상적인 신경유도도관은 다공성 구조 및 신경관내 채널을 통하여 신경성장인자의 분비를 조절하고 지지세포의 접착이나 이동을 유도할 수 있어야 한다. 또한 적절한 생체분해율 및 압전효과와 같은 전기적 특성도 요구된다(그림 23-1).

III. 신경유도도관의 성분에 따른 종류

Natural material

1) 혈관

주로 정맥이 사용되었지만 얇은 혈관벽으로 인해 collapse되기 쉬워 신경유도도관으로 더 이상 추천되지 않고 있다.

2) 근육조직

세포외기질 *extracelluar matrix* 이 풍부한 장점이 있으나 채취할 수 있는 근육이 문제가 되고 또한 신경재생 중 근육 밖으로 신경섬유가 자라나갈 수 있는 단점이 있어서 흔히 사용하지 않고 있다.

3) Tendon

실험적으로 10 mm 신경결손까지도 신경재생이 가능하다고 알려져 있으며, rat tail tendon은 세포외기질이 풍부하고 collagen longitudinal arrangement가 있어서 신경재생에서 세포들이 부착하는 경로를 제공하는 장점이 있다.

Natural polymer

Collagen, chitosan, polyhydroxybutyrate, polyhydroxybutyrate-co-hydroxyvalerate 등이다. 이 중 collagen이 대표적이다.

Collagen은 결체조직의 구조를 이루는 단백질로서 세포외기질의 대표적인 단백질이다. 이미 collagen 신경유도도관은 FDA 인준을 받아 상용화되어 있다(NeuroGen, NeuroMatrix, Neuroflex). 하지만 collgen의 단점은 기계적 강도가 약하며, 수분 흡수가 잘되어 collagen 신경유도도관은 팽창이 일어나 새로 재생된 신경조직을 압박할 수 있다. 또한 생체내에서 분해가 너무 빨라 신경유도재생에 단점이 될 수 있다. Collgen의 기계적 강도를 강화시키기 위해 cross-linking을 하기도 하며, freeze drying, electrospinning을 사용하기도 한다. 저자의 경우 cross-linking과 electrospinning을 동시에 시행하여 합성형 고분자인 polycaprolactone *PCL* 과 결합하여 사용한 결과 좋은 효과를 보였다.[7]

합성 polymer 신경유도도관

합성 polymer에는 생체분해되지 않는 silicon, expanded poly (tetrafluorethylene); Gore-Tex, polypyrrole 등이 있으나 생체분해형 합성 polymer에 비해 단점이 있어 선호되지 않고 있다. 현재는 생체분해형 합성 polymer인 polyglycolic acid *PGA*, polylactic acid-co-glycolic acid *PLGA*, polycaprolactone *PCL*, poly-DL-lactide-co-caprolactone *PLCL*, polyvinyl alcohol *PVA* 등과 같은 신경유도도관을 사용한 연구들이 널리 시행되고 있으며, PGA (Neurotube)와 PLCL (Neurolac)은 이미 상용화되어 있다.

이러한 합성형 신경유도도관에 신경재생을 enhance시키기 위해서 mesenchymal stem cell, 슈반세포 *Schwann cell*, neurotrophic factor 등을 코팅하거나 채워서 사용하는 실험적 연구들도 진행되고 있다. 또한 본인의 줄기세포를 분리 배양하여 신경유도도관과 함께 사용할 수 있지만 아직까지 임상적으로는 사용된 보고는 없다.

Ⅳ. 신경재생을 촉진시키기 위한 방법

슈반세포의 이식

슈반세포는 축삭과 함께 신경섬유를 이루는 중요한 구성요소로서, 손상된 신경의 축삭이 절단된 부위의 원위부까지 도달할 수 있도록 하는 유도과정에서 핵심적인 역할을 한다.[8~10] 하지만 사람의 손상된 신경조직으로부터 순수한 슈반세포를 분리 획득하는 과정은 매우 난해하다고 알려져 있어 아직까지 임상적으로 시도된 적은 없다.

생리활성물질 bioactive molecule 의 주입

신경재생을 촉진시키는 생리활성 물질로는 fibronectin, lamini, collagen과 같은 세포접착 단백질과 nerve growth factor, fibroblast growth factor, brain-derived neurotrophic factor, insulin-like growth factor, ciliary neurotrophic factor 등이 사용되었으며 비교적 신경결손이 긴 경우 신경재생을 촉진한다고 알려져 있다.[11~16] 또한 이러한 성장인자가 풍부하게 함유된 제대 혈청의 사용도 보고되었다.[7]

줄기세포의 주입

신경유도도관 내에 성체줄기세포를 주입하여 사용함으로써 신경도관 내에서 신경재생을 촉진시킨다고 알려져 있으며, 이는 향후 임상적인 시도가 이루어질 것으로 기대되고 있다.[17~23]

물리적 자극의 병합

모든 조직에서와 마찬가지로 신경재생에 있어서 특정한 물리적 자극이 가해지면 신경재생이 촉진되는 것으로 알려져 있다. 신경유도도관과 함께 사용된 물리적 자극으로는 저강도의 초음파 *low intensity ultrasound*, LED 등이 연구 보고 되고있다.[24~30]

이외에 전기자극이 있는데, 안면신경마비 또한 치료를 위한 다양한 기능성 신경자극 장치가 개발 중이다.[31~34] McDonnall D 등[35]은 안면신경마비 환자에서 기능 회복을 위해 bio-electrical interface 사용을 제안하였다. 이 경우 2개의 이식형 전극과 수신기가 필요하다. 예를 들어 일측성 마비 또는 동조운동을 가진 환자에서 정상측에 이식된 전극을 통해 복잡한 신경 신호를 추출할 수 있다. 외부 수신기는 수신된 전기신호를 바탕으로 손상된 부위에 삽입된 전극을 통해 대칭적인 얼굴 움직임이 나타나도록 신경을 자극하여 근육수축을 유도한다.

대부분의 bio-electrical interface는 손상되지 않은 신경근 접합부 *neuromuscular junction* 를 재연결하거나 활성화하는 것에 의존한다. 하지만 일부 환자의 경우 안면근육이나 신경근 접합부 손상으로 자극에 더 이상 반응할 수 없다. 이런 경우, 근육수축을 복원할 수 있는 전기활성 고분자 인공 근육장치가 연구되고 있다.[36~38] 비록 생체내 실험에서 만족할 만한 결과는 보여주지 못했지만 조직공학과 biointerface 등의 연구개발로 향후 이러한 장치의 임상적 시도가 이루어지리라 전망한다.

V. 결론

현재 신경유도도관을 이용한 신경재생 연구는 좌골신경, 척골 신경 등에 편중되어 있지만 안면신경재생을 위한 실험적 연구 결과들도 pubmed search상 50여 편이 연구 보고되고 있다. 이비인후과 영역에서 현재까지 안면신경재생을 위한 의학적 방법으로 자가신경 이식이 가장 좋은 방법으로 임상에 사용되고 있지만, 서론에서 언급한 바와 같이 환자가 감수해야 할 단점이 분명하다. 비록 현재 생체분해성 합성형 polymer로 이루어진 신경유도도관이 제한적으로 임상에 사용되지만 향후 줄기세포와 신경성장인자들의 병합, biointerface 등의 병합 기술의 발달은 안면신경재생에서 신경유도도관 치료의 적극적 임상적 적용을 가능하게 할 것으로 사료된다.

Reference

1. de Ruiter GC, Malessy MJ, Yaszemski MJ, Windebank AJ, Spinner RJ. Designing ideal conduits for peripheral nerve repair. Neurosurg Focus 2009;26:E5.
2. Silva JM, Duarte AR, Custodio CA, Sher P, Neto AI, Pinho AC, et al. Nanostructured hollow tubes based on chitosan and alginate multilayers. Adv Healthc Mater 2014;3:433-40.
3. Pinho AC, Fonseca AC, Serra AC, Santos JD, Coelho JF. Peripheral Nerve Regeneration: Current Status and New Strategies Using Polymeric Materials. Adv Healthc Mater 2016;5:2732-44.
4. Chiono V, Tonda-Turo C. Trends in the design of nerve guidance channels in peripheral nerve tissue engineering. Prog Neurobiol 2015;131:87-104.
5. Jiang X, Lim SH, Mao HQ, Chew SY. Current applications and future perspectives of artificial nerve conduits. Exp Neurol 2010;223:86-101.
6. Daly W, Yao L, Zeugolis D, Windebank A, Pandit A. A biomaterials approach to peripheral nerve regeneration: bridging the peripheral nerve gap and enhancing functional recovery. J R Soc Interface 2012;9:202-21.
7. Jang CH, Lee H, Kim M, Kim G. Effect of polycaprolactone/collagen/hUCS microfiber nerve conduit on facial nerve regeneration. Int J Biol Macromol 2016;93:1575-82.
8. Biazar E, Heidari Keshel S, Pouya M. Behavioral evaluation of regenerated rat sciatic nerve by a nanofibrous PHBV conduit filled with Schwann cells as artificial nerve graft. Cell Commun Adhes 2013;20:93-103.
9. Lin YC, Oh SJ, Marra KG. Synergistic lithium chloride and glial cell line-derived neurotrophic factor delivery for peripheral nerve repair in a rodent sciatic nerve injury model. Plast Reconstr Surg 2013;132:251e-62e.
10. Nie X, Deng M, Yang M, Liu L, Zhang Y, Wen X. Axonal regeneration and remyelination evaluation of chitosan/gelatin-based nerve guide combined with transforming growth factor-beta1 and Schwann cells. Cell Biochem Biophys 2014;68:163-72.
11. Cui Y, Lu C, Meng D, Xiao Z, Hou X, Ding W, et al. Collagen scaffolds modified with CNTF and bFGF promote facial nerve regeneration in minipigs. Biomaterials 2014;35:7819-27.
12. Dinis TM, Vidal G, Jose RR, Vigneron P, Bresson D, Fitzpatrick V, et al. Complementary effects of two growth factors in multifunctionalized silk nanofibers for nerve reconstruction. PLoS One 2014;9:e109770.
13. Roam JL, Nguyen PK, Elbert DL. Controlled release and gradient formation of human glial-cell derived neurotrophic factor from heparinated poly(ethylene glycol) microsphere-based scaffolds. Biomaterials 2014;35:6473-81.
14. Zhao J, Zheng X, Fu C, Qu W, Wei G, Zhang W. FK506-loaded chitosan conduit promotes the regeneration of injured sciatic nerves in the rat through the upregulation of brain-derived neurotrophic factor and TrkB. J Neurol Sci 2014;344:20-6.
15. Santos D, Giudetti G, Micera S, Navarro X, del Valle J. Focal release of neurotrophic factors by biodegradable microspheres enhance motor and sensory axonal regeneration in vitro and in vivo. Brain Res 2016;1636:93-106.
16. Zhuang H, Bu S, Hua L, Darabi MA, Cao X, Xing M. Gelatin-methacrylamide gel loaded with microspheres to deliver GDNF in bilayer collagen conduit promoting sciatic nerve growth. Int J Nanomedicine 2016;11:1383-94.
17. Oliveira JT, Bittencourt-Navarrete RE, de Almeida FM, Tonda-Turo C, Martinez AM, Franca JG. Enhancement of median nerve regeneration by mesenchymal stem cells engraftment in an absorbable conduit: improvement of peripheral nerve morphology with enlargement of somatosensory cortical representation. Front Neuroanat 2014;8:111.
18. Xue F, Wu EJ, Zhang PX, Li-Ya A, Kou YH, Yin XF, et al. Biodegradable chitin conduit tubulation combined with bone marrow mesenchymal stem cell transplantation for treatment of spinal cord injury by reducing glial scar and cavity formation. Neural Regen Res 2015;10:104-11.
19. Kaizawa Y, Kakinoki R, Ikeguchi R, Ohta S, Noguchi T, Oda H, et al. Bridging a 30 mm defect in the canine ulnar nerve using vessel-containing conduits with implantation of bone marrow stromal cells. Microsurgery 2016;36:316-24.
20. Gu Y, Li Z, Huang J, Wang H, Gu X, Gu J. Application of marrow mesenchymal stem cell-derived extracellular matrix in peripheral nerve tissue engineering. J Tissue Eng Regen

Med 2017;11:2250-60.

21. Hu F, Zhang X, Liu H, Xu P, Doulathunnisa, Teng G, et al. Neuronally differentiated adipose-derived stem cells and aligned PHBV nanofiber nerve scaffolds promote sciatic nerve regeneration. Biochem Biophys Res Commun 2017;489:171-8.
22. Kaizawa Y, Kakinoki R, Ikeguchi R, Ohta S, Noguchi T, Takeuchi H, et al. A Nerve Conduit Containing a Vascular Bundle and Implanted With Bone Marrow Stromal Cells and Decellularized Allogenic Nerve Matrix. Cell Transplant 2017;26:215-28.
23. Uz M, Buyukoz M, Sharma AD, Sakaguchi DS, Altinkaya SA, Mallapragada SK. Gelatin-based 3D conduits for transdifferentiation of mesenchymal stem cells into Schwann cell-like phenotypes. Acta Biomater 2017;53:293-306.
24. Chang CJ, Hsu SH. The effects of low-intensity ultrasound on peripheral nerve regeneration in poly(DL-lactic acid-co-glycolic acid) conduits seeded with Schwann cells. Ultrasound Med Biol 2004;30:1079-84.
25. Chang CJ, Hsu SH, Lin FT, Chang H, Chang CS. Low-intensity-ultrasound-accelerated nerve regeneration using cell-seeded poly(D,L-lactic acid-co-glycolic acid) conduits: an in vivo and in vitro study. J Biomed Mater Res B Appl Biomater 2005;75:99-107.
26. Park SC, Oh SH, Seo TB, Namgung U, Kim JM, Lee JH. Ultrasound-stimulated peripheral nerve regeneration within asymmetrically porous PLGA/Pluronic F127 nerve guide conduit. J Biomed Mater Res B Appl Biomater 2010;94:359-66.
27. Kim JR, Oh SH, Kwon GB, Namgung U, Song KS, Jeon BH, et al. Acceleration of peripheral nerve regeneration through asymmetrically porous nerve guide conduit applied with biological/physical stimulation. Tissue Eng Part A 2013;19:2674-85.
28. Lv Y, Nan P, Chen G, Sha Y, Xia B, Yang L. In vivo repair of rat transected sciatic nerve by low-intensity pulsed ultrasound and induced pluripotent stem cells-derived neural crest stem cells. Biotechnol Lett 2015;37:2497-506.
29. Shen CC, Yang YC, Liu BS. Large-area irradiated low-level laser effect in a biodegradable nerve guide conduit on neural regeneration of peripheral nerve injury in rats. Injury 2011;42:803-13.
30. Shen CC, Yang YC, Liu BS. Effects of large-area irradiated laser phototherapy on peripheral nerve regeneration across a large gap in a biomaterial conduit. J Biomed Mater Res A 2013;101:239-52.
31. Buendia J, Loayza FR, Luis EO, Celorrio M, Pastor MA, Hontanilla B. Functional and anatomical basis for brain plasticity in facial palsy rehabilitation using the masseteric nerve. J Plast Reconstr Aesthet Surg 2016;69:417-26.
32. Jie T, Zhiqiang G, Guodong F, Yubin X, Xiuyong D, Tingting C, et al. The effective stimulating pulse for restoration of blink function in unilateral facial nerve paralysis rabbits, verified by a simple FES system. Eur Arch Otorhinolaryngol 2016;273:2959-64.
33. Attiah MA, de Vries J, Richardson AG, Lucas TH. A Rodent Model of Dynamic Facial Reanimation Using Functional Electrical Stimulation. Front Neurosci 2017;11:193.
34. Sahyouni R, Bhatt J, Djalilian HR, Tang WC, Middlebrooks JC, Lin HW. Selective stimulation of facial muscles with a penetrating electrode array in the feline model. Laryngoscope 2017;127:460-5.
35. McDonnall D, Hiatt S, Smith C, Guillory KS. Implantable multichannel wireless electromyography for prosthesis control. Conf Proc IEEE Eng Med Biol Soc 2012;2012:1350-3.
36. Tozzi P. Artificial muscle: the human chimera is the future. Swiss Med Wkly 2011;141:w13311.
37. Ledgerwood LG, Tinling S, Senders C, Wong-Foy A, Prahlad H, Tollefson TT. Artificial muscle for reanimation of the paralyzed face: durability and biocompatibility in a gerbil model. Arch Facial Plast Surg 2012;14:413-8.
38. Langhals NB, Urbanchek MG, Ray A, Brenner MJ. Update in facial nerve paralysis: tissue engineering and new technologies. Curr Opin Otolaryngol Head Neck Surg 2014;22:291-9.

찾아보기

한글 찾아보기

ㄱ

ㄴ

ㄷ

ㄹ

ㅁ

ㅂ

ㅅ

ㅇ

ㅈ

ㅊ

ㅋ

ㅌ

ㅍ

ㅎ

영문 찾아보기

A

B

C

D

E

F

G

H

I

L

M

N

O

P

R

S

T

안면신경
The Facial Nerve

첫째판 1쇄 인쇄 2018년 7월 3일

지은이 대한이과학회
편집인 조형호
발행인 박종열
발행처 세종의학
(우) 07711 서울시 강서구 화곡로 111, 6층(화곡3동, 스카이빌딩)
전화 02) 2604-5323 팩스 02) 2603-5323
이메일 pjy5322@naver.com
홈페이지 www.sjmedi.com

정가 70,000원

ISBN 979-11-89316-00-6